古今柴胡类方证治分类（实用）手册

刘英锋 卢雪莲 编著

江西科学技术出版社

江西·南昌

图书在版编目（CIP）数据

古今柴胡类方证治分类（实用）手册 / 刘英锋, 卢雪莲编著. -- 南昌：江西科学技术出版社, 2025.3
ISBN 978-7-5390-8910-2

Ⅰ.①古… Ⅱ.①刘… ②卢… Ⅲ.①柴胡 – 中药配伍 – 手册 Ⅳ.①R289.1-62

中国国家版本馆CIP数据核字(2023)第248856号

古今柴胡类方证治分类（实用）手册
GUJIN CHAIHU LEIFANG ZHENGZHI FENLEI (SHIYONG) SHOUCE

刘英锋　卢雪莲　编著

出版发行	江西科学技术出版社
社址	南昌市蓼洲街2号附1号 邮编：330009　电话：（0791）86623491　86639342（传真）
印刷	江西骁翰科技有限公司
经销	全国新华书店
开本	787 mm × 1092 mm　1/16
字数	350千字
印张	17
版次	2025年3月第1版
印次	2025年3月第1次印刷
书号	ISBN 978-7-5390-8910-2
定价	68.00元

国际互联网（Internet）地址：http://www.jxkjcbs.com　选题序号：ZK2023351　赣版权登字：-03-2025-20
责任编辑：郭绪书　杨艺　　装帧设计：余月
版权所有　侵权必究
（赣科版图书凡属印装错误，可向承印厂调换）

《古今柴胡类方证治分类(实用)手册》编辑委员会

主　编：刘英锋　卢雪莲

副主编：黄　波　黄　希　王伶改

委　员：苏搏超　丁　明　张恒毅　乐　凯

前　言

　　小柴胡汤是六经的主方之一、八法的和法代表，因其制方备法之巧妙、适用病证之广泛，成为经方热门研究中的热点。从古至今，从国内至国外，在文献理论、临床应用乃至实验药理等诸多方面，小柴胡汤被研究的数量、范围，雄居众方之首。时至今日，有关小柴胡汤及其类方的研究成果，不可谓不多，新说也不可谓不广。但将不同的经验与成果较为有效地推广运用于临床，却存在一些最基本的问题，即是否能够做到方证相应，如何避免脱离辨证论治的基本精神。对小柴胡类方在外感与内伤、疑难与杂症中的广泛适用和奇特疗效，我们如何从适证用方角度灵活运用？

　　作者本着发展中医辨证论治体系必须将经典理论与临床实践紧密结合，互相发明、相互印证的原则，充分利用小柴胡汤古今研究资料丰富和临床取效病例广泛等优势，对小柴胡汤及其加减方的证治体系，从文献理论与临床经验相互结合的角度进行比较系统的总结性研究。尤其着重从少阳三焦理论与临床经验的相互沟通中，进一步揭示小柴胡汤及其加减化裁方在临床运用中的辨证论治规律。以期从纷繁多样的学说与经验中提炼出思路清晰、内涵充实、适应广泛的小柴胡汤及其加减方的证治运用规律，突破经方在已往研究中因各承家技、理用脱节而长期徘徊不前的局面，切实有效地促进经典辨证论治思想的传承、发扬与发展！

　　本研究以经典为起点，以问题为线索，提出少阳小柴胡证以手经为主、足经从之的病机假说。并以文献为基础，以临床为依据，以疗效为准绳，以证治为主导，系统总结了古今小柴胡汤及其加减方临床运用的大量经验。再从理论上深入探讨了小柴胡汤作为大经大法，其运用之广泛、加减之灵活的生理病理基础及和法的实质特点，系统理顺了其多样性的证治分类框架，揭示了少阳三焦理论对指导临床推广运用和灵活化裁柴胡类方的实践意义。

　　本研究的对象是古今有关小柴胡汤的证治经验及辨证论治理

论。因涉及内容时代跨度大，数据资料多，处理因素复杂，故研究模式应灵活变通，研究结论更注重整体效果。

　　本书根据研究内容的内在关系与实践——理论——实践化认识过程的一致性，分为三个主要部分：第一部分为绪论，从回顾小柴胡汤主治功效古今学术观点不一而亟待整理与提高出发，引申出以法类方、以主方统领类方的研究思路，以求系统驾驭柴胡类方的运用；第二部分为正文，是根据以法类方的证治分类思路，对古今的各种证治经验及不同证治类型，进行系统梳理与归类，旨在总结出柴胡类方在临床广泛运用和灵活化裁的一般规律和基本框架，并选入临床实际医案以印证理论，由此理用互印，使丰富的临床经验能够上升到理论的高度加以更主动地把握和更有效地运用；第三部分为拓展内容，是对经验中提出的一些证治多样性问题及其他相关的专业困惑，进行专题探讨，以求达到理论整体上的沟通。

目 录

绪　　论 ··· 1

一、小柴胡汤主治功效古今探讨 ··· 1
　（一）主治少阳胆经病证说 ··· 1
　（二）主治少阳表里之半说 ··· 2
　（三）主治少阳三焦膜腠说 ··· 4
　（四）疏利手足两经气机说 ··· 6
　（五）通治多经多脏之说 ·· 7
　（六）泛调杂治诸气之说 ·· 8
　（七）简要评析 ··· 9

二、柴胡方剂以法类方系列研究 ·· 10
　（一）经方类法活用的基本观点 ····································· 10
　（二）经方类法吃透理论之奥秘 ····································· 11
　（三）经方活用拓宽实践之妙用 ····································· 12

三、方证对应与一方多证的关系 ·· 14
　（一）经典小柴胡汤的证治分类 ····································· 14
　（二）证治关系的综合分析 ·· 16
　（三）小柴胡汤一方多证的解惑 ····································· 17

四、柴胡类方证治分类的系统构架 ····································· 19
　（一）柴胡类方定义 ·· 19
　（二）柴胡类方素材 ·· 19
　（三）证治分类框架 ·· 19

第一章　至和母方的证治分类 ⋯⋯⋯⋯⋯⋯⋯⋯⋯⋯⋯⋯⋯⋯⋯⋯⋯⋯⋯ 20

（一）小柴胡汤（《伤寒论》方）⋯⋯⋯⋯⋯⋯⋯⋯⋯⋯⋯⋯⋯⋯⋯ 20

第二章　和而兼汗类方的证治分类 ⋯⋯⋯⋯⋯⋯⋯⋯⋯⋯⋯⋯⋯⋯⋯ 31

（一）柴胡桂枝汤（《伤寒论》方）⋯⋯⋯⋯⋯⋯⋯⋯⋯⋯⋯⋯⋯⋯ 31
（二）柴胡加桂枝汤 ⋯⋯⋯⋯⋯⋯⋯⋯⋯⋯⋯⋯⋯⋯⋯⋯⋯⋯⋯⋯ 41
（三）小柴胡加荆防法 ⋯⋯⋯⋯⋯⋯⋯⋯⋯⋯⋯⋯⋯⋯⋯⋯⋯⋯⋯ 42
（四）小柴胡合三拗汤 ⋯⋯⋯⋯⋯⋯⋯⋯⋯⋯⋯⋯⋯⋯⋯⋯⋯⋯⋯ 43
（五）小柴胡汤合止嗽散 ⋯⋯⋯⋯⋯⋯⋯⋯⋯⋯⋯⋯⋯⋯⋯⋯⋯⋯ 44
（六）柴桂防己汤 ⋯⋯⋯⋯⋯⋯⋯⋯⋯⋯⋯⋯⋯⋯⋯⋯⋯⋯⋯⋯⋯ 45
（七）小柴胡汤加葛根防风法 ⋯⋯⋯⋯⋯⋯⋯⋯⋯⋯⋯⋯⋯⋯⋯⋯ 46
（八）小柴胡秦艽青蒿疏透法 ⋯⋯⋯⋯⋯⋯⋯⋯⋯⋯⋯⋯⋯⋯⋯⋯ 47
（九）小柴胡汤加川芎天麻祛风法 ⋯⋯⋯⋯⋯⋯⋯⋯⋯⋯⋯⋯⋯⋯ 48
（十）小柴胡加川芎白芷法 ⋯⋯⋯⋯⋯⋯⋯⋯⋯⋯⋯⋯⋯⋯⋯⋯⋯ 49
（十一）小柴胡加升葛升散法 ⋯⋯⋯⋯⋯⋯⋯⋯⋯⋯⋯⋯⋯⋯⋯⋯ 50
（十二）小柴胡加香薷汤透暑法 ⋯⋯⋯⋯⋯⋯⋯⋯⋯⋯⋯⋯⋯⋯⋯ 51
（十三）小柴胡加桂防蝉蜕疏散法 ⋯⋯⋯⋯⋯⋯⋯⋯⋯⋯⋯⋯⋯⋯ 52
（十四）小柴胡加防风汤 ⋯⋯⋯⋯⋯⋯⋯⋯⋯⋯⋯⋯⋯⋯⋯⋯⋯⋯ 53
（十五）小柴胡加草果开达法 ⋯⋯⋯⋯⋯⋯⋯⋯⋯⋯⋯⋯⋯⋯⋯⋯ 54
（十六）小柴胡加辛夷花香散法 ⋯⋯⋯⋯⋯⋯⋯⋯⋯⋯⋯⋯⋯⋯⋯ 54
（十七）小柴胡合化湿升阳法 ⋯⋯⋯⋯⋯⋯⋯⋯⋯⋯⋯⋯⋯⋯⋯⋯ 55
（十八）小柴胡加青蒿薄荷法 ⋯⋯⋯⋯⋯⋯⋯⋯⋯⋯⋯⋯⋯⋯⋯⋯ 56
（十九）小柴胡汤加葛根透热法 ⋯⋯⋯⋯⋯⋯⋯⋯⋯⋯⋯⋯⋯⋯⋯ 58
（二十）柴葛解肌汤 ⋯⋯⋯⋯⋯⋯⋯⋯⋯⋯⋯⋯⋯⋯⋯⋯⋯⋯⋯⋯ 59

第三章　和而兼清类方的证治分类 ⋯⋯⋯⋯⋯⋯⋯⋯⋯⋯⋯⋯⋯⋯⋯ 60

（一）小柴胡加板蓝根凉解法 ⋯⋯⋯⋯⋯⋯⋯⋯⋯⋯⋯⋯⋯⋯⋯⋯ 60
（二）小柴胡加山栀荆芥射干夏枯草清消法 ⋯⋯⋯⋯⋯⋯⋯⋯⋯⋯ 61
（三）柴胡汤加板蓝根浙贝母夏枯草清消法 ⋯⋯⋯⋯⋯⋯⋯⋯⋯⋯ 62
（四）小柴胡加银翘清透法 ⋯⋯⋯⋯⋯⋯⋯⋯⋯⋯⋯⋯⋯⋯⋯⋯⋯ 62
（五）柴胡汤合消瘰丸加丹栀法 ⋯⋯⋯⋯⋯⋯⋯⋯⋯⋯⋯⋯⋯⋯⋯ 63

（六）柴胡贝蒌汤 …………………………………………………… 64
（七）小柴胡加生地凉血法 ………………………………………… 65
（八）小柴胡加石膏汤加荔枝核法 ………………………………… 66
（九）柴胡汤加银翘栀子清解法 …………………………………… 67
（十）柴胡汤加连翘牛蒡法 ………………………………………… 68
（十一）柴胡汤加丹栀法 …………………………………………… 69
（十二）柴胡汤加黄连蒲公英清消法 ……………………………… 71
（十三）万氏小柴胡汤 ……………………………………………… 72
（十四）柴胡栀子豉汤 ……………………………………………… 73
（十五）柴胡汤加板蓝根僵蚕清解法 ……………………………… 73
（十六）柴胡黛蛤散 ………………………………………………… 74
（十七）小柴胡加桑皮僵蚕清消法 ………………………………… 75
（十八）柴胡汤加蝉蜕透散法 ……………………………………… 76
（十九）柴胡汤加芎葛升散法 ……………………………………… 77
（二十）柴胡汤加钩藤僵蚕平肝法 ………………………………… 78
（二十一）小柴胡加银翘白茅根清散法 …………………………… 79
（二十二）柴胡汤加菊花蒺藜祛风法 ……………………………… 80
（二十三）柴胡汤加黄连泻火法 …………………………………… 80
（二十四）柴胡汤加黄连紫草清斑法 ……………………………… 81
（二十五）柴胡汤加蝉蜕赤芍清透法 ……………………………… 82
（二十六）柴胡汤加银翘木通泽泻清利法 ………………………… 83
（二十七）柴胡清燥汤 ……………………………………………… 84
（二十八）小柴胡汤加竹茹枳壳瓦楞子法 ………………………… 85
（二十九）小柴胡合小陷胸汤加瓦楞子法 ………………………… 86
（三十）柴胡汤加茵陈栀子清利法 ………………………………… 87
（三十一）柴胡加龙骨牡蛎汤 ……………………………………… 88
（三十二）柴胡加龙骨牡蛎汤加竹沥法 …………………………… 90
（三十三）小柴胡汤合苇茎汤／柴胡升麻汤 ……………………… 91
（三十四）柴葛解肌合温胆汤 ……………………………………… 92
（三十五）小柴胡加大青叶赤芍清凉法 …………………………… 93
（三十六）柴胡白虎汤 ……………………………………………… 94
（三十七）小柴胡汤加代赭石降逆法 ……………………………… 96

（三十八）小柴胡加射干地龙乌梅收敛法 ································· 97

第四章　和而兼下类方的证治分类 ································· 99

（一）小柴胡加芒硝汤 ································· 99
（二）小柴胡汤加大黄缓下法 ································· 101
（三）小柴胡合三子养亲汤 ································· 101

第五章　和而兼温类方的证治分类 ································· 103

（一）柴胡桂枝干姜汤 ································· 103
（二）柴平汤 ································· 104
（三）小柴胡加干姜陈皮汤 ································· 107
（四）小柴胡汤加干姜五味法 ································· 108
（五）小柴胡汤加姜附法 ································· 109
（六）小柴胡合当归四逆汤 ································· 110

第六章　和而兼消类方的证治分类 ································· 111

（一）小柴胡加牡蛎鳖甲法 ································· 111
（二）柴胡三甲散 ································· 113
（三）柴胡二陈汤 ································· 114
（四）柴朴汤 ································· 118
（五）柴陈泽泻汤 ································· 119
（六）柴胡汤加化痰之法 ································· 119
（七）小柴胡合橘核丸 ································· 121
（八）大柴胡合陷胸汤 ································· 122
（九）小柴胡合瓜蒌薤白汤加丹参法 ································· 123
（十）小柴胡加龙牡胆星镇消法 ································· 124
（十一）柴胡温胆汤 ································· 125
（十二）柴胡汤加贝桔消痰法 ································· 128
（十三）柴胡汤加玄参桔梗消肿法 ································· 129
（十四）柴胡汤加牡蛎散结法 ································· 129
（十五）小柴胡加苏梗白术竹茹砂仁化浊法 ································· 130

（十六）柴胡藿香正气散 ………………………………………… 131
（十七）柴胡三仁汤 ……………………………………………… 132
（十八）柴胡蒿芩清胆汤 ………………………………………… 133
（十九）柴胡泻心汤 ……………………………………………… 134
（二十）小柴胡加三子逐饮法 …………………………………… 135
（二十一）柴胡茯苓汤 …………………………………………… 136
（二十二）柴胡姜味汤 …………………………………………… 137
（二十三）柴苓汤 ………………………………………………… 138
（二十四）柴苓汤去桂加滑石法 ………………………………… 143
（二十五）柴胡茵陈蒿汤 ………………………………………… 144
（二十六）柴胡茵陈解毒汤 ……………………………………… 145
（二十七）柴胡活络汤 …………………………………………… 147
（二十八）柴胡四土汤 …………………………………………… 148
（二十九）小柴胡加茅根滑石通淋法 …………………………… 149
（三十）柴胡汤加茅根车前通淋法 ……………………………… 150
（三十一）柴胡汤加冬葵子通淋法 ……………………………… 151
（三十二）小柴胡汤合麻黄连翘赤豆汤 ………………………… 152
（三十三）小柴胡加僵蚕地龙散结法 …………………………… 153
（三十四）小柴胡汤合鸡鸣散 …………………………………… 154
（三十五）柴胡汤合四苓汤大黄泻心汤 ………………………… 154
（三十六）柴葛二妙散 …………………………………………… 156
（三十七）柴胡汤加金钱草清利法 ……………………………… 157
（三十八）柴胡温胆汤加泽泻通草清利法 ……………………… 158
（三十九）小柴胡汤合三仁汤加青蒿法 ………………………… 159
（四十）小柴胡加枳实神曲导滞法 ……………………………… 160
（四十一）小柴胡加焦三仙消食法 ……………………………… 161
（四十二）柴胡汤加枳实槟榔消导法 …………………………… 162
（四十三）小柴胡加当归川芎和血法 …………………………… 163
（四十四）小柴胡加生地丹皮桃仁活血凉血法 ………………… 164

第七章 和而兼吐类方的证治分类 ………………………………… 165

（一）小柴胡加常山汤开涤法 …………………………………… 165

第八章　和而兼补类方的证治分类 ········· 167

  （一）小柴胡合圣愈汤加青蒿法 ········· 167
  （二）小柴胡合圣愈汤 ········· 168
  （三）小柴胡合六君子汤加大黄车前草法 ········· 169
  （四）柴胡四物汤 ········· 170
  （五）柴胡四物加益母草桃仁和血法 ········· 173
  （六）柴胡酸枣仁汤 ········· 174
  （七）柴胡百合地黄汤 ········· 175
  （八）小柴胡加白芍木香白及护脾法 ········· 177
  （九）柴胡建中汤 ········· 178
  （十）小柴胡加芪芍升气养营法 ········· 179
  （十一）小柴胡加黄芪丹参清补法 ········· 180
  （十二）小柴胡合痛泻要方 ········· 181
  （十三）小柴胡汤加补脾肾法 ········· 182
  （十四）小柴胡合四物汤加白果杏仁法 ········· 183
  （十五）小柴胡合甘麦大枣汤 ········· 184
  （十六）小柴胡汤去半夏加天花粉润燥法 ········· 185
  （十七）柴胡汤加黄芪升麻法 ········· 186
  （十八）小柴胡加青蒿薄荷清透法 ········· 187
  （十九）柴胡四君汤合寿胎丸 ········· 188

第九章　和而兼通类方的证治分类 ········· 190

  （一）加减大柴胡汤 ········· 190
  （二）柴胡达原饮 ········· 191
  （三）小柴胡加枳桔汤 ········· 192
  （四）柴胡陷胸汤 ········· 193
  （五）柴胡汤合小陷胸汤加枳壳郁金开降法 ········· 197
  （六）小柴胡汤加郁金旋覆花宣气法 ········· 198
  （七）小柴胡加香附郁金舒气法／柴胡越鞠丸 ········· 199
  （八）柴胡四逆散 ········· 200
  （九）柴胡四磨饮子 ········· 205

（十）小柴胡合枳实厚朴汤加木香金钱草法 ·· 206
　（十一）小柴胡汤加荆芥大黄升降法 ·· 207
　（十二）小柴胡加栀子白术鸡内金调中法 ·· 208
　（十三）小柴胡加菖蒲通窍法 ·· 209
　（十四）小柴胡加丹参菖蒲宣通法 ·· 209
　（十五）小柴胡加当归川芎通络法 ·· 210
　（十六）小柴胡汤加生牡蛎法 ·· 211
　（十七）小柴胡加当归木香润便法 ·· 212
　（十八）小柴胡汤加香附白芍调经法 ·· 213
　（十九）小柴胡加龙牡郁金当归茜草根理肝法 ·· 214
　（二十）小柴胡汤合桂枝加芍药汤 ·· 214

参考文献 ·· 216

附　　录 ·· 225

一、以少阳三焦理论拓展经典柴胡类方的运用 ·· 225
　（一）少阳本证：大小柴胡证的对待与比较 ·· 225
　（二）少阳兼证：柴胡化裁方证的同异衍化 ·· 227
　（三）少阳邻证：柴胡类方的变通应用 ·· 229
二、从三焦膜腠理论看柴胡类方的后世化裁 ·· 232
　（一）和解兼汗法类 ·· 234
　（二）和解兼清类 ·· 235
　（三）和解兼下类 ·· 236
　（四）和解兼温类 ·· 237
　（五）和解兼消类 ·· 237
　（六）和解兼吐类 ·· 238
　（七）和解兼补类 ·· 238
　（八）和解兼通类 ·· 239
三、从柴胡类方看少阳与和法的问题解惑 ·· 241
　（一）少阳之半与少阳为枢的实质 ·· 241
　（二）小柴胡证与少阳病的关系 ·· 243
　（三）柴胡汤证中胆与三焦的地位与关系 ·· 245

（四）小柴胡汤和解法的实际意义 …………………………………… 248

（五）主治少阳与泛治他病的内在统一性 ………………………… 251

（六）对"但见一证便是"的理解与运用 …………………………… 253

后　　记……………………………………………………………… **256**

绪　　论

一、小柴胡汤主治功效古今探讨

小柴胡汤，作为六经辨证少阳之主方、和法之代表，主治病症之多、适用病种之广，似乎已远远超过少阳病之范围，加之其配伍之巧妙、功效之奇特，也更增其临证化裁之用途，故历代医家对其推崇备至，诚如日本汉方医家丹波元坚所慨叹："伤寒诸方，惟小柴胡汤为用最多，而诸病屡称述之。"然而，其主治与功效中所蕴含的丰富精义，却着实令人深思。因此，古今医界倍加关注，并从不同的角度加以了阐述与发明。所谓历代伤寒注家号称百家，而柴胡之说也有二十余种之多。若能从中去粗取精，博采众长，对于开拓灵活运用此等经方的辨证思路会大有裨益。下面就其中较具独立性和代表性的观点，择要分类如下：

（一）主治少阳胆经病证说

主治少阳胆经病症说出现最早，其立说的主要根据是六经各有主证、主证各有主方的一般规律。它联系少阳提纲与《黄帝内经》中足少阳病症的相似性，指出小柴胡汤可治疗胆热口苦、胁痛、呕逆等病症，故被认定具有这样的功效。尤其得到后来治疗西医胆道感染的实验佐证，更使这一观点被众多中医、中西医结合乃至西医学家普遍认同。不过，由于对少阳实质的理解差异，其"主治胆病"的具体所指也同中有异。

1. 少阳胆经和表之剂——认为少阳病在胆经，胆经病有表里，小柴胡汤乃其经和表之剂。

代表医家为宋代庞安时（1098年），他根据《黄帝内经》"尺寸俱弦者，少阳受病也"的论述，与《伤寒论》（简称《论》）中"脉弦细，头痛发热者，属少阳"的描述，

认为"仲景少阳证,唯小柴胡乃和表药耳"。(《伤寒总病论》)

2. 和解肝胆脾胃之剂——认为少阳病症实即肝胆同病之类,小柴胡汤乃疏肝利胆、间和脾胃之剂。

代表医家如近现代中医学家张锡纯、恽铁樵等。他们结合西医病种进行比较,认为"凡得少阳之病,其未病之先,肝胆恒有不舒,木侮土,脾胃亦恒先受其扰""若胆中素有积热,偶受外感,即可口苦,心烦,寒热往来"。(《医学衷中参西录》)

3. 疏达胆木清透外邪之剂——认为少阳病变乃感受外邪,以致胆木犯胃之证,小柴胡汤重在疏利胆木之气,以祛邪外出。

如中国当代著名中医学家俞长荣在《伤寒论汇要分析》中提出:"少阳病……它的性质属阳、属热,病位在半表半里,受病经络是肝胆两经。"

普通高等教育中医药类规划教材《伤寒论选读》(柯雪帆主编)也根据少阳提纲三症反映胆火为病的一般意义,把少阳病划定为足经胆热范围,认定小柴胡汤为清透胆火之剂。

(二)主治少阳表里之半说

主治少阳表里之半说流行最广,其立说主要是根据六经开合特性、循行地带与主病表里的关系。它认为太阳为开,循身之背,故其病主表;阳明为阖,循身之腹,故其病主里;少阳为枢,循身之侧,故其病主半表半里。而小柴胡汤之主治证候与少阳表里之半相应,因此被认定是和解少阳半表半里之专方。然由于对少阳表里之半的理解同中有异,其和解之义也不尽相同。

1. 和解一身半表半里之剂——认为少阳为枢,病在一身内外之半,汗下不可得,唯宜用柴胡汤和解主之。

首揭此义者为金代成无己,他根据《伤寒论》中"此为半在里半在外也……可以小柴胡汤"之明文,结合柴胡汤证的主要表现,提出"邪在表则寒,邪在里则热。今邪在半表半里之间,未有定处,是以寒热往来也……其于不外不内,半表半里,既非发汗之所宜,又非吐下之所对,是当和解则可矣,小柴胡为和解表里之剂也"。(《注解伤寒论》)

此说由于突出显示了太阳主表主汗、阳明主里主下、少阳主半主和的大经大法，对后世影响最远，其后众多医家皆尊崇此义，因此和解少阳半表半里之说得在医界以盛行。

2. 和解少阳经腑之剂——认为少阳病变也有经腑之分，因小柴胡汤能和解内外，故可以之加减权衡而为主方。

代表医家为清代张璐。他提出："少阳证统而言之。邪居表里之半。析而言之。亦有在经在腑之分。然其治总不越小柴胡随证加减为权衡……盖少阳为枢职司开阖而转运其枢者……主以小柴胡和解内外。"（《伤寒缵论》）

3. 转枢少阳半表之剂——认为少阳虽为一身之半，但病有在经在腑之分，即半表为经证、半里为腑证，而柴胡之和解乃偏在半表之经。

代表医家为清代陈修园。陈氏提出："少阳主寒热，属于半表则为经，属于半里则为腑，其症虽无寒热往来于外，而有寒热相搏于中，有痞痛利呕四症之辨。……然寒热游行于外，则有柴胡等法，而寒热互搏于中，则为痞呕，又有诸泻心汤，黄连汤，黄芩汤等法……欲与小柴胡汤，必究其病在半表。"（《伤寒医诀串解》）

4. 辛凉宣透少阳表热之剂——认为少阳本有经络，受病也有表证，小柴胡汤之辛凉透热，即主治其病在经络之表热者。

如当代的乐永清根据小柴胡汤抗感冒，确实有助汗退烧的解表功效，认为小柴胡汤证为少阳经病之表热证，并非"半表半里"证，因此，小柴胡汤为扶正祛邪辛凉解表之剂，而非"和解之剂"。

王建康也认为小柴胡汤的功效应理解为辛凉解表、生津和胃之扶正解表方剂，主治少阳病表热证。认为柴胡主方中用量达半斤，意在充分发挥柴胡辛凉解表的主导作用。

5. 调和分治阴经阳经之剂——认为少阳半表半里乃在二阳三阴之间，小柴胡汤之和解乃在调理兼治由阳入阴之半。

代表医家为清代黄元御。他认为："少阳篇半言脏病，半言腑病，少阳居半表半里之中，乃表里之枢机、阴阳之门户。阳盛则入腑，阴盛则入脏，少阳之经病如小柴胡汤证，乃脏病腑病之连经，非第经病也……少阳经在太阳阳明之里，三阴之表，表则二阳故为半表，里则三阴故为半里，半表者居二阳之下，从阳化气而为热，半里者居三阴之上，从阴化气而为寒。小柴胡清解半表而杜阳明之路，温补半里而闭太阴之门，使其阴阳不至偏胜，表邪解于本经，是谓和解。"（《伤寒悬解》）

（三）主治少阳三焦膜腠说

主治少阳三焦膜腠说是对少阳半表半里之实质基础深入探讨的结果，即根据六经病变是以诸脏腑经络、精气体窍为物质基础的原理，犹如太阳主表不离乎太阳所属之经脉、膀胱外应之皮毛，阳明主里不离足经所属之胃腑、手经所属之大肠，少阳之半表半里，也必有其所本。然少阳之经脉虽循身侧，较之太阳主背、阳明主腹恰当其间，但到底经脉在外，部位表浅，不足以胜任内外转枢之职，唯有少阳三焦，正当表里之间，适具内外转枢之机。

1. 升达少阳膈膜之剂——认为少阳半表半里病在胸膈膜肓之处，小柴胡汤为少阳入膈达膜之剂。

此说始出于元代杜清碧，其《敖氏伤寒金镜录》首先提出："太阳之邪已入少阳……邪在半表半里膈膜之间……故用小柴胡汤以达膈膜之邪。"

清代尤在泾《伤寒贯注集》也提出："少阳居表里之间，当肓膜之处……而惟小柴胡一方和解表里，为少阳正治之法。"

2. 通达少阳腔隙之剂——认为少阳半表半里病在躯壳之内、脏腑之外，两夹界之隙地，小柴胡汤即为转枢腔膜间隙之剂。

代表医家为明代方有执，他指出："往来寒热者，邪入躯壳之里，脏腑之外，两夹界之隙地，所谓半表半里，少阳所主之部位，故入而并于阴则寒，出而并于阳则热，出入无常，所以寒热间作也胸胁苦满者。……此小柴胡之一汤，所以为少阳之和剂与。"（《伤寒论条辨》）

其后清代喻昌、钱璜、尤在泾、吴谦等也推崇其说，强调："少阳之脉，虽行身之侧，而其实则躯壳之里层也，向外则由阳明达太阳而为三阳，表也，向内则躯壳中之脏腑为三阴，里也，少阳居于表里之间，故为半表半里……故立小柴胡汤以升发少阳之郁邪。"（《伤寒溯源集》）"邪传少阳惟宜和解，汗、吐、下三法皆在所禁，以其邪在半表半里，而角于躯壳之内界。在半表者，是客邪为病也；在半里者，是主气受病也。邪正在两界之间，各无进退而相持，故立和解一法。"（吴氏《医宗金鉴》）

至民国陆渊雷，更结合西医知识加以说明，认为少阳柴胡证乃是胸膜膈膜病变，小柴胡汤乃疏利少阳胸膈膜病之剂。他认为"太阳证在头项，在躯壳，头项为上、躯壳为表也。阳明证在肠在腑，腑为里、肠行大便为下也（阳明之胃实指肠，三泻心治在胃者，注家犹指为少阳焉）。而少阳证在胸胁在胸膜若膈膜，胸胁与膈膜为上下之间，胸膜为表里之间也。腹膜病不属少阳者，位已近下，虽在表里之间，不在上下之间故也"。（《伤寒论今释》）

3. 转运三焦水火之剂——认为少阳之半为病，乃三焦气机不利而水火失运之证，小柴胡汤正乃疏利少阳气机以转运水火之剂。

代表医家为清代柯琴。他首先将和解少阳枢机之半说，与三焦气机之出入、相火之游行联系起来，指出："少阳处半表半里，司三焦相火之游行……少阳为游部，其气游黄帝行三焦，循两胁，输腠理，是先天真元之气，所以谓之正气……少阳主人身之半，胁主一身之半，故胁为少阳之枢，而小柴胡为枢机之剂也。"（《伤寒论翼》）

清末唐容川更进一步借西以畅中，推崇以三焦水火之说阐发少阳证治，指出少阳半表半里之实质就是三焦腠膜，小柴胡汤依此而能转枢祛邪、散火降水。他强调："少阳是三焦，内为膜网，外为腠理。居半表半里之间，界内阴外阳之际，故内经以枢机比之。""是少阳三焦膜中之水火郁而为病也，统以小柴胡汤散火降水主之。各演其证之所见，而随证加减，无不确切。"（《伤寒论浅注补正》）

4. 疏利三焦淋巴之剂——认为少阳手经三焦，实即淋巴系统，柴胡之剂特以疏利其道为治。

代表有清末曹颖甫。他参西以释中，认为："欲问所谓少阳者，手少阳乎？抑足少阳乎？……吾谓此当属少阳三焦。手少阳三焦，唐容川概谓之网油。非也。"《黄帝内经》云："上焦如雾，中焦如沤，下焦如渎。""如雾者，淋巴管中水液排泄而出。已化为气，未受鼻窍冷空气者也。如沤者，淋巴管中始行排泄之水液，有动气者也。如渎云者，即肾与膀胱交接之淋巴系统，西医直谓之输尿管。水由肾脏直接膀而外泄。"《伤寒发微》。以后民国的章太炎也大致尊同此说。

5. 疏透三焦膜腠之剂——即承扬少阳枢机之说，力畅三焦膜腠之义，认为柴胡和解少阳之半的实质就是内疏膲膜、外达腠理。

如徐大桂的《伤寒论类要注疏》曰："小柴胡汤证第一条（98）……以上形证皆三焦气机阻抑而为柴胡原方之谛症也……小柴胡汤专为清透少阳三焦而设。"

黄竹斋《伤寒杂病论会通》也叙述到"少阳者，躯壳之内，肠胃之外，五脏膜原，三焦部位之术语……凡皮肤外感风寒，或肠胃内伤食饮，失治而传入半表半里，内薄五脏膜原，致三焦之气失和者，皆为少阳病……少阳居表里之间，当肓膜之处，外不及于皮肤，内不及于肠胃。汗之而不从表解，下之而不从里出，故有发汗、吐、下、温针之禁。特立小柴胡汤为和解表里正治之法"。

（四）疏利手足两经气机说

疏利手足两经气机说较为折衷公允。即根据少阳统属手足两经及其脏腑的一般原理，提出少阳病变与胆腑、三焦腑有关联，小柴胡汤即总疏少阳手足两经气机之主方。

1. 疏达少阳，利胆为主——即认为少阳病变乃邪动胆火，兼涉三焦，故柴胡汤和解之法以清宣胆火为主，兼利三焦。

伤寒论前三版统编教材都持此说。如《伤寒论释义》（二版教材）提到："少阳属胆与三焦，由于经脉络属的关系，肝与胆相表里，三焦与心包相表里，因此少阳病的证候，与这些脏腑经络的病理变化有密切关系……在病理状态下，如外邪侵犯少阳，肝胆之气火便会受到影响，上逆或上亢，因而出现口苦、咽干、目眩的证候。同时由于邪犯胆腑，则胆气不得下降，从而胃气上逆……故出现心烦喜呕、默默不欲饮食等消化功能失常的证候。若邪犯少阳，气机不畅，升降不利，即可发生胸胁苦满的证候。……若正气较弱，不能抗邪外出，邪正分争，则往来寒热……"少阳病的治疗原则，应以和解表里为主……（小柴胡汤）本方为和解少阳的主方。柴胡气质轻清，苦味最薄，能疏少阳郁滞，其邪可解。黄芩苦寒，气味较重，能清胸腹之热，烦满可除……本方寒热并用，攻补兼施，有疏利三焦气机，调达上下升降，宣通内外，运行气血之功，故称和剂。

刘渡舟等（《伤寒论诠释》，1983年）也认为：少阳病主证，乃因少阳不和，胆热犯胃，胃失和降所致。或见证，则是因肝胆气郁，引起三焦之气不利。因此病变所及可达表里内外，以及上中下，而"病在少阳半表半里，其治既不能发汗，更不能吐下，只有疏解少阳之郁滞，使枢机得利，三焦得通而达到表解里和的目的，这就叫作'和解之法'，小柴胡汤则是和解法的代表方剂"。

2. 疏达少阳，胆焦并重——即认为少阳病变三焦也占据突出地位，故小柴胡和解之法，疏利三焦是转运枢机的基础。

如冉雪峰（《冉雪峰伤寒论》，1981年）即同时强调了手经三焦的重要性，其曰："按柴胡汤为少阳病主方……手少阳三焦，内经谓三焦发源肾系，内连脏腑，外通皮毛，此言五脏六腑，皆归三焦连系为一，并外出腠理，通于皮毛。按少阳主枢……外枢是少阳连系太阳，内枢是太阳联系阳明，所以谓之半表半里，所以谓之少阳为阳枢……（三焦）外枢用小柴胡；（胆腑）下枢用大柴胡。"

3. 疏达少阳，糅合两说——即意欲胆焦并举，但病证上突出胆腑，治法上突出三焦，证治未能达到一贯到底。

如高等医药院校试用教材《伤寒论选读》（四版教材）和高等医药院校教材《伤寒论讲义》（五版教材）论及少阳病及小柴胡汤证治时指出："外邪侵犯少阳，胆火上炎，枢机不运，经气不利，进而能影响脾胃，出现口苦、咽干、目眩、往来寒热、胸胁苦满、默默不欲饮食、心烦喜呕、脉弦细、舌苔白等，称为少阳病……柴胡气质轻清，苦味最薄，能疏少阳之郁滞。黄芩苦寒，气味较重，能清胸腹蕴热以除烦满……柴、芩合用，能解少阳半表半里之邪。半夏、生姜调理胃气，降逆止呕。人参、炙草、大枣益气和中、扶正祛邪。本方寒温并用，升降协调，有疏利三焦、调达上下、宣通内外、和畅气机的作用。且方用去滓再煎之法，是取其气味醇和，且有和解少阳枢机之功，故称为和剂。"

（五）通治多经多脏之说

通治多经多脏之说乃变通之义，即主要根据《伤寒论》小柴胡汤出现在多经病篇，主治病症丰富多样、不限于一经一证的文献事实，认为小柴胡汤并非少阳专方，实有通治多经多脏之功效。具体例如：

1. 兼达太阳之表邪

清代陈修园《伤寒医诀串解》曰："太阳主一身最外一层。邪从外来。须要驱之使出。服上（麻桂）二汤。尚不能出。或留本经。或侵他经。必藉少阳之枢转以达太阳之气而外出也。故小柴胡汤。为太阳篇之要剂。今人不知。擅改为少阳主方。失之远矣。故无论桂枝证麻黄证。若值三日、九日、十五日，少阳主气之期，必藉其枢转而出。"

当代的姚廷周、梁华龙等认为小柴胡汤非少阳病主方，乃太阳病之主方。寒热往来本为太阳病多种寒热类型之一，柴胡证为太阳病证之一，大凡因胃中有热，胃气不和，升降失常，中气壅滞所致病证都可用之，而少阳病见此病理变化，亦可斟酌用之，故不宜称之为少阳主方，倒应为太阳之主方之一。

2. 兼和阳明之里气

清代吴谦即言:"阳明病,不大便,胁下硬满而呕,是阳明传少阳病也。若舌上黄苔涩者,为阳明之热未尽,则当与大柴胡汤两解之。今舌上白苔滑者,是已传少阳,故可与小柴胡汤和解之。俾上焦得通,则呕可止,津液得下,则便可通,胃气因和而硬满除,则身心濈然汗出而解矣。"(《医宗金鉴》)

3. 兼护太阴之正虚

清代吕震名则曰:"少阳病兼见太阴。即于柴胡汤中加芍药。即本方之加芍药是也……本方中自有柴胡人参生姜半夏。已足以升举阳气。而理脾胃之困。但加芍药以约阴。则邪返于阳而阴亦安。不除痛而痛自止。仍不离和解之法也。"(《伤寒寻源》)

4. 调解三阳之纷乱

明代方有执曰:"身热恶风。太阳表也。颈项强。有阳明也。胁下满。少阳也。然则三阳俱见病矣。手足温而渴者。邪凑半表半里而里证见也。夫以三阳俱见病而独从少阳之小柴胡以为治者。太阳阳明之邪微。少阳近里而里证见。故从少阳一于和而三善则皆得也。"(《伤寒论条辨》)

5. 透拔阴分之邪陷

清代吕震名曰:"妇人热入血室。是热邪已乘虚陷入阴分。何以主小柴胡汤少阳之药。按三阴三阳。少阳为从阳入阴之枢纽。阳经热邪。已越少阳而陷入阴分。亟当从阴分领出其邪。使还从少阳而出也。"(《伤寒寻源》)

(六)泛调杂治诸气之说

泛调杂治诸气之说乃泛化义。即主要根据后世医家对小柴胡汤的灵活变通,尤其是现代临床实践的推广运用,发现小柴胡汤的治疗范围非常广泛(已涉五十余种病证),以至大多病例并非需要出现少阳证候,即可用之取效,于是他们对小柴胡汤证与少阳病证的对属关系产生了质疑,并从不同角度对其主治功效进一步提出了不少新的观点或补充。诸如:

1. 疏肝理气、安中和胃之剂

如段富津等认为《方剂学》各版教材皆只言小柴胡汤"和解少阳",临床用治肝胃不和诸病每多见良效，故应将"疏肝和胃"补入小柴胡汤的功效。

刘波丹结合临床经验，强调小柴胡汤的功效不仅为和解少阳，其疏利肝胆，而开郁调气，以利升降出入之机的作用更不应忽略。聂惠民结合个人体会，将小柴胡汤的功用归纳为九种。

2. 通调三焦、调和上下之剂

白光中、王挚峰则认为小柴胡汤实有通调广义三焦之功。即：通调上焦，治肺卫、心神等某些疾患；其令"津液得下"意义有二：一是针对"不大便"而言，二是有下焦不通之谓，论中所述不大便、小便不利、热入血室等证均属下焦；调和胃气，小柴胡汤尤以治胃气不和之"不欲食"颇有良效。

3. 调和阴阳、杂治解纷之剂

如郭飞则认为小柴胡汤的治疗机理除了调理三焦之气，使水液、气机代谢循其常道之外，还可通过调整整体的阴阳错位，平调脏腑精气，恢复脏腑生理功能，从而达到"阴平阳秘，精神乃治"的健康状态。

江西的陈瑞春教授，以善用经方著称。他灵活变通运用小柴胡汤的方法有15种之多。然欲知其要领，则有一言蔽之，即小柴胡汤具有并调表里寒热虚实之功。无论外感内伤，还是内外妇儿，大凡发病表里寒热虚实同时夹杂者，多可以此"和解"取效。

（七）简要评析

纵览上述，古代医家对小柴胡汤的主治与功效的认识，伴随着对少阳病机的研究同步提高。认识过程大致经历了一个由少阳、半表半里之和解等粗疏、含混的观念，向经腑、枢机、胆焦之疏利、转运、透达等细致深入概念的发展改变。其中基本一致的看法是，小柴胡汤乃少阳病证之主方，有和解少阳的独特功效，且有变通、兼理多经它脏之用。但由于少阳病机的复杂性与柴胡方理的多样性，古代医家故对其具体的实质涵义，未能达成比较一致的共识。

近代医家则由于受到西学东渐的影响，较多地参西以释中，淡化无形之气，注重有形之质，着实肝胆、淋巴、胸膈之类，论方则强调疏气利胆、行湿清热等通俗说法。

现代医家则由于受到继承与创新的双重压力，一方面在不彻底的继承中，承袭了以上未经系统整理与沟通的各家学说之争，另一方面在西学观念的影响下进行创新时，对了解尚不深入的传统理念提出了更多的质疑。这导致一些医家试图绕过六经理论，以比较朴实易懂的脏腑、气血、八纲辨证取而代之，这些做法更增加了通行界说的不确定性和不完整性。

总之，对小柴胡汤主治功效认识的统一，主要受制于以下问题：少阳之半的实质究竟何在？少阳病与柴胡证的关系如何？胆与三焦在柴胡证中的地位与关系怎样？小柴胡汤和解的实际意义如何？其主治少阳又能泛治他病的内在统一性体现在哪里？如何把握病机与鉴别，以达到"但见一证便是，不必悉具"和知常达变地灵活运用？

这些亟须明确的核心问题，正妨碍着当代中医对小柴胡汤及其证治规律的认识与运用，以致出现了对已有理论把握与实践能力在总体水平上徘徊、下降甚至倒退的趋势。就其缘由：首先是有关的论述散见于诸家著作中，历版教材与研究者未能对其整理沟通和总结提炼；其次是有关的理论研究缺乏临床事实的充分引导和印证，导致结论不免空泛或偏颇。这使得研究结果不能充分令人信服或普遍适应临床，因而难以得到公认。

有鉴于此，笔者认为，今后该方面的研究，重点不应再局限于个别学说的出新出奇，而应注重整体的沟通与提高。具体而言，需要将以往散漫多样的研究成果不失时机地联结起来，形成一个比较清晰和完整的理论框架。这样才能充分发挥理论研究在指导临床实践——尤其是辨证用方方面的作用，才能为进一步的中西医实验研究与方药开发提供一个比较稳定可靠的理论平台。

二、柴胡方剂以法类方系列研究

笔者攻读博士期间，曾师从江西经方大家陈瑞春老先生。先生在学术上追求仲景辨证论治规律的深入研究，临床上则以运用经方见长，逐步形成了以灵活运用经方治疗内科诸多疑难杂症的学术特色。在其一生学经典用经方的学术生涯中，最具特色和突显优势的学术思想与临证经验则可以概括为"经方类法活用论"。这一论理对于系统驾驭经方的临床运用，颇具实用价值。特此介绍其要义如下：

（一）经方类法活用的基本观点

经方类法活用，其核心主张包括以下几点：临床选方用药特别重视经方的实践价值，立法组方应以经方为蓝本。学经方要以法类方，以主方统领类方，才能活学经典、吃透经方。用经方要注意灵活加减，既要能合用经方，还要能兼顾时方，这样才能用活经方，达到临证选方精而不滥、辨证用药活而不乱，病症虽千变万化，论治则有法可循。总结经方，要注意经验回归经典，要懂得知常达变，这样才能在继承中求发展、发展中求创新，使自己的临证水平不断提高。

（二）经方类法吃透理论之奥秘

陈老提出，以"学中用、用中学"的态度来深入学好《伤寒论》，才能掌握经方的奥秘，用好经方，达到经方类法活用。具体来说，有以下几方面：

1. 深辨主治病机，拓宽经方适用范围

《黄帝内经》有"谨守病机，各司其属"的论述。《伤寒论》以六经辨证为纲，以八纲辨证为目，揭示了中医认识疾病的辨证思维方法，以八法论治，统辖诸病，形成了完备的治疗手段。因而经方的临床运用，关键是精于辨识病机，勿拘病名，因而才有临床辨证论治的原则性和灵活性。

如小柴胡汤证的主治病机，一般是"邪在少阳，半表半里，寒热夹杂"，但《伤寒论》中还用小柴胡汤治疗四逆脘满之阳微结者、四逆身热之厥阴中风者、经期寒热之热入血室者及产后多汗便难并郁冒者。综合审度这些证治内容，其主治病机可以概括为：三焦不畅、枢机不运，以致表里失和营卫不谐、脾胃肝胆郁阻失调、肺气胸阳失宣不畅、阴阳气血升降失衡等，如此横看表里，竖看三焦，外连肌表，内合脏腑，全面整体地认识小柴胡汤证的病机，就必然会使小柴胡汤的运用范围大为拓宽。

2. 按法分类经方，分别主方类方

（1）伤寒方的研究，抓住主方是重要环节。六经病皆有自己的主方，如：太阳病的麻桂两方，阳明病的白虎、承气；少阳病的小柴胡汤与黄芩汤；太阴病的理中汤；少阴病的四逆汤；厥阴病的乌梅丸等。这些主方都是以本经的脏腑功能、病机、主证为基础而设立，既是以六经病机为基础配置的主方，又是各类方的主方。每一方都可演变出许多变方。如桂枝汤是桂枝汤类方的主方，《伤寒论》中有20多首方均是在此基础上化裁而来，桂枝甘草汤、芍药甘草汤即是其例。

（2）剖析类方，前人徐灵胎对伤寒方做过分类整理工作，很有启迪。伤寒的类方如麻黄汤类、桂枝汤类、柴胡汤类、白虎汤类、承气汤类、泻心汤类、陷胸汤类、四逆汤类等。对经方进行归类研究，有两个好处：一是能进一步研究经方的结构原理；二是以方测证，并可以了解病机的演变。同时还能洞察类方之间的密切关系，柴胡类方与半夏泻心汤类方之间，有其必然的内在联系，即是例证。

如苓桂剂类方，有茯苓甘草汤、茯苓桂枝甘草大枣汤、五苓散、茯苓桂枝白术甘草汤等。在具体运用的同时，可将苓桂术甘汤作为这类方的首选方。应用时，阳虚者加附子，气虚者加黄芪，脾虚者重用白术，湿甚者苍白术同用。随其证加减，权宜应变，反复验证，经方就用得活，用得精。

（三）经方活用拓宽实践之妙用

要真正掌握好经方的活用，就必须在实践中探索和验证每一个方的方规与病机，证候的内在联系。严密剖析，才能用好用活。活用经方可从以下三种方式展开：

1. 经方本身的化裁

即通过《伤寒论》中原方加减一两味药而成新方，这样既保持原方的疗效，又增强其功用。如，四逆散加香附、川芎即为柴胡疏肝散，加强四逆散的疏肝理脾，增强其行气活血之功。笔者常以此方治疗肋间神经痛、乳腺小叶增生、淋巴结核、腹痛、腹胀、睾丸肿胀（鞘膜积液）等，均能取得满意疗效。

桂枝汤本为治表虚营卫不和之主方。随着病机的变化，如寒邪所束，经气不舒，项背强，汗出恶风，以桂枝汤加葛根，此方治"落枕"，疗效颇著。治颈椎增生症，加生黄芪、姜黄、秦艽之类，亦能改善症状。若虚喘病人，肺气不足，以桂枝汤加厚朴、杏仁，独擅其功。如风湿相搏，身体疼痛，桂枝汤加附子，虽属风湿类症，但对于风寒湿痹而偏阳虚者，此方亦有可用之处。同时，本方治阳虚恶寒，或表证汗出阳虚身寒，用之亦可取速效。论中寒热如疟，一日二三度发，或身痒不能取小汗出的桂枝麻黄各半汤，临床用治荨麻疹及皮肤瘙痒症均能获效。又如治发汗后身疼痛的桂枝新加汤，以及治太阳病下后大实痛的桂枝加大黄汤等，都是太阳表虚证方的权宜变化，使桂枝汤的运用扩展到许多杂病范围。

《伤寒论》中的小柴胡汤，用途广，变化多，如大柴胡汤、柴胡加龙牡汤、柴胡桂枝干姜汤、柴胡加芒硝汤、柴胡桂枝汤、四逆散等。这些方药无一不是以小柴胡汤为基础，通过几味药物的加减化裁而成。

2. 伤寒方本身的合并运用

即以两个以上的经方联合运用，发挥各自的功效，互补彼此的不足。在保持各原方功用的基础上，增强综合疗效。

如柴胡桂枝各半汤，即小柴胡汤与桂枝汤的合方化裁。在辨证的前提下，方随证变，在理论上和临床上都是十分中肯的，且可以长期服用，少有损害，是老年保健良方。

陈老进一步把经典理论结合临床需要，以小柴胡汤为主，以其他相关方为辅，化裁有柴胡陷胸汤、柴胡泻心汤、柴胡五苓散、柴胡白虎汤、柴胡龙牡合甘麦大枣汤、柴胡合酸枣仁汤等临床有效类方。再如百合地黄汤合甘麦大枣汤、防己黄芪茯苓汤合五苓散等，这些也都是取两者之长，合二为一发挥整合效果、提高临床疗效的应变方法。

3. 经方与时方合用

陈老在实践中，擅长是以经方为主导结合时方化裁，创新证治经验，发展经方理论。其中比较成熟和常用的几个方法，简要介绍如下：

（1）桂枝汤合玉屏风散，治营卫不和的表虚证；桂枝汤合补中益气汤，补益肺气，调和营卫。两者均可治虚人外感，是汗法的重要补充。桂枝汤合二陈汤，治表虚营卫不和兼有湿痰。

（2）桂枝甘草汤合保元汤，主治上焦阳气虚闭。《伤寒论》桂枝甘草汤主治发汗过多，心动悸，《博爱心鉴》的保元汤由参芪肉桂甘草和生姜组成，主治虚损劳伤，元气不足。以两方重新组合，定名为通阳益气汤。生黄芪、西党参、炙甘草、嫩桂枝四药成方。主治冠心、风心的心动悸，胸闷气短。实践证明，重新组合的通阳益气汤优于上述两方。

（3）芍药甘草汤合四妙散加味，治腰以下肢体疼痛，浮肿（包括腰椎间盘突出、腰椎增生、脊椎强直症、坐骨神经痛、膝关节肿痛等）的湿热痹证，屡收显效。

（4）柴胡二陈汤即小柴胡汤合二陈汤，治疗慢性支气管炎患者感受风寒，具有恶寒发热之表证，又有咳喘痰多者。

（5）柴胡温胆汤，即小柴胡汤合温胆汤，对表里不和，肝胆不和，胆胃湿热，痰热互郁者颇具功效。凡临证所见心悸烦惊、烦躁失眠、精神抑郁、更年期综合征等多种疾病，以此加减，运用范围甚广。

（6）柴胡四物汤即小柴胡汤合四物汤，对经期感冒而血分有热者（热甚者加知母、牡丹皮、赤芍）用之多效。

总之，灵活运用在于增强经方的疗效。但必须在谨守病机，知常达变的基础上灵活变通，否则把经方加得面目全非，甚至加的药比原方还多，这就失去了经方的意义。因此，经方的灵活运用，必须是在辨证的基础，本着增强经方疗效的前提，做到合情合理的加减，使之相得益彰。

三、方证对应与一方多证的关系

小柴胡汤为《伤寒论》论治伤寒病变的两大的重点方剂之一（另一为桂枝汤），书中明文论及本方的条文达19处之多。历届教材根据经文互参的方法，试将它们集中归类，但因其具体涉及的证型不止一个，也只能择其要而立其常，把小柴胡汤、证大致等同于少阳主证、主方。其实，不少经方都存在着主治多样和一方多证的问题，不过在小柴胡汤的运用中表现得更为突出，尤其在当今临床的使用，更远远超出其经典范围，以致有相当部分的学者，对小柴胡汤是否还是少阳主方也产生了质疑。

笔者认为，对此问题极有必要在经典源头上加以梳理澄清，才能对后世丰富多彩的衍化证治，做到心中有数。本文试对《伤寒论》与《金匮要略》中小柴胡汤所涉及的证治作一系统分类与深入比较，进而对其"一方多证"的问题寻求一个合理解答。

（一）经典小柴胡汤的证治分类

《伤寒论》中，小柴胡汤作为一经大法的代表方剂，具有丰富的加减法和化裁方，而其中所蕴含的机巧，值得令人深思。下面首先对小柴胡方的具体证治，根据《伤寒论》中六经六气结合八纲的辨证原则，进行较为系统的比较分类。

1. 少阳表里之半（腠膜之间），寒风郁火证（参见《伤寒论》第37、96、97、101、149、263、266条）

主症——感寒、受风，往来寒热（恶寒发热先后接替出现），胸胁苦满（或胸满胁痛/胁下硬满），神情嘿嘿不振（或体倦嗜卧），不欲饮食（或不能食）、心烦喜呕（或干呕），多伴口苦、咽干、目眩，舌质淡红，舌苔薄白，脉弦偏细。

治法——和解少阳表里寒热，小柴胡汤原方主之。

2. 少阳半表（经脉）风寒郁滞证（参见《伤寒论》第265条）

现症——伤寒，发热微恶寒，无汗，头痛显于两侧颞角，脉弦而细。

治法——可与小柴胡汤加疏利通经之品（去黄芩加川芎疏通经络，如后世的柴芎汤）。

3. 少阳胆气郁结，气滞发黄证（参见《金匮要略》第 15 篇《黄疸》第 21 条）
现症——杂病发黄，然伴脘腹疼痛，时时欲呕，大便反难。
治法——宜合小柴胡汤，疏气利胆。

4. 少阳阳明并病，热为寒郁证（参见《伤寒论》第 229、230 条）
现症——身发潮热，无恶寒，但汗出不彻，有胁下硬满（或胸胁满不去），大便偏溏，或不大便而呕，小便尚清、舌苔尚白。
治法——先疏少阳，以透阳明，与小柴胡汤。

5. 少阳阳明并病，阳气郁结证（参见《伤寒论》第 148 条）
现症——感寒数日，心下满、手足冷、微恶寒、口不欲食，反大便硬、头汗出，脉沉紧而细。
治法——转枢少阳，以利阳明，与小柴胡汤。

6. 三阳并病，寒风郁热，里热未盛证（参见《伤寒论》第 99 条）
现症——感寒受风数日，身热、恶风、颈项强、胁下满、手足温，口微渴。
治法——中取少阳，兼顾表里，与小柴胡汤。

7. 三阳合病，风郁湿热证（参见《伤寒论》第 231 条）
现症——中风后，发潮热，不得汗，鼻干，腹满，胁下痛连及胃脘，久按之气不通而短气，嗜卧，一身及目悉黄，小便难，时时哕，耳前后肿，刺之小瘥，外不解。病过十日，脉浮弦大。
治法——先以小柴胡汤偏解外，后以甘露消毒丹之类偏治内。

8. 太阴感寒，营虚气滞证（参见《伤寒论》第 101 条）
现症——伤寒，腹中急痛，阳脉（浮取）涩，阴脉（沉取）弦，服小建中汤不效。
治法——舒气和营，利木疏土，可以小柴胡汤。

9. 厥阴中风，热为寒郁证（参见《伤寒论》第379条，《金匮要略》第17篇《呕吐》第15条）

现症——感寒受风，呕而发热（身热阵作，微恶寒或不恶寒，一日二三度发，伴时时欲呕不畅），两胁拘急，手足微厥，脉沉弦。

治法——借道少阳，透邪出表，可以小柴胡汤。

10. 经期外感，热郁血室证（参见《伤寒论》第144条，《金匮》第22篇《妇人杂病》第1条）

现症——妇人经期感寒受风，续得寒热发作有时（恶寒发热并发而时作时止），经水适断。

治法——还出少阳，透热转气，仍可以小柴胡汤。

11. 产后体弱受风，血虚气郁证（参见《金匮》第21篇《产后》第2条）

现症——产后郁冒，时头汗出，其脉微弱，且呕不能食，大便反坚。

治法——扶正祛邪，调气和表，可以小柴胡汤。

12. 伤寒瘥后劳复，体虚邪恋证（参见《伤寒论》第394条）

现症——伤寒瘥后，因劳而复发热，热势时高时低，烦劳则张，脉不浮不沉。

治法——调和中气，扶正祛邪，可与小柴胡汤。

（二）证治关系的综合分析

以上诸种证治，虽然有复杂多样的异同关系，但比较分析其主治证候与方药加减，可以得出如下的演变关系：

1. 小柴胡汤的适应证原不止一个，但若干证中又有主次兼变之别

小柴胡汤证，仅原著所列便有十余种之多，其中：有纯证属少阳本证者（单纯的少阳病变）如第1、2、3例，乃其正当不易之治；有属少阳兼证（少阳兼夹他经为病）如第4、5、6、7例，乃其主次兼顾之治；有已不在少阳之列，但因生理上密切相关、治法上可以旁通借道（不在其内，但也未远其外也，不妨称之为旁证），如第8、9、10、11、12例，此乃权宜变通之治。

2. 小柴胡汤"和法"虽然主治少阳，但若兼治它经病证，可与他法并用

小柴胡汤不仅可以"和法"主治少阳半表半里、寒热虚实夹杂之证，而且还可通过加减化裁、兼施汗下温清，统治少阳兼涉它经而表里寒热各有偏重的其他病证。其中：偏重小者，但以原方稍作加减即可，如小柴胡汤的七个加减法；偏重大者，则须另立类方，如柴胡汤的四种化裁方（兼太阳之表，与柴胡桂枝汤和解兼汗；兼阳明之里，与柴胡加芒硝汤和解兼下；兼太阴之寒饮，与柴胡桂枝干姜汤和解兼温，兼厥阴之火逆，与柴胡加龙骨牡蛎汤和解兼清等）。

3. 经典的小柴胡类方是以小柴胡汤为核心的系列衍化方

以上诸方，彼此无论是在药物配伍，还是在主治病证上，都有着同源异流的内在联系，如若将它们的主治特点充分地加以横向联系与聚类比较，就会从相互参照与互为启发中，得到单方各证研究中所不易把握的群体性、系统化的证治演变规律。

小柴胡汤主治病证的广泛性和加减化裁的灵活性在经典中得到初步反映，这为后世的推广运用和衍化增新起到了重要的示范作用。

（三）小柴胡汤一方多证的解惑

基于上述的证治分类及其综合分析，不难看出：小柴胡汤一方虽然主治的具体证型有十余种，但多数关乎少阳病机（如第1～7例），不过其中又同中有异；少数虽与少阳病机没有直接关系，但总关乎和解治法（如第8～12例），因而也异中有同。笔者认为要切入实质地认清"一方多证"这种同中有异、异中有同的关系，关键在于把握以下两个要点：

1. 适应之证有广狭主次之分

小柴胡证是否皆属少阳病，其实这取决于对"小柴胡证"概念的界定。"小柴胡证"，从字面上说，就是指小柴胡汤方的适应证，但具体会有两种不同含义，一是泛指各种可用之证，一是特指主要专长之证。"各种"自然不止一种，"主要"则应是典型代表。

作为小柴胡汤所适用的主要证型，应具备比较典型的证候，即有《伤寒论》第96条或第266条（小柴胡汤方的核心条文）所描述的基本主症。就此而言，它无疑属少阳病变的典型代表。但若从凡可用小柴胡汤方而取效的角度论，则"小柴胡证"还涉及许多变通的次要证型。其中:既包括了仍属少阳而证型有所变异者(如五个柴胡类证,少阳伤寒而病机有所变异,以致主症不全而另兼各种或然征象);也包括了病变已明显兼涉他经它脏、但少阳病机依然存在,治疗仍需着重和解少阳以带动其他者(如《伤寒论》第229条的少阳兼阳明、第99条的少阳兼太阳、第100条的少阳兼太阴等);还包括了病位虽不在少阳而全在它经,但其病机进退尚与少阳生理密切相关,治疗仍可以借助和法、因势利导者(如《伤寒论》第148条的阳微结证、第379条的厥阴中风证、第394条的差后劳复证等)。此外,在后世的推广与发挥中,还有不少经验,其已基本脱离少阳关系,完全变通取法,利用其平和而灵活的配伍方阵,权治多种夹杂病证,此类证型实已难有定体,似已不宜列在固定的适应证型之列了。

2. 和解之法有正治权变之用

从理论上讲,一证型均有其唯一的最佳治法,而在实践中,一证又可从不同角度地选择不同的治法而同样获效,所谓取效有正中直对者,有擦边取胜者,还有歪打正着者。取用小柴胡汤的和解之法,用于少阳表里之半,是其正治之用,用于兼涉他经,是其兼顾之义,用于它经病变,则是其旁门左道之法。

值得注意的是,无论其用法正属兼属与否,或者是否在本经之内,其归属少阳者乃是其立法之本、制方之原,其核心地位是不容替代与混淆的。因为其与其他变通之证到底有主次之别,其地位之不同在于:作为适应证中之主证,若无此证则不会有此方,若非此方则不能善治此证。其方证与治方一一对应、紧密统一,如少阳伤寒非柴胡汤法不能尽治!而变通之证,则是在权衡利弊之间,采取借道兼通的间接作用加以取效的,其与小柴胡汤方之间,证治关系并非贴切对应,证方之间并非正对关系,所谓有此类证虽可用此类方,但非唯一与必然之途,还可以变通他法、取用他方而代之。如阳明兼少阳,虽可取小柴胡汤,疏少阳以和阳明,但若与柴葛解肌汤、柴胡陷胸汤,甚至大柴胡汤等一试也属合理;又如差后劳复者,非属少阳之证,欲取和中安外、助气祛邪之义,小柴胡汤法固然可借,但补中益气、升阳益胃等方也未尝不失机宜;至于肝胃不和、肝郁脾虚者,通借本方,虽不失为持一方而应多病的简便之法,但欲精益求精,则另有四逆散、逍遥散之贴切化裁,更得其正面治法。这些用小柴胡汤的旁通、间隔之治,疗效自有近远之别。

概而言之,言小柴胡证,当分广狭之义、当有主次兼变之别。如从狭义的主要证型而论,当属少阳无疑,但从广义的可用证型而论,则诸证之中,属少阳有之、兼少阳有之,非少阳者也有之。言用和解法,当分正治权变之义、当有隔一隔二之别。如从狭义的和解少阳而论,当以疏气转枢为先。但从广义的和解矛盾而论,则诸法之中,分消表里者属之、调和寒热者属之、兼顾虚实者也属之。由此思之，对待各种经方"一方多证"的问题，若分证有主次之别、论病有常变之议、言方有主方与变方之用、论法有正治与权变之分，议药也有加减与化裁之例，则能在运用经方，尤其是六经主方时，达到广而不滥、活而不乱，并与时方各取其长、互补其短，使临床选方加减，真正能够圆机活法、以应万变。

四、柴胡类方证治分类的系统构架

（一）柴胡类方定义

柴胡类方是以柴胡为君药，以小柴胡汤为母方，以柴胡、黄芩、法半夏为核心药物的一类方剂。

（二）柴胡类方素材

古代分经典证治与医家化裁、医案总结三部分：经典证治素材来源于《伤寒论》；医家化裁素材是以《中医方剂大词典》为基本线索筛查而得；医案素材是以《中华医典》为主要检索途径收集而得。近现代部分是以新中国成立以来发表在期刊文献上的病例组报道为主，佐以名家的著作专论、有效医案，补充以部分日本医家使用柴胡类方的经验。

（三）证治分类框架

以治法为纲，即以柴胡类方所代表的和法兼备八法为纲，纲下再以六经分类为目，目下柴胡类方再分正治、权变之不同。

每个柴胡类方详列方名、证型、主症、治法、方药（含加减）、出处、说明、案例及按语9项。

第一章 至和母方的证治分类

（一）小柴胡汤（《伤寒论》方）

【正治】

- **证型**：少阳伤寒——风寒郁火于少阳表里之半（手经为主）证。
- **主症**：感寒、受风，往来寒热（恶寒发热先后接替出现），胸胁苦满/胸满胁痛/胁下硬满，神情嘿嘿不振/体倦嗜卧，不欲饮食/不能食、心烦喜呕/干呕，多伴口苦、咽干、目眩，舌质淡红，舌苔薄白，脉弦偏细。
- **治法**：和解少阳——疏达膜腠和其表里、分解水火和其寒热、助正祛邪和其虚实。
- **方药**：小柴胡汤原方，柴胡、黄芩、法半夏、人参、甘草、大枣、生姜。

加减法：

兼胸中烦而不呕——去半夏、人参，加栝蒌实，兼清痰火；

兼口渴而不苦——去半夏，加栝蒌根，加重人参，益气生津；

兼腹中痛——去黄芩，加芍药，和营护脾；

兼胁下痞硬——去大枣，加牡蛎，软坚散结；

兼心下悸、小便不利——去黄芩，加茯苓，渗湿利水；

兼不渴、身有微热——去人参，加桂枝，辛散发表；

兼咳嗽痰稀——去人参、大枣、生姜，加五味子、干姜，温肺化饮；

兼舌边红，或苔淡黄——去半夏，加重黄芩，重清相火；

兼脉沉——减黄芩，加桂枝，温通经脉。

- **出处**：《伤寒论》第 37、96、97、101、149、263、266 条。
- **说明**：由于所集文献繁杂，各方的用量难以规范统一，故采取不标具体用量的方式，敬请读者见谅。由于小柴胡汤的衍义类方众多，而药物组成既相近似但又不同，本书为节减重复性的方药组成列述，凡方药组成具备小柴胡汤全部组成的类方或加减方，都将以"小柴胡汤原方加"的方式，省略性地表述其方药组成。另外，对于小柴胡汤组成没有全部具备的类方或加减方，将采取以"小柴胡去某某药"或"柴胡汤去某某药"的方式，简约化地加以表述。

· **案例**：小柴胡汤治疗感冒[1]。

张某某，女，58岁。初诊：2014年4月25日。

主诉：发热头痛5天。

现病史：入院5天前因受凉后出现头痛、头昏、发热（当时未测体温），全身酸痛，寒热往来，伴胸闷口苦。院外自服"力克舒""阿莫西林"等治疗后，感觉恶寒发热及全身酸痛症状减轻，但仍感头晕、乏力、恶心呕吐，食纳减少，反复测体温在37.5℃至38.5℃之间，故入院。经静脉滴注"头孢曲松钠""维生素C"等治疗3天无效，遂停用抗生素。

刻下症：头痛、发热（38.2℃），微恶风，胸闷不欲饮食，恶心欲吐，神疲乏力。口不渴，无鼻塞、流涕、咳嗽、咽痛症状，舌质淡红，苔薄白，脉弦数。

中医诊断：感冒，辨证，邪入少阳。治法，和解少阳。方药，小柴胡汤。

柴胡12克、黄芩10克、法半夏12克、党参15克、炙甘草10克、生姜3片、大枣30克。2剂，水煎服。

患者诉服药2剂后头痛、乏力症状缓解，体温下降至37.5℃以下，胸闷、恶心欲吐消失，食纳增加。按原方继服3剂，后随访，再服药3剂后，诸症消除，病即痊愈。

按语：此案属典型的风寒郁火于少阳之半的证型。其寒热、胸闷、体倦而不欲饮食、喜呕等，都是少阳特有之征，特别是寒热往来一症，乃风寒之邪客于腠理，而少阳膜腠正位于表里之间，为营卫出入之地带，故风寒郁闭卫阳于腠理则恶寒，卫阳出于表与风寒争则发热，而卫气之正与风寒之邪，进退相争，出入于膜腠之间，即呈寒热往来之象。

【权变】

变通加减法一

· **证型**：少阳伤寒——风寒郁滞，发于少阳经脉之表证。
· **主症**：伤寒，发热微恶寒，无汗，头痛显于两侧颞角，脉弦而细。
· **治法**：疏利经气，以散风寒。
· **方药**：小柴胡汤加减一（去黄芩，加川芎），柴胡、法半夏、生姜、甘草、生姜、大枣、川芎。

- **出处**：参考《伤寒论》第265条。
- **说明**：加川芎以疏通经络；也可用后世的柴芎汤法（内兼用薄荷、蔓荆子等）。
- **案例**：小柴胡汤治疗头痛[2]。

董某，女，57岁。2016年1月18日就诊。

因受凉引起头痛头沉晕1年余，以两侧太阳穴疼痛明显，眼睑水肿，视物不清，口苦口干。近日感冒，头痛加重，痛甚则呕吐。面色苍白，舌淡红，脉弦细。

方予小柴胡汤加减：柴胡30克、黄芩15克、人参10克、半夏10克、生姜10克、大枣4枚、炙甘草10克、桂枝10克、浮萍30克。7剂。水煎服，每天1剂。

1月26日复诊：眼睑水肿消退，诸症减，继服7剂症状明显减轻，上方去浮萍，嘱小柴胡汤继服，定期复诊，追访头痛症状明显减轻，基本痊愈。

按语：此案属风寒之邪郁滞于少阳经脉之证。其经脉病位偏表，风寒凝滞其经脉之营气，故以颞部疼痛为主症；经脉因寒所痹，津液布化间而受阻，也可出现眼睑浮肿；其表气被闭，亦会影响里气之畅达，相火因而不得宣畅，内消津液则口苦口干，郁而上冲犯胃及头，气亦随之上逆，故发头痛甚而呕吐。治疗仍可以小柴胡汤加减，特加桂枝以通经止痛，加浮萍以透皮消肿，一者走营、一走达卫，使营卫通利，亦能助力经气之畅达。

变通加减法二

- **证型**：少阳胆黄/黄疸——胆气郁阻，胆汁横逆发黄证。
- **主症**：诸杂病发黄，伴脘腹疼痛，时时欲呕，大便反难者，或口苦胸满，心烦发热，或往来寒热，日前小有潮热，或耳聋胁痛，脉弦数。
- **治法**：疏气利胆，透热退黄。
- **方药**：小柴胡汤加减二（去参、姜、枣、草，加茵陈、郁金之类），柴胡、黄芩、法半夏、枳壳、白芍、茵陈、郁金。
- **出处**：参考《金匮要略》十五《黄疸病篇》第21条；《伤寒广要》柴胡加山栀子汤。
- **说明**：随证可合用大柴胡汤。
- **案例**：小柴胡汤治疗胆囊炎[3]。

刘某某，女，75岁。湖南省参事室刘某某之母，1965年4月就诊。

一周来，右上腹部持续疼痛，阵发加剧，伴恶寒发热，在长沙某某医院诊断为"急性胆囊炎"，特邀先父诊治。诊之，面色萎黄，巩膜黄染，精神倦怠，上腹部胀满疼痛，阵发绞痛，牵扯右肩背部，伴恶心厌油，呕吐黄绿苦水数次，小便黄浊，大便秘结，五天未解，右肋弓下压痛拒按，舌红苔黄厚腻，脉弦大而数。

证属少阳与阳明合病，胆热腑实之证。治宜疏肝利胆，通腑泄热，拟小柴胡汤加减。处方，柴胡12克、黄芩9克、法半夏9克、郁金9克、茵陈12克、银花9克、枳实9克、白芍12克、甘草6克、厚朴9克、大黄6克、黄连6克。3剂，每日1剂，煎服。

二诊：腹痛减，恶心呕吐已止，大便始通，原方续服3剂。三诊：巩膜黄染消退，发热恶寒已罢，上腹部疼痛消失，小便转清长，大便通畅，稍稀溏。唯精神萎靡不振，不思饮食，稍食则感胃脘胀满不舒。舌苔转薄白，脉弦濡。中焦湿热渐清，运化之机未复，续以疏肝理气，健脾和胃之品调之。

按语：此案属少阳湿浊内蕴，郁阻胆气，不能疏胃之证。其先有腹痛等内证，后有寒热之外症，是发病属由里及表。即其恶寒发热乃湿浊之邪阻于少阳，营卫循行道路为之阻塞也，其与表证之寒热，鉴别点正在于现症之先后。治疗宜以小柴胡汤去参、枣、草之甘温壅堵之品，加茵陈、郁金以渗利湿浊之邪，结合里气阻滞的突出病机，也参考大柴胡汤意，加枳实、白芍、大黄等，以通降胆胃之气，则使病因之湿热得利，病机之腑气得通，而黄疸更得以顺消。

变通加减法三

- **证型**：伤寒阳微结——少阳阳明，伤寒并病，阳气郁结。
- **主症**：感寒数日，心下满、手足冷、微恶寒、口不欲食、大便硬、头汗出，脉沉紧而细。
- **治法**：转枢少阳，以利阳明。
- **方药**：小柴胡汤加减三（加枳壳、白芍之类），柴胡、黄芩、法半夏、甘草、生姜、大枣、枳壳、白芍。
- **出处**：参考《伤寒论》第148条。
- **说明**：即合四逆散法。
- **案例**：小柴胡汤治疗便秘[4]。

患者某某，男，50岁。

大便秘结3年有余，3～5天，或者6～8天排便1次，必登厕努责，大便虽下，已疲惫不堪。除便秘外，常有腹胀、腹痛、恶心、干呕、嗳气频作、不欲饮食、胸胁满闷、口苦心烦等症，诊其脉细弦，苔白。西医诊断为习惯性便秘，常予胃肠促动药、泻药等。服之一时有效，停药则症状复起，故求诊于中医。

单兆伟教授认为此病虽在阳明，然胸胁苦满、口苦、脉弦又属少阳，乃少阳枢机不利，上焦津液不得转输肠道使然，观苔白不黄，不可用承气汤苦寒攻下，而以小柴胡汤加芍药以破阴结。处方，柴胡10克、炒黄芩10克、法半夏10克、太子参15克、炒白芍 15 克、甘草 6 克、生姜 6 片、红枣 6 枚、决明子 20 克。

服 1 剂后，脘腹满闷减轻，服 2 剂后大便通畅，连服 7 剂，诸症皆消。效不更方，守原方继服 7 剂，大便日行 1 次，食量正常，嘱其平素愉悦情志，适当锻炼身体。随访半年以上未复发。

按语：此例习惯性便秘案，一边有不大便数日，一边是呕嗳不食而苔白，且胸胁满闷也在，当知非燥热实结，正属典型的少阳转枢不利而致腑气微结之证。故不以承气汤类攻下，而治从少阳、取小柴胡汤，转枢少阳以达阳明。加决明子、白芍是增强其疏降肝气之功，则胃肠之气得畅而便秘除矣，正合仲景所言"上焦得通，津液得下，胃气因和"之理也。

变通加减法四

· **证型**：寒疝腹痛——太阴受寒，营虚气滞，肝木乘脾证

· **主症**：伤寒，腹中急痛，阳脉（浮取）涩，阴脉（沉取）弦，服小建中汤不效；或内伤时腹自痛，缠绵日久，拘急喜温，得食痛减，微饥则痛剧心悸，饱食则痛缓腹胀，舌淡白，脉沉弦或脉左弦细、右虚迟。

· **治法**：温中健脾，舒气和营，利木疏土，行气止痛。

· **方药**：小柴胡汤加减四（去黄芩、加白芍），柴胡、法半夏、人参、甘草、生姜、大枣、白芍。

· **出处**：参考《伤寒论》第 101 条；《丁甘仁医案·诸痛案·脘胁痛》；《圣济总录》柴胡汤；邵鸣《柴胡建中汤治疗小儿虚寒腹痛介绍》，载于《中医药研究》。

· **说明**：或可合小建中汤。

体丰之质，中气必虚，虚寒气滞为痛，虚气散逆为胀，肝木来侮，中虚求食。先使肝木条畅，则中气始有权衡也。

· **案例**：小柴胡汤治疗腹痛[5]142。

邓某，男，26 岁。

1938 年冬初，腹中剧痛，热敷及按摩则稍减。舌苔薄白，脉象举之迟涩，按之沉弦。

诊为饮冷露宿，寒邪入里，土虚木乘，木郁土中。以小建中汤合小柴胡汤主之：党参 12 克、法半夏 6 克、白芍 18 克、柴胡 9 克、桂枝 9 克、黄芩 6 克、生姜 6 克、大枣 6 克、炙甘草 6 克、饴糖 30 克（另兑）。水煎服。

服 5 剂，诸症痊愈。

按语：此案即属肝脾营血不足，寒邪得以直中里气之证。脉浮取涩是营血衰少、血道不利也，脉沉取弦是里气郁滞也。脾营不足，寒邪得以内陷于脾所主之大腹，而见腹

痛喜温之症；脾土营虚，肝木则易乘势侮之，故腹痛并发拘急、脉应沉弦。故治疗以小建中汤温养脾营而扶正祛邪，以小柴胡汤条畅肝木而间护脾土也。

变通加减法五

·证型：外感风寒——厥阴中风（寒风），初在气分，热为寒郁证。

·主症：感寒受风，呕而发热（身热阵作，微恶寒或不恶寒，一日二三度发，伴时时欲呕不畅），两胁拘急，手足微厥，脉沉弦。

·治法：借道少阳，透邪出表。

·方药：小柴胡汤加减五（加当归、川芎之类），柴胡、黄芩、法半夏、甘草、生姜、大枣、当归、川芎。

·出处：参考《伤寒论》第379条；《金匮要略·呕吐哕下利病脉证治第十七》第15条。

·说明：厥阴伤于风寒有偏风偏寒之不同，此证为厥阴寒风偏于风为主，而当归四逆汤证为厥阴风寒偏于寒为主。

·案例：小柴胡汤治疗经期感冒[6]。

陈某某，女，43岁。1983年8月10日就诊。

患者每逢月经到来之时即发恶风、鼻塞、头痛目眩，口苦咽干，微咳，心烦乏力，眼睑浮肿等感冒症状，每次7天左右，如此反复，已历年余。此间，曾服用中西药无效，常于月经过后不药而愈。查舌淡苔白、脉沉弦。

诊为"经期感冒"。治宜调和营卫，和解表里，方用小柴胡汤加味治之。

处方：柴胡10克、黄芩6克、党参10克、陈皮6克、葛根6克、川芎3克、法半夏6克、茯苓10克、甘草3克，生姜、大枣为引，水煎服。

3剂服毕，感冒症状顿清。为防止经期感冒再度发生，于20天后（即下次月经前）复进小柴胡汤。处方：柴胡9克、防风3克、炒白芍10克、党参10克、当归10克、葛根6克、天花粉10克、桂枝3克、川芎3克、生姜3片、大枣引，水煎服。

2剂服毕，适逢经至，本次月经来潮未再发生感冒，后连续询访5个月，行经感冒未再发生。

按语：此例经期感冒属于寒风伤于厥阴之表之证。诚然，阴经之表证从来就少有单纯的表证，而多由"血弱气尽，腠理开，邪气因入"而成。此例盖因经期厥阴一时血少，寒风趁机直中，不过此虽为厥阴中风，但症状仍有恶风鼻塞、头痛目眩、口苦咽干等少阳之候，不失为尚有借助相表里的少阳正气欲祛邪外出。故治可因势利导，以小柴胡汤加当归、川芎以助营血、通经脉，借道互为表里之少阳而透邪外出。

变通加减法六

- **证型**：热入血室——经期感寒，乘陷厥阴，热郁血室证。
- **主症**：妇人经期感寒受风，续得寒热发作有时（恶寒发热并发而时作时止），经水适断，少腹不适。
- **治法**：还出少阳，透热转气。
- **方药**：小柴胡汤加减六（加牡丹皮、桃仁之类），柴胡、黄芩、法半夏、甘草、人参、生姜、大枣、当归、牡丹皮、桃仁。
- **出处**：参考《伤寒论》第144条；《金匮要略·妇人杂病脉证并治第二十二》第1条；《云岐子保命集》小柴胡加牡丹皮汤。
- **说明**：此证与小柴胡汤加减法5相比，病层有气血之别，小柴胡汤加减法5在气分，此证在血分。牵涉血分除有月经、睡眠异常外，因为血藏神的缘故，还兼有神志异常的症状。
- **案例**：小柴胡汤治疗妇女产后"热入血室"[7]。

陈某，女，32岁，2006年6月19日初诊。

病史：患者于2005年8月产后曾患外感发热咳嗽，经治疗后热退、咳嗽好转，但出现睡眠欠佳，夜寐多梦，逐渐加重至经常失眠，伴有心烦意乱，性情急躁，并自觉有时发热，但多次测体温均在正常范围。曾多次到多家西医院诊治，均诊断为"神经症"，治疗效果差。

诊时患者精神紧张，面色欠佳，并自诉近2周来失眠多梦加重，时有幻视，觉眼前似有人影，夜视昼消，故夜间不敢关灯睡觉。另外常觉头痛头晕，心烦意乱，身热多汗，伴惊悸胆怯、恶心欲吐、小腹胀满、胸胁胀痛不适，食纳不馨，尿黄短，大便偏干，1~2天一行。自产后月经一直未至。舌苔薄黄，舌质红，脉弦细。

辨证属产后外感，余邪未尽，热入血室，扰于神明。治以和解肝胆，清血安神。处方：柴胡10克、黄芩10克、法半夏10克、甘草6克、炒枳壳10克、栀子6克、连翘10克、白芍10克、牡丹皮6克、生龙齿30克、生姜3片、大枣3枚。7剂，每日1剂。

二诊：2006年6月26日，服药后失眠较前有明显改善，其他症状也都有所减轻，幻视基本消失。但仍有头痛头晕，心烦意乱，恶心，食欲缺乏，尿仍黄，月经仍旧未至。舌质红苔薄黄，脉弦细。前方改牡丹皮10克、栀子10克，加丹参10克、泽兰10克、炒白术10克。14剂，每日1剂。

三诊：2006年7月10日。幻视未再发作，饮食睡眠基本正常，亦无寒热之感，余无明显不适。其后月经来潮，色量均较正常，无腹痛，5天净。继守原法加川续断10克，再进14剂以巩固疗效。

按语：此案即典型的热入血室之证，即外感余热未尽，正值产后特殊时期，内陷厥阴而与败血相合，故不仅失眠加重，而且出现幻视、惊悸等神志之变。其伴小腹胀满、胸胁胀痛不适、食纳不馨等症，知其气分之由未罢，故以小柴胡汤加丹参、泽兰、牡丹皮等活血凉热之品，期以透血转气，使脏邪还腑而达出于外。

变通加减法七

- **证型**：产后郁冒——产后津亏受风，窃居少阳，虚实夹杂证。
- **主症**：产后头晕郁闷，时头汗出，其脉微弱，且呕不能食，大便反坚，或有口苦咽干，胸痛耳聋。
- **治法**：疏气祛风，生津润燥。
- **方药**：小柴胡汤加减七（去半夏，加花粉、芍药等），柴胡、黄芩、人参、甘草、生姜、大枣、天花粉、白芍。
- **出处**：参考《金匮要略·产后病篇》第2条；《女科切宴》小柴胡汤；《医钞类编》小柴胡加花粉芍药汤。
- **说明**：产后郁冒，也属正虚受邪，可有呕不能食、口苦咽干等少阳见症，同时，复因本有津血受伤，故又复兼大便反坚。
- **案例**：小柴胡汤治疗产后如疟[8]。

赵某某，女，29岁，1981年1月5日初诊。

两月前分娩时感寒，产后便觉肩背冷痛。后又因外出受风，上症加重，遂就医服用中药。曾用桂枝汤加附子、干姜、羌活等品数剂，肩背冷痛未减，恶寒反甚，渐至寒战发热，汗出不止。10余日渐卧床不起，覆被五床仍作寒战，稍露肘臂则寒冷不堪，且发热头汗如洗，旋擦旋冒，伴头晕目眩，言微短气，周身痛烦，上肢逆冷而足心觉热。口渴欲饮，但饮食不佳，大便秘结。病家于当日晚九时叩门求诊，因患者未至，四诊缺如。

但据上所述，思病属危候。虑其产后血虚气弱，亡血复汗，腠理不密，风寒外侵。医又投以大剂辛燥发散之品，燥血伤阴，津亏阳盛，以致寒束于外，热郁于内。血虚而厥，孤阳上出，故诊为产后郁冒。治以养血益阴，方以柴胡四物汤加减：柴胡15克，党参12克，炒黄芩9克，当归12克，川芎12克，白芍12克，生地15克，法半夏9克，炙甘草9克，生姜6克，大枣5枚。1剂，嘱急煎顿服，周时观之。

二诊：上药头煎服后约半时许，恶寒汗出渐减，覆被渐除。二煎服后肩背冷痛减轻，汗出止。患者认为药已对症，再服1剂，体力渐支，热已退净，扶持可以下地行走。家人见药效若神，继进3剂，诸症似已。停药两日，又有寒热往来，肩背冷痛，方前来复诊。诊见病人面色无华，舌质淡红，苔薄白，脉细弱。断为血虚气弱，余邪未净，守原方继服两剂。

三诊：上药服后，诸症已愈。遂嘱其继服养血益气中成药，并注意避风寒慎起居，以调善后。随访两年，体健如常。

按语：此案产后如疟，始于妇人产后血虚感寒，复因过用辛温发散助热伤阴，以致出现寒战发热、汗出晕眩、身痛渴秘等表里寒热虚实夹杂之状，此即仲景所说"此为本虚（受邪），故当战而汗出也"。治法一，以小柴胡汤，和解枢机以助气祛邪；治法二，以四物汤养血护体，合而亦有通补不壅之效。

变通加减法八

·证型：伤寒劳复——伤寒瘥后，体虚邪恋，气虚食滞证。

·主症：伤寒瘥后，因劳役或多食而复发热，热势时高时低，烦劳则张，脉不浮不沉。

·治法：疏气健脾，调和中焦，扶正祛邪。

·方药：小柴胡汤加减八（加白术、豆豉），柴胡、黄芩、法半夏、人参、炙甘草、生姜、大枣、淡豆豉、炒白术。

·出处：参考《伤寒论》第394条；《医级》柴胡加豉汤；《济众新编》小柴胡六君子汤。

·说明：有合六君子汤之义。若有头痛，加川芎；口渴，加干葛。

·案例：小柴胡汤治疗劳复发热案[9]。

一人病伤寒后劳复发热，自汗，经七日，或以为病后虚劳，将复补之。滑曰不然，劳复为病，脉浮，以汗解，奚补为。以小柴胡汤三进，再汗而安。

按语：此案属劳复发热之证，即伤寒初愈，邪退未尽，正伤未复，当休养得宜，令正气渐长而邪亦退尽，但若不慎过劳再伤其正，余邪亦会卷土重来，而成乘虚邪长之势。然其发热汗出，又当与纯属虚劳内伤之类鉴别，案中症状出现的时间特点（即在病初愈、劳累之后）以及脉位偏浮可供鉴别。治以小柴胡汤，恰在顾护正气之中，促使邪气外达，而不纯用补虚，乃是谨记"炉烟虽熄，灰中有火"之戒。

变通加减法九

·证型：虚人感冒——体虚之人（气虚为主），复感外邪证。

·主症：体虚见症（随气血阴阳偏虚之不同），外感史后有寒热、身痛、脉浮，或原有不适症状加重等，舌苔多薄白。

·治法：和解枢机，扶正祛邪。

·方药：小柴胡汤加减九（加黄芪、白术），柴胡、黄芩、法半夏、人参、炙甘草、生姜、大枣、黄芪、白术等。

- **出处**：《江尔逊老中医运用小柴胡汤治疗虚人感冒的经验》。
- **说明**：常用加减法：①复兼血虚者加当归、白芍；②复兼阴虚者去半夏，酌加玉竹、生地；③复兼阳虚者去黄芩，酌加制附片、杭巴戟。
- **案例**：小柴胡汤治疗虚人感冒案[10]。

张某，女，45岁。住峨眉县状元街。

久患崩漏，气血亏虚。一日，忽遭火灾，外出冒风，卧床不起，辗转延医治疗两月余，病势日笃。时届盛夏，驱车迎江老，午刻至其家，见其卧于斗室，密闭窗牖，且下重帷。其人恶风自汗，头昏心悸，呕恶不食，舌苔薄白，脉弦细数无力。检视前服方药，多为补中益气汤、归脾汤之类化裁。

江老诊为气血俱虚之人感冒，书以小柴胡汤加黄芪、白术、云苓、当归。

服1剂，汗减热退，诸证亦轻。守方再服1剂，汗止，知饥索食。继服调补气血之品，旬日而瘥。

按语：此案虚人外感，为体质气血薄弱之人，复感风寒之证，诊断非常明确，治疗前以补中、归脾之类扶正祛邪，未见寸功，以其补药不能直变气血，尚需中焦气运而能化生。案中出现"呕恶不食"一症，则知其中焦之机不转，治疗应当权衡机宜，故取小柴胡汤走和中通补之巧，间而调达气血、助长营卫，实现"助正祛邪"之功。

变通加减法十

- **证型**：外感盗汗——余邪稽留少阳，相火为之郁遏证。
- **主症**：外感表证解后，续发盗汗不止，伴有轻微头晕、口苦、大便不爽等症。
- **治法**：和解祛邪，清宣郁热。
- **方药**：小柴胡汤加减十，柴胡、黄芩、法半夏、人参、炙甘草、生姜、大枣等。
- **出处**：江尔逊等《关于小柴胡汤扩大运用范围的问答》。
- **说明**：盗汗，不止于内伤之阴虚内热，还可见于外感之热郁少阳。以少阳三焦枢转相火，邪滞少阳，怫郁相火，夜卧热聚，迫津外泄，而为盗汗。
- **案例**：小柴胡汤治疗盗汗案[11]。

患者，男，6岁。

3个月前发热，咳嗽，服西药热退而咳不止，且伴发盗汗，X射线摄片诊断为"肺门淋巴结核"，服抗结核药3个月罔效，家长诉其盗汗甚剧，"目合则汗"，湿透衣被，每夜换内衣2～3次，纳食减少。诊见精神较差，面色少华，咳嗽无痰，颔下有结核3～4枚，大者如黄豆。舌红苔薄白，脉浮弦无力。

辨之为邪热稽留，郁伏于表里之半，复与痰合，留注少阳经络。遣方小柴胡汤和解表里，合消瘰丸化痰以散结。

服药6剂，盗汗止，咳嗽大减，后以健脾益阴之剂调理而愈。

按语：此盗汗案，见于发烧热退之后，显非内伤阴虚火旺，而是外感后遗，乃余邪稽留少阳，郁火迫津外泄所致。且因少阳上焦与太阴之肺以膜相连，病亦易相互牵涉，故郁遏之相火，上冲于肺则发咳嗽无痰。治以小柴胡汤疏利枢机，宣透郁火，合消瘰丸，专化火邪灼津之痰。

变通加减法十一

- **证型**：瘀伤发热——瘀伤腠理，血气失和，殃及营卫证。
- **主症**：外伤后遗，身无痛处，但有头晕肢软，乍寒乍热，脉沉涩。
- **治法**：疏气通血，兼达营卫。
- **方药**：小柴胡汤加减十一（加桃仁、红花、当归等），柴胡、黄芩、法半夏、人参、炙甘草、生姜、大枣、桃仁、红花、当归、荆芥。
- **出处**：江长康、江文喻，《经方大师传教录：伤寒临床家江尔逊"杏林六十年"》中"关于小柴胡汤扩大运用范围的问答"部分。
- **说明**：唐宗海云："瘀血在腠理，则营卫不和，发热恶寒。腠理在半表半里之间，为气血往来之路。瘀血在此，伤营气则恶寒，伤卫气则恶热，是以寒热如疟之状。"
- **案例**：小柴胡汤治疗瘀血发热案[12]。

周某，女，50岁。1989年7月11日诊。

患者于1989年7月18日晚十二时左右，突然头晕，目眩，微恶寒，继而发热，汗出。曾在某医院诊断为"神经症"，经西药治疗（用药不详），效果不佳，后改用滋阴清热，固表止汗等中药乏效。近1月来上症加重，定时于后半夜发作，刻诊：形体肥胖，面色晦暗，舌淡红有瘀点，苔薄白，脉沉弦涩。

证属邪踞少阳，腠理气血失和。治宜和解少阳，疏通气血。方选小柴胡汤加减：柴胡、黄芩各15克，法半夏、桃仁、红花、当归、荆芥各10克，生姜6片、大枣10枚、甘草5克。

服4剂后复诊，汗出热退，余症减轻。再进4剂后痊愈，随访1月正常。

按语：此例无由发热之案，据其既有寒热间作之气分症之状，又有面色晦暗、舌瘀点、脉涩等血分之征，故可以辨气血同病；而"夜半阳气还"，寒热夜作，是血瘀气滞而累及营卫出入之机，则发作如疟。故借小柴胡汤疏气之功，合用活血之品，实现气血疏通以达营卫之效。

第二章 和而兼汗类方的证治分类

（一）柴胡桂枝汤（《伤寒论》方）

【正治】

- 证型：两阳伤寒——太阳少阳，风寒外束，半而兼表证。
- 主症：伤寒发热，微恶寒，肢节烦痛，微呕，心下支结。
- 治法：和解少阳，兼以发表。
- 方药：柴胡桂枝汤，柴胡、黄芩、法半夏、人参、桂枝、白芍、生姜、大枣、甘草。
- 出处：《伤寒论》第106条。
- 说明：此为少阳之半兼太阳之表，与小柴胡汤的区别在于寒多热少。
- 案例：柴胡桂枝汤治疗高热案[13]。

万某，男，12岁，2017年8月13日初诊。

主诉：高热2周。

患者因高热在某省级三甲医院住院，诊断为EB病毒感染，西医用抗病毒药物及丙种球蛋白治疗多日，发热不退，寻求中医治疗。症见：先怕冷，后发热，发热39℃以上，一天发烧数小时，后汗出热退，第二日复发热，仍先怕冷、后发热，口稍渴，饮水不多，伴两侧太阳穴疼痛，恶寒发热，寒轻热偏重，骨节酸痛，烦躁，口苦，时而恶心，纳呆，大便软，小便黄，舌质淡舌苔白，脉浮弦数。查体：肝脾不大，无皮疹，未见淋巴结增生。

伍老悉心诊治后，辨证为少阳（伤寒）兼太阳表证，治当解表散寒、和解少阳。处方：柴胡桂枝汤，柴胡10克、桂枝10克、法半夏10克、党参10克、甘草5克、黄芩10克、白芍10克、生姜3片、大枣3枚，3剂。

服药后体温逐渐下降，第二日已无发热感，服3剂后热退至正常值。2017年8月16日复诊,咽红,扁桃体稍大,脉浮不数,予以银翘散加僵蚕、浙贝母善后,数月后随访,患儿家属告知服药后未见发热。

按语:此案属典型的风寒外犯太阳之表,兼及少阳之半证。其先怕冷、后发烧且发热能随汗出而解,是寒邪凝闭太阳、少阳之表半、卫阳蓄积抗邪所致;两侧太阳穴疼痛、骨节酸痛是寒邪凝痹少阳、太阳所主之经脉;恶心、纳呆是病在少阳之半,焦膜气滞使然;烦躁、口苦是相火被郁之征;脉弦所主病位在六经之中有少阳、厥阴之别,脉浮而弦者多主少阳;脉沉而弦者多主厥阴。故以柴胡桂枝汤和解少阳之半,散解太阳之表。

【权变】

变通活用一

- **证型**:虚人外感——气血不足之人,风寒乘犯其表证。
- **主症**:形弱面淡之人(可有饮食胃口不香或容易腹泻,睡眠欠佳等肝脾素弱之症),容易感受外邪,症见全身怕冷,肢体疼痛或头痛,可有发热无汗或汗出热减,舌淡苔薄润,脉虚弦。
- **治法**:托里解表,攻补并举。
- **方药**:柴胡桂枝汤,柴胡、黄芩、法半夏、人参、桂枝、白芍、炙甘草、生姜、大枣。
- **出处**:《陈瑞春论伤寒》谈小柴胡汤的临床运用部分,柴胡桂枝各半汤。
- **说明**:柴胡桂枝汤因其既有小柴胡汤和解枢机调和表里的作用,又有桂枝汤调和营卫的功能,可通治老年经常感冒,身痛不已,若合玉屏风散,陈瑞春老称之为"老年人保健良方"。

若身体素质较差(平素气血不足之人)兼有风湿,亦可用之,此证多发于南方春雨连绵之日,气血不足以祛邪外出而致风湿留恋经脉,以桂枝易防风、秦艽、威灵仙,调和营卫气血、透达风寒湿邪。

- **案例**:柴胡桂枝汤治疗重感风寒夹虚案[14]。

何某,女,65岁,1995年6月15日初诊。

主诉:恶寒身痛10余日,发热7天。

患者素体弱多病,10余天前因旅途劳累,当风受凉,即发全身恶寒,肢体酸痛,数日后发热,最高时达39℃,并见头痛,烦热,汗出热减而随之恶风不已,神差,纳减,口干时苦,便溏,舌苔白而满布,脉虚弦稍数寸弱。曾服桂枝汤、补中益气汤各3剂未效。

此乃肝脾素虚，复感风寒而虚实俱重证，病势较急。治以托里解表，攻补并举。拟柴胡桂枝汤加味。处方，红参、神曲、柴胡、半夏、桂枝、白芍、生姜、大枣各10克，黄芩、炙甘草各5克，每日1剂，水煎分2次服。

服1剂后寒热始退，出汗亦减。2剂后寒热身痛除，口中和而知饥欲食。3剂尽诸症尽除，唯大便不调，动则汗多而微恶风。嘱以玉屏风散冲剂善后而愈。

按语：此案属于气血薄弱之人，复感风寒而成虚实并重之证。气血为营卫之本，气血薄弱于内，会导致营卫低下于外，而容易受到风寒邪气侵袭，即"弱者易动"之势也，并形成虚实并重之证，所以用柴胡桂枝汤托里解表，攻补并举，另加神曲以和胃气。

变通活用二

- 证型：郁人外感——素体气郁之人，时邪贼风乘袭于外证。
- 主症：平素情志久郁，容易心胸郁闷，精神不振，饮食不佳，每逢气候变化之际出现身痛，疼痛范围不定，可有沉重感，局部怕风怕冷明显，脉弦，或可见缓脉。
- 治法：疏气解郁，达表疏风。
- 方药：柴胡桂枝汤（原方组成同前，略）。
- 出处：《陈瑞春论伤寒》谈小柴胡汤的临床运用部分，柴胡桂枝各半汤。
- 说明：营卫物质来源于气血，气血不足，营卫敷布乏源；营卫出入需气机转枢，情志久郁、气机不宣，营卫敷布不匀。二者皆能导致营卫不能发挥正常的营守卫外功能从而出现反复的外感。
- 案例：柴胡桂枝汤治气郁不振，风寒外袭案[14]。

李某，男，62岁，退休工人。1983年4月10日就诊。

患者自退休后，常感心胸郁闷，精神不振，遇阴雨低温气候，易发周身不适，或肩背胀，关节痛，或四肢沉重，二便如常，舌象平，脉缓而软。曾服益气养血、滋阴补肾、祛风胜湿之剂，均无效。经西医多项检查未发现器质性病变。辨证此为气机内郁，招致外邪，治以内通气机，外调营卫，拟柴胡桂枝汤。处方，黄芩5克、甘草3克、柴胡、桂枝、白芍、法半夏、生姜、大枣、郁金、炒谷芽、炒麦芽各10克，每日1剂，水煎服，连服7剂。

复诊时患者喜告：半年多来四处求医，唯此次服药见效，不仅病症大减，且周身清爽，精神振作，饮食倍增，要求再服。嘱以原方再进7剂，隔日1服，以资巩固。约半年后病者告知，前服7剂，病已痊愈。后凡遇病恙，自取此方照服而效，现已神爽体健，食寐俱佳。

按语：此案属于肝气郁滞之人复感风寒湿邪之证。肝气内郁容易招致外邪侵袭，是因肝胆之气为少阳三焦枢纽运转之原动力，肝气内郁影响少阳上焦宣通营卫之功，稍遇阴雨低温气候，营卫不耐虚邪侵扰，经脉营气瘀阻则出现周身不适、肩背关节疼痛等症。故可以柴胡桂枝汤，内通气机以助营卫外达，兼散在外邪气也减轻对内气之干扰，加郁金、谷芽、麦芽辅助胆胃中运之功。

变通活用三

· **证型**：风湿杂痹——风湿痹阻经脉，胆胃气机不利，内外夹杂证。

· **主症**：病以颈项肩关节或一侧肢体疼痛，或全身游走性疼痛，酸楚疼痛为主，变天阴雨天加重，间有胁下、侧腹部不适感，或微有恶心、呕吐，或食欲不佳，食量减少，或大便解之不畅，可有口干、口苦，舌质淡红，苔薄白，脉弦，可浮或脉缓。

· **治法**：外和营卫以祛风湿，内利枢机以和气血。

· **方药**：柴胡桂枝汤加减一（桂枝改秦艽、人参改陈皮等），柴胡、黄芩、法半夏、秦艽、白芍、炙甘草、枳壳、陈皮。

· **出处**：《陈瑞春论伤寒》谈小柴胡汤的临床运用部分，柴胡桂枝各半汤。

· **说明**：柴胡桂枝汤主治病因可由风寒拓及风湿，乃因风寒与风湿同为阴邪，皆易阻遏气机，而致相同病机——少阳枢机不利；主治病位皆可由太阳、少阳三焦而及胆胃，是因肝胆之气的疏泄为少阳三焦转枢提供动力，而太阳所统摄之营卫，其生于胃藏于脾而源以脾胃为本，而营卫气血标本相通，气血为营卫之本，营卫为气血之标，故病机上可以产生内外标本之间的互为影响。

· **案例**：柴胡桂枝汤治胃痛兼四肢关节痛案[15]。

有医者报道：曾治一例痛风性关节炎服非甾体抗炎药引发十二指肠溃疡并出血。出血恢复后胃痛，下肢关节痛，不能行走，家属抬来就诊。

经柴胡桂枝汤加味治疗2周，胃痛消失，而能扶行就诊。继服2周后，即可拄杖而行，又守方2周，便能自骑电动车来复诊巩固治疗。

按语：此案属于外有营络痹阻，内有胃气偏滞之内外夹杂之证。其胃气偏滞因误治而来，即过用血药而损伤胃肠之血络，气亦为之不利，则胃痛作矣。如此身疼胃痛内外杂至，若不整体兼顾，不免顾此失彼。此取柴胡桂枝汤和内通外之法，内利枢机以利气血，而胃痛得安，外畅营卫以除营痹，而身痛得平，确属两全其美之法也。

变通活用四

· **证型**：气郁头痛——肝胆气郁兼有郁热，由气血渐及营卫，经脉阻滞证。

· **主症**：平素有情志不爽、胸闷、喜叹息等症，渐发心悸、失眠、多梦以及头疼身痛而并无外感之由，舌苔薄白，脉弦。

· **治法**：疏泄肝胆气机，通利营卫止痛。

· **方药**：柴胡桂枝汤（组成，原方略，同前）。

· **出处**：梅国强，《加减柴胡桂枝汤临证思辨录（待续）》，载于《山西中医》2000年第5期第1页至4页。

· **说明**：生理上中焦受气取汁、上注于肺而化为血，血行于经遂是为营气，基于血与营的密切关系，临床上有活血化瘀以利经脉与调和营卫以利经脉，当有分辨，瘀血为主者使用前法，若由气分渐及营分或寒湿之邪郁闭营分者，宜乎后法。

· **案例**：柴胡桂枝汤治疗气郁头痛案[16]。

郑某，女，48岁。

心悸数年，伴胸闷、喜叹息。时心烦，易惊惕，噩梦纷纭，胸背胀，目胀，左侧头痛，食后心下痞满，月经期小腹及腰痛，经色红，伴双乳胀痛而有结块，经后则消。舌苔薄白，脉弦缓。

纵观此证，厥阴少阳气郁，显而易见；然心烦、易惊惕、噩梦、经色红，当是厥阳逆气烦扰所致。于是疏肝解郁难制郁阳烦扰，故需厥阴少阳同治，以制亢害；调营卫者，旨在调经隧，以利瘀滞之畅达。遂为书方：柴胡10克、黄芩10克、法半夏10克、太子参10克、桂枝10克、白芍10克、生姜10克、炙甘草6克、当归10克、川芎10克、郁金10克、橘核10克、乌贼骨20克、茜草10克。此为柴胡桂枝汤加橘核之类，是厥阴、少阳同治而制其厥阳，其中桂枝汤调和营卫，而当归、川芎亦调和营卫，以增通利经脉之效，是病不关太阳，而借用其方。乌贼骨、茜草是仿四乌贼骨——芦茹丸意（芦茹即茜草），功能凉肝活血，以协同前述功效。

服药1周，头痛缓解，情绪紧张时，偶发心悸。服药期间，适逢月经来潮，未见乳房胀痛结块，亦无腰痛，唯存胸胀，不欲食、多梦。仍守前方加夜交藤30克，再服1周，诸症消失。

按语：此案属于肝胆气机郁滞，一致气血不和而渐及营卫，二致厥阴郁热而扰及心包之证。其出现的左侧头痛一症为少阳所主之经脉营分痹阻所致，是气血不和渐及营卫而来，并非邪从外入；其出现的心烦、惊惕、噩梦等症是厥阴郁热不得宣畅扰及心包，以致代心用神功能受到影响所致。故治疗以柴胡桂枝汤，既可条达肝气，又兼通畅营卫。另加太子参以安受扰之心气，加乌贼骨、茜草兼凉肝经郁扰之血热，配加当归、川芎是和血以助营通经。

变通活用五

- **证型：** 产后体虚病郁——少阳与太少同病，气血不足而致枢机运转不利，虚中夹实证。
- **主症：** 妇人产后出现少气懒言、心悸、夜寐不安等虚象，兼见心情抑郁、头身疼痛等实象。
- **治法：** 疏理气机，兼补气血。
- **方药：** 柴胡桂枝汤加减二（加当归等），柴胡、黄芩、法半夏、人参、炙甘草、生姜、大枣、桂枝、白芍、当归等。
- **出处：** 梅国强，《加减柴胡桂枝汤临证思辨录（待续）》，载于《山西中医》2000年第5期第1页至4页。
- **说明：** 产后骤虚，当补无疑。复招邪至，两者皆急，补虚祛邪，法当兼顾。
- **案例：** 柴胡桂枝汤治疗产后体虚夹实证案[16]。

李某，女，28岁。

心悸4月。患者于4月前顺产第二胎，便觉体力不支、心悸频发，伴筋惕肉瞤，心情抑郁，曾用抗抑郁西药多虑平治疗，心悸虽有改善，但头晕、头痛加剧，以头颈部为甚。失眠，口苦而干，少气懒言，饮食尚可，二便自调，经常患感冒，发则前额及两太阳穴剧痛，舌质紫暗欠润，脉缓。

此证产后心悸、筋惕肉瞤、少气懒言，是产后气阴（血）双虚之象。然则纯虚者，未必心情抑郁，头痛剧烈，是必因虚中兼有枢机运转失常，营卫难以畅达，经脉为之郁滞使然。其舌质紫暗也盖由于此，未必便是瘀血。观其痛位，只在太少二经，而心情抑郁、口苦，则属小柴胡汤证范畴。因投方于下：柴胡10克、黄芩10克、法半夏10克、生晒参6克（另煎）、桂枝10克、白芍10克、煅龙牡20克、延胡索15克、当归10克、川芎10克、麦冬10克、五味子10克、夜交藤30克。

7剂之后，诸证大减，头颈部基本不痛，心情较为和畅，适逢感冒，仅觉周身不适，其苦不甚。仍以原方加减7剂，惟余筋惕肉瞤、夜寐不安，当是气阴（血）未复之象，故以黄芪生脉饮加养血活血、宁心安神之品收功。纵观治疗全过程，是以疏解为主，补虚相继。

按语： 此案属于产后气血不足、复感风寒之证。即在产后气血骤亏背景下，易招风寒趁犯。邪痹太阳、少阳经脉则前额及两太阳穴剧痛、头颈部疼痛，心情抑郁、口苦而干是肝气郁滞、郁遏之火上炎也，而服用抗抑郁药头晕头痛加重是其压抑气机使然。故改治中医，以柴胡桂枝汤攻补兼施，调畅气机、调和营卫而达祛邪之功，加当归、川芎补血气之亏，佐用夜交藤、龙骨、牡蛎助养血安神，潜镇肝魂之力，以利安眠生血之源，合生脉饮兼益耗散之气津。

变通活用六

- **证型**：肝郁病久致虚——诸虚百损，实邪内结，虚实并见证。
- **主症**：邪气过实，久延不解而致正虚，如肝病腹水、积聚迁延日久而致体虚，虚实并见，攻伐两难者。
- **治法**：和法缓图。
- **方药**：柴胡桂枝汤（组成，原方略，同前）。
- **出处**：梅国强，《加减柴胡桂枝汤临证思辨录》（待续），载于《山西中医》2000年第5期第1页至4页。
- **说明**：以和缓之法，作长久之计。
- **案例**：柴胡桂枝汤治疗疑难肝病案[16]。

尹某，男，37岁。

患病毒性肝炎多年，伴肝硬化腹水，食道静脉曲张，于1994年9月27日来诊。诉2月前曾因上消化道大出血1次，轻度休克，而急诊住院。经用各种抢救措施，出血停止，体力略有恢复而出院。出院时，嘱用中药利水，待腹水消失后，再行手术治疗。望之形体消瘦，面色晦暗，爪甲苍白，少气无力，腹部膨隆。诉精神不振、睡眠难安，腹胀、小便少，不欲食，偶尔右胁痛，扣之有中度腹水征。下肢浮肿，舌苔薄白，脉弱。

此病若论其虚，则气血内外皆虚，然则致虚之由，显系病邪未解，结为积聚所致，故取活血利水消癥为法：金钱草30克、海金沙15克、鸡内金10克、泽泻10克、益母草30克、猪苓10克、茯苓30克、阿胶10克、五灵脂10克、制鳖甲10克、制香附10克、制三棱10克、制莪术10克。另用云南白药每日4克，分3次冲服。此方系仿二金汤、猪苓汤、鳖附散之意化裁而成，攻而不甚峻猛，以其大出血方止故也。用云南白药意在防止再度出血，且能疏络中之瘀滞。

治疗3周，于10月21日做腹部彩超探查：无腹水征，肝脾肿大，门静脉增宽，腹胀消失，小便如常，面色晦暗大有减轻，精神好转，可以较长时间散步或者弈棋。仍与上方加减治疗至11月中旬，未见腹水征象，然后停药。11月底行脾切除术及贲门周围血管离断术，伤口愈合良好，月余出院。胸片显示盘状肺不张，膈肌升高，两次就诊于笔者，诊知胸闷、嗳气、干噫食臭、二便自调，曾以生姜泻心汤。治疗2周，再拍胸片：肺不张现象消失，双肺活动正常。诉食后胃脘饱胀，左上肢上举困难，酸软无力。继以香砂六君子汤略加疏肝和血之品，孰料调治月余，病证反而加重，更见胸闷憋气、肢体乏力、食欲缺乏、胁痛、关节疼痛等。

初时，笔者大惑不解：以往病人腹水消退，手术顺利，肺不张消失，是大病方愈无疑，又见胃脘饱胀等症，用上述方药，何以有此反常现象？！反躬自问，始觉必是方药与病症之间，尚有一间未达。因而恍然有悟：脾脏虽已切除，贲门周围血管虽已离断，但肝之积聚尚存，仍是内有大实，未可孟然进补。《金匮要略·脏腑经络先后病脉证》篇曰："见肝之病，知肝传脾，当先实脾""肝虚则用此法，实则不在用之"，观此，是犯实实之戒明矣；令人愧悔有加，其理虽是，而不可矫枉过正，便议攻法。盖患者毕竟正虚，又经大吐血及大手术两次创伤，若径用攻法，岂非驼医乎！补法既已失误，而攻法又不可妄行，踟蹰再三，惟从和法中求之，或能别开生面。观柴胡桂枝汤，依证化裁，则能疏导肝胆，通行三焦，伐木邪于瘀滞之中，观脾胃自无贼邪之患，水道无停积之忧；又能调畅营卫以利经脉气血，是补不见补，攻不见攻之和缓法也。基本方：柴胡10克，黄芩10克，法半夏10克，生晒参6克（另煎），桂枝10克，白芍10克，黄芪30克，当归10克，川芎10克，焦术10克，制鳖甲10克，制香附10克，或加制三棱、制莪术等。调理3月余，症状全部消失，体力恢复尚佳，肝硬化虽然存在，而肝功能正常，可坚持半日工作。继以上方加减，制成丸剂，再服3月，疗效堪称巩固。因而提出"诸虚百损，实邪内结，和缓图之"，或有可取之处，必就正于同道。

按语：本案肝病久积，血瘀结聚，复因手术大伤气血，而成虚实交织之证。此见其大虚，而直纯用补以香砂六君子汤加减，虚象反剧，若妄以攻消又必再耗其损，攻补两难之际，唯有中取和法，补虚攻邪兼顾，方无进药之忌。故巧选柴胡桂枝汤之和法缓图，疏利肝胆气机，兼通经脉血络，复加黄芪、当归、川芎、白术以助扶气血之亏，加鳖甲、香附、三棱、莪术以助消血气之结。

变通活用七

· **证型**：胸痹痛彻肩背——少阴心血脉不和，太阳、少阳经脉不利证。

· **主症**：本有心胸病症，如胸闷、胸痛、心悸等，理化检查支持心脏病变，亦有经脉病症如肩背颈项疼痛酸胀等，彼此病史出现时间或前或后，但于就诊之时多同时并见。

· **治法**：外以通利体表经脉，内以宣畅心气血脉。

· **方药**：柴胡桂枝汤加减三（加蒲黄、土鳖虫活血之品），即原方（略）加蒲黄、土鳖虫等。

· **出处**：梅国强，《加减柴胡桂枝汤临证思辨录（续完）》，载于《山西中医》2000年第6期第3页至5页。

· **说明**：由于太阳、少阳之经脉也联络于心，如"足太阳之别脉当心入散"，足少阳之别脉"贯心以上挟咽",手太阳之别脉"入腋走心",手少阳之别脉"散于胸中",故病理上太阳与少阳经脉有病也可内及于心脏,心脏病变亦会通过太阳、少阳经脉表现出来。

- **案例**：柴胡桂枝汤治疗心痛彻及肩背案[17]。

宋某,女,87岁。

胸骨下段及周围压榨性疼痛,牵引双侧肩背痛,颈项拘束不舒、酸胀隐痛,伴胸闷、气短、心悸,每次发作持续5分钟,然后自行缓解而为微痛,多在早晚起卧时发作。饮食不佳,大便干结,小便正常,颜面虚浮,下肢亦肿。舌质淡,苔白厚腻。询知有多年冠心病、心绞痛史,心电图提示：心肌供血不足,T波倒置。有颈椎病和胃病史。颈椎片提示：颈椎3～6呈唇样改变。

此例年近九旬,病程过长,虽难辨别是太阳、少阳病变影响心脏,抑或相反,但二者相互影响,则显而易见,故取太阳、少阳、少阴同治之法,拟方如下：柴胡10克、黄芩10克、法半夏10克、生晒参6克（另煎）、桂枝10克、赤芍10克、白芍10克、全瓜蒌10克、薤白10克、生蒲黄10克、土鳖虫10克、石菖蒲10克、远志10克、檀香10克。

共服2周,诉胸部隐痛部位显著缩小,持续时间缩短,颈项肩背疼痛亦减,浮肿明显消退,舌苔薄白。上方为柴胡桂枝汤合瓜蒌薤白半夏汤化裁而成。唯需说明者,若舌苔白厚而舌质红者为痰热痹阻,应以小陷胸汤代替瓜蒌薤白半夏汤,此为一方二法也。二诊时,舌苔变薄,浮肿大减,表明痰浊已化,故以黄芪生脉散加减,以善其后,是治疗分先后也。

按语：本案是久病心脉痹阻,复兼太、少阳经不利之证。即因少阳、太阳经脉与心的联系,而病也相互影响,故心脉为痰浊痹阻而现心胸闷痛,兼及经脉不利而现痛引双侧肩背、颈项；颜面、下肢浮肿则是脉痹累及气分,气化不利,水液停聚所致。故治疗在以瓜蒌薤白半夏汤化痰通阳于心、以蒲黄、土鳖虫、檀香之类活血通络于脉的同时,合以柴胡桂枝汤内宣上焦气机,外通体表经脉,解除心脉的外围阻力,实现内外互解之效。

变通活用八

- **证型**：眩晕并发痹痛——少阳郁气,太阳寒水,为风所引动,上犯清阳证。
- **主症**：眩晕,或有天旋地转之感,并有头颈、肩背、腰部等不同部位的疼痛,或伴心悸、胸闷等症。
- **治法**：祛风散寒,兼化水气。
- **方药**：柴胡桂枝汤加减四（加全蝎、蜈蚣之类）,即原方（略）加全蝎、蜈蚣、僵蚕。

- **出处**：梅国强，《加减柴胡桂枝汤临证思辨录（续完）》，载于《山西中医》2000年第6期第3页至5页。
- **说明**：亦可同时兼挟痰饮瘀血上泛，当合温胆汤，加当归、川芎。
- **案例**：柴胡桂枝汤治疗眩晕案[17]。

邱某，女，53岁。眩晕持续发作30年，此次发作8个月，不仅未曾间断，且有加重之势。表现为头目昏眩，时而头痛，以后头部及颈部为重，双肩酸痛，腰痛尚轻，疲劳乏力，动则心悸。剧则眩晕突然加重，视物旋转，伴冷汗、心悸、胸闷、气急。曾诊断为梅尼埃病，又拍颈椎、腰椎片，提示：颈椎5～6及腰椎3～4骨质增生。苔薄白，脉沉弱。

初以为眩晕、头颈痛及腰痛，乃太阳寒水之气循经上犯，且病久入络，故以桂枝加葛根汤加减，治疗2周，疗效不够理想。因思眩晕为少阳主症，且兼胸闷、心悸，亦为少阳主症，知前法是顾此失彼也。遂投方如下：柴胡10克、黄芩10克、法半夏10克、西洋参6克（另煎）、桂枝10克、白芍10克、黄芪30克、当归10克、刘寄奴25克、徐长卿15克、全蝎10克、蜈蚣2条、钩藤30克。

调治2月余，症状基本消失，可坚持正常工作。

按语：本案眩晕属于风邪引动水饮上犯清阳所致。其心悸、胸闷、气急亦是水饮上犯，胸阳受扰，气道阻痹使然；头颈部、双肩及腰部疼痛是少阳、太阳经气不利之征。观之治疗，虽未用温化水饮之药，而饮证也能自除，是因水饮无论因何脏产生，但终归停于三焦之水道。故以小柴胡汤通过疏气转枢，通利水道而间散水饮之功；合桂枝汤于通利经脉之中，加全蝎、蜈蚣、刘寄奴、徐长卿之类，以增强入络搜风之力。

变通活用九

- **证型**：上中下交相为病——上下脏腑经络交病，症状百出证。
- **主症**：人体上中下三部都有不适症状，而饮食尚平。
- **治法**：和枢机以畅三焦，调营卫以利气血。
- **方药**：柴胡桂枝汤（即原方组成，略）。
- **出处**：梅国强，《加减柴胡桂枝汤临证思辨录（续完）》，载于《山西中医》2000年第6期第3页至5页。
- **说明**：叶天士有"上下交病，治在中焦"之论断，此论基于久病重病之后，累及三焦上下，而胃气败坏，呕逆难以进食者，所以治疗时调治中焦，使其渐至安和纳食，方可议其治病。

对上下交病、迁延难愈，而胃气尚和、纳食尚可者，当考虑病对三焦膜道的影响。

因生理上，三焦膜不仅包裹上焦胸膈、中焦腹腔、下焦盆腔，还包裹心肺、肝胆脾胃、肾与膀胱，而且焦膜之腔位于人体躯壳之内、脏器之外，外连肌表，位于人体半表半里，且其上焦有宣发营卫之作用。故病理上，焦膜为病，部位涉及广泛，不仅遍及上中下，而且可及内外。因而对于上下交病者，为免方药杂投增加肠胃负担，治疗上可选用治理焦膜，转运枢机，调和营卫的巧治之法，而柴胡桂枝汤恰恰可供选用。

• **案例：** 柴胡桂枝汤治疗上下交病案[17]。

詹某，女，61岁。

自半百而后，体质渐弱，诉其上部症状，有头昏、头痛、颈项肩背酸楚或发麻，咳嗽胸闷、胁痛、睡眠不安、咽喉梗塞感等。中部症状有胃脘不适、腹胀、嗳气、便溏或干结等。下部症状有双足外侧发麻或刺痛、肛门作胀、时或尿频尿急等。有慢性支气管炎、颈椎病、慢性胆囊炎、泌尿系感染等病史。自1998年4月初诊至1999年5月，每次据其所诉，相应处方，以致方药杂投，确有其临时效果，而症状仍此起彼伏。以病者之信赖，而长期就诊于余。然久治不过于此，能不反思？

分析1年来之治疗情况，是仅从局限时间内之局部病情出发，故只能效在一时。查阅其病历资料，发现以往之病情并未加重，而始终此起彼伏，故与其逐一调理脏腑之偏，不如疏转其枢机，畅达其三焦，以促其脏腑安和；调理营卫，以利气血流行，营运环周，是为生生造化之机也。彷徨之中，若有所悟，故书方如下：柴胡10克、黄芩10克、法半夏10克、生晒参8克（另煎）、桂枝10克、白芍10克、当归10克、川芎10克、乌药10克、黄柏10克、萆薢30克、凤尾草30克、鸡血藤30克、刘寄奴25克。

从1999年5月12日至9月15日，略事加减，断续服药，共计56剂。于10月13日来诊，诉症状基本消失，精神安好。将原方改作丸剂，以巩固疗效，因而叹曰：上下交病，症状百出，以和为贵。虽从叶氏论断中脱出，然无续貂之意，而是于多年临证竭蹶之际，聊存上下求索之想，并未知其然否。

按语： 本案作为上下交病之例，为避免诸药杂投而变证丛生的困难，治法走巧，取乎和中。即选柴胡桂枝汤作用于焦膜枢机运转，而使气血渐畅，而间利诸脏，营卫周流，而兼顾余邪。

（二）柴胡加桂枝汤

• **证型：** 疟疾少阳风寒——风寒郁火，与伏痰相搏。
• **主症：** 疟疾，先寒后热，肢节烦痛，微呕，心下支结。

- **治法**：少阳和解，兼以发表。
- **方药**：柴胡加桂枝汤，即小柴胡原方（略）加桂枝。
- **出处**：《医碥》小柴胡加桂汤。
- **说明**：若渴者，去半夏，加人参、栝蒌根同煎服。另可酌加涤痰药如常山、陈皮等药。
- **案例**：小柴胡汤加味治疟验案[18]308。

闻某某，女，16岁。初诊。寒热日作，自午后至黄昏，汗出始退，缠绵已有半月。胸脘不舒，气机不利，神疲无力，脉象弦滑，舌苔薄白。

此乃正虚邪伏募原，病发少阳。拟以小柴胡汤加味，扶正祛邪和解治之。处方，北柴胡3克、淡黄芩4.5克、姜半夏9克、党参9克、炙甘草1.5克、生姜2片、红枣4枚、煨草果2.4克、肥知母9克、广陈皮3克、香青蒿9克、炒谷芽12克。

此方连服四剂，病即痊愈。

按语：此案属风寒外邪与伏痰内邪相搏于少阳之证。古人有"无痰不作疟"之说，概因痰属有形之邪，风寒等无形之邪极易与其附着而成固着之势。痰浊之邪深伏膜原，得风寒外引而与少阳相火郁搏于腠理之间，则寒热间作、寒已而热、日发晚退。故取小柴胡汤和解少阳枢机，加桂枝以透达风寒表邪，另加草果、青蒿、知母、陈皮，以合达原饮法，以助化浊达热外出。

（三）小柴胡加荆防法

- **证型**：妊娠冒感少阳——妊娠体弱，寒风上受，少阳郁热。
- **主症**：发热恶寒，或往来寒热，鼻塞喷嚏，或有咳嗽，多伴口苦咽干或咽痛，恶心或呕吐，不思饮食。
- **治法**：助正祛邪，疏风解表。
- **方药**：小柴胡加荆防汤，即小柴胡原方（略）加荆芥、防风、苏叶。
- **出处**：金凤丽，《小柴胡汤加减治疗妊娠感冒92例》，载于《云南中医学院学报》，1997年第1期第40页至41页；龚克昌、龚立新，《小柴胡汤加味治疗早孕低热86例》，载于《上海中医药杂志》1993年第7期第17页。
- **说明**：早孕低热兼气郁生火者，加生地、牡丹皮、赤芍。
- **案例**：妊娠发热案[19]。

傅某某，女，27岁。1990年8月8日初诊。

妊娠8个月，因乘凉冒寒，近八天来，每到下午三点钟左右，先生寒战，继发高烧，热度40℃左右。约持续三个小时，发热自退，次日复作，日日如是。诸医用抗生素、解热剂等治疗罔效。刻诊：神志清楚，精神萎弱，面色泛红，心悸头晕，恶心欲呕，口苦纳呆。大便一般，小便色黄。体温37.2℃，心率100次/分钟，呼吸频率25次/分钟，血压120/80毫米汞柱。实验室检查：血常规，诸值在正常范围；疟原虫（-），肥达式（-），肝功能正常。妇检：胎位正常。舌边尖红，苔薄黄，脉滑弦数。

此因正气亏虚，外邪乘袭，正邪纷争，少阳不利。治宜和解。用小柴胡汤加味：柴胡12克，太子参、菟丝子各15克，青蒿、生地各30克，黄芩、白术、地骨皮各10克，制半夏、薄荷、羌活各6克，砂仁（后下）、甘草各3克，生姜3片，大枣3枚。

1剂后，诸症明显减轻。3剂服完，其症若失。

按语：本案属于妊娠外感风寒，邪气乘虚陷于少阳之证。在妊娠时期，机体需要聚血养胎，呈相对表虚之状，给予风寒外受内陷之机，发为少阳之病，故治以小柴胡汤和解少阳，助正祛邪。另加青蒿、薄荷、羌活，助力透邪外出；加生地、地骨皮、白术、砂仁，顾护妊娠之体也。

（四）小柴胡合三拗汤

- **证型**：哮喘咳嗽复作——少阳上焦兼太阴肺，正虚伏邪，外感引发证。
- **主症**：哮喘发作，或反复咳嗽，多因不慎外感而引发。多伴心烦胸闷，时寒时热，不思饮食，口苦咽干，倦怠乏力等。
- **治法**：疏利少阳气机，助气宣肺。
- **方药**：小柴胡汤合三拗汤：即小柴胡原方（略）加麻黄、杏仁。
- **出处**：石曾淑、张进臣，《小柴胡汤加味治疗支气管哮喘50例》，载于《山东中医杂志》1991年第1期第17页至18页。
- **说明**：合痰热加金银花、连翘、石膏、知母，气虚加黄芪、炒白术。
- **案例**：咳嗽反复发作案[20]。

王某某，男，1岁。2018年7月7日初诊。

主诉：咳嗽反复发作一个月。

早晚咳嗽甚，痰音重，流黄白鼻涕，胃纳可，大便干结（如羊屎状，一粒粒，两三天一次），手心热过手背，舌淡红苔薄白，脉沉。

柴胡10克、黄芩6克、炙甘草3克、水半夏10克、全瓜蒌10克、北沙参10克、麻黄6克、苦杏仁10克、独脚金5克、蜜枣30克，5剂。

2018年7月13日回访：前药后诸症痊愈，无不适未来复诊。

按语： 此案久咳病位属于由太阴肺渐及少阳上焦膲膜，痰湿风邪留恋不去之证。生理上少阳上焦与太阴肺以膜相连，病理上则易相互牵涉，故内经明言"久咳不已，则三焦受之，三焦咳状，咳而腹满，不欲饮食"，案中出现大便干结难解且手心热即病传少阳，气机郁阻，热邪内郁，气机顺降异常所致。故治疗以小柴胡汤和三拗汤疏利少阳气机，以助宣降肺气，加瓜蒌、沙参加强化痰养阴而取效。

（五）小柴胡汤合止嗽散

- **证型：** 上感咳嗽不止——少阳上焦兼太阴肺，寒风外束，气郁有热证。
- **主症：** 感冒后出现咳嗽，咽痒作咳，或呛咳连声、夜间咳嗽明显，伴有寒热头痛或有气痹感、平素情绪沉闷、胸脘满闷不舒，可有胸胁不适、食欲缺乏等症，舌质淡红或舌边尖红，苔薄白，脉弦略数或浮。
- **治法：** 疏气散寒，宣肺止咳。
- **方药：** 小柴胡汤合止嗽散，即小柴胡原方（略）加荆芥、桔梗、陈皮。
- **出处：** 李平端，《小柴胡汤与止嗽散治疗外感咳嗽100例》，载于《陕西中医》2005年第8期第821页至822页。
- **说明：** 本方用小柴胡汤可治寒风外束少阳经脉，亦可治因为平素气郁不畅，叠加寒闭因素，增加郁热所致。
- **案例：** 感冒发热咳嗽案[21]。

王某，30岁，3周前感冒并发热，自购西药服后，体温在37℃以上，时咳嗽，痰不易出，胸胁有震痛，食欲缺乏，舌苔微黄，脉浮弦，血常规中性粒细胞偏高，胸透可见肺纹理增粗。

西医诊断：肺炎。中医诊断：咳嗽（外感邪气羁留型）。辨证立法：风邪袭肺，内热被束，遂发高热，肺失宣发故咳。治宜和解润肺宣肺，处方：荆芥、紫菀、百部、白前、柴胡、浙贝母各10克，桔梗、陈皮、黄芩、橘红、枳壳各12克，栝楼、杏仁各15克，甘草6克。

患者后来以他病来诊云：前病服药3剂热退咳轻。又服2剂而痊愈。

按语： 本案属于风寒上受，少阳上焦兼太阴肺，气滞生痰郁热之证。咳嗽、肺纹理增粗显是病位在肺无疑，然胸胁震痛、食欲缺乏、脉浮弦确是少阳气机不利，病位涉及上焦；其痰不易出亦气机郁痹使然。故治疗以小柴胡汤合止嗽散，疏利气机与疏风宣肺并举，酌加橘红、浙贝母增强化痰止咳之功。

（六）柴桂防己汤

- **证型**：湿疟风湿郁热——少阳兼太阴，风湿郁热偏表。
- **主症**：寒热不甚而汗多，疟发于戌亥时，寒多热少，手臂痛，食后微饱闷，舌白苔滑不厚，或三日一作。
- **治法**：疏气透表，祛风胜湿。
- **方药**：柴桂防己汤，即小柴胡原方（略）加桂枝、防己。
- **出处**：《吴鞠通医案·疟》。
- **说明**：或合加减木防己汤法。
- **案例**：柴桂防己汤法治疟案[22]。

李先生，初诊疟愈后不慎饮食、风寒，遂再发寒热，形似疟，今热尚未尽，脉甚数，舌苔满白。头疼，腰痛。

宜柴胡桂枝汤。柴胡6克、桂枝4.5克（后下）、草果4.5克、生姜4片、淡芩6克、赤芍6克、槟榔4.5克、红枣4枚、姜夏9克、常山6克、炙草3克。

二诊：再发之间日疟，服药即止，药停复发，发时即服药，反增不适。此本一定之事，惜前日未叮咛耳。今舌满腻，当兼利湿。槟榔6克、柴胡6克、赤芍12克、淡芩6克、常山6克、茅术9克、陈皮6克、炙草3克、草果3克、小朴4.5克、姜夏9克。

三诊：疟愈后，迨尚微乏，头晕，舌胖，脉软。此须健脾利湿，以善其后。茅术6克（土炒）、白术6克（土炒）、炙草3克、柴胡6克、藿梗6克、潞党参12克、陈皮6克、草果4.5克、云苓12克、姜夏9克、小朴3克。

按语：本案属于少阳兼太阴为病，风湿郁热偏表之证。风湿外搏营卫则寒热再起。其头疼、腰痛为风湿痹阻经脉所致。一诊以柴胡桂枝汤加槟榔、常山等，通利营卫而除经脉湿痹，能取效于一时而终不能根除，是因形成经脉湿痹之湿为内湿外流所致，故需再合平胃散苦温以燥湿浊，后继以健运脾胃之品善后，乃绝湿痹之源也。

（七）小柴胡汤加葛根防风法

【正治】

- **证型**：伤寒三阳兼病——三阳并病，寒风郁热，里热未盛证。
- **主症**：感寒受风数日，身热、恶风、颈项强、胁下满、手足温、口微渴。
- **治法**：中取少阳，兼顾表里。
- **方药**：小柴胡汤加葛根、防风之类，即小柴胡原方（略）加葛根、防风。
- **出处**：《伤寒论》第99条。
- **说明**：此三阳伤寒兼病而独取少阳和解之法，是建立在少阳为枢、主表里之半，当三阳兼病而程度均等之际，巧以中取少阳，转枢三焦，便可带动太阳之外达、阳明之内降。
- **案例**：小柴胡汤加味治疗长期低热发作有时案[23]。

胡某，女性患者，29岁。

低热2年余，体温波动在37.4～38℃之间，每于疲劳或情绪紧张后发作，休息后体温可下降正常，热退后随之出现畏寒、头胀、全身酸软、口渴引饮，大便2～3日1行，质软成形，小便自利，舌淡红、苔薄黄，脉沉细略数。曾多方求治无效。

陈老认为其发热虽久，但发作有时，属少阳阳气伏郁（烦劳则张）为主，头胀、身软兼涉太阳，口渴便难兼涉阳明。予小柴胡汤原方加葛根、防风、秦艽等。

7剂病减，仍感乏力，继守上方出入（加化湿之品），调治月余而愈。

按语：本案之三阳并病，为少阳阳气被郁，而里热未盛之证。其低热发作有时即属少阳阳气被郁所致；每于劳累、情绪紧张之时发作，是因劳则耗气、情绪紧张压抑气机，皆令气机不得正常宣畅；畏寒、头胀、身软是太阳经脉不利，卫阳不振使然；口渴、便难但不干是气郁之热既内消胃津，又滞于腑气顺降所致。故治疗以小柴胡汤加减，通过中转少阳枢机，带动太阳外达与阳明内降，而加葛根、防风、秦艽之类，尤可加强三阳之表解。

【权变】

- **证型**：外感误治——外寒湿郁遏、卫气不足，内气血薄弱兼有郁热证。

- **主症**：外感初期过用发汗药或辛凉药后，出现怕冷明显，汗出不彻而热未尽除，身痛头疼有酸软感、疲劳感，口不渴，可影响在里之胃口、大便，舌苔薄白而腻，脉多浮弦数。
- **治法**：调和寒热、表里、虚实。
- **方药**：小柴胡汤加葛根、防风之类，即小柴胡原方（略）加葛根、防风。
- **出处**：《陈瑞春论伤寒·谈小柴胡汤的临床运用》
- **说明**：外感初期误用抗生素、输液以及市售辛凉类感冒药等容易（增寒、加湿）加剧表邪郁遏，若患者素体偏虚，又会叠加在里之脾胃受损，卫气之不支，表邪之内陷，出现表里含混、寒热并存、虚实兼有的局面。这时宜于辛温解表之中兼加化湿，护中和胃之际及时达气，旨在托里出表，而以此方化裁，就有其运用之机会。
- **案例**：小柴胡汤加味治疗外感案[24]。

鄢某，男，36岁。因外感服用强力银翘片两天，又服用消炎药汗出热不退，体温38.9℃，血象正常，中性不高，恶寒欲加衣被，身痛酸软，头疼紧束，口淡，食欲缺乏，舌苔薄而白腻，脉浮弦数。

方用小柴胡汤加味：柴胡10克，党参15克，黄芩、法半夏、防风各10克，葛根15克，炙甘草5克，生姜3片，大枣3枚。水煎每日1剂，分2次温服。

服第1剂后，体温下降至38.3℃，恶寒罢，身体舒适，热退脉静，食纳增，服3剂痊愈。

按语：本案属于风寒感冒凉散不当，邪恋郁热于少阳之证。其出现发热非有余之亢热，乃风寒郁闭，卫阳蓄积之热不得外散所致。故抗生素、清热药反而增加郁闭之性而致邪气留恋不解，故发热始终不净；而抗生素苦寒败胃，导致食欲缺乏等症伴现。此以小柴胡汤加葛根、防风，有升阳益胃，助正祛邪之妙。

（八）小柴胡秦艽青蒿疏透法

- **证型**：小儿风湿痹热（免疫反应）——少阳兼太阴，风湿合热证。
- **主症**：小儿风湿热，多以发热为主，热型多不规则，并伴咽痛、咽干、口苦等。或伴多发性关节炎，呈膝踝腕肘游走性疼痛，局部关节微肿。
- **治法**：和解表里，兼治寒热，调节免疫机能。
- **方药**：小柴胡汤加青蒿、秦艽之类，柴胡、黄芩、法半夏、人参、甘草、青蒿、秦艽。

- **出处**：周建衡、宋文藻、于秀珍，《小柴胡汤加味治疗小儿风湿热 14 例观察》，载于《山东医药》1980 年第 11 期第 38 页。
- **说明**：此仿柴胡桂枝汤，为缓汗透热之法。药物加减，桂枝、牛膝、生地、麦冬、五味子。
- **案例**：小柴胡汤化裁治发热案[25]。

王某某，女，31 岁，已婚农民，初诊日期 1982 年 2 月 1 日。

患者于 5 年前因产后受凉，发热，游走性关节疼痛。在当地医院诊为"急性风湿热"。经抗风湿治疗，症状消失。此后，每年春季 2～3 月间则发热，体温最高时达 39 ℃。20 天前因受凉后发热复作，在当地医院治疗效果不佳而入院。现症：发热恶寒，口苦咽干，纳谷不香，恶心欲吐，头晕目眩，小便短赤。体温 39 ℃，舌质偏红苔薄黄少津，脉数。

入院后服达原饮、甘露消毒丹二周，症状无明显减轻，体温波动在 37.4～38.3 ℃之间，经重新辨证，改用小柴胡汤以和解少阳，扶正祛邪。处方：柴胡 15 克、黄芩 12 克、半夏 10 克、党参 15 克、甘草 6 克、生姜 5 克。

服 2 剂后，身有微汗，体温降至正常。为巩固疗效，继服原方 2 剂，未再发热，诸证消失。唯感口干、大便秘。用沙参麦冬汤以益胃生津。于 1982 年 2 月 25 日痊愈出院。

按语：本案属于产后体虚，复受风湿，留恋少阳之证。痹发于产后，是正虚之体受邪，每于春季发作是风气复受，发为痹痛，是风与湿合，风湿郁热，则痹而发热。故治疗不专攻邪，还当扶正，故取小柴胡汤加青蒿、秦艽之类，转利少阳以助正祛邪，疏风之中必配以化湿。

（九）小柴胡汤加川芎天麻祛风法

- **证型**：少阳中风眩晕——寒风郁热，上扰清窍（足经及手）证。
- **主症**：少阳病头眩，或伴寒热，或发热而呕，脉多弦数。
- **治法**：疏气通经，祛风解表。
- **方药**：小柴胡汤去参、姜、枣，加川芎、天麻、陈皮。即柴胡、黄芩、法半夏、甘草、川芎、天麻、陈皮。
- **出处**：《伤寒大白》小柴胡汤二。
- **说明**：若寒重而恶寒，加羌活、防风；若火郁盛而耳鸣目赤，加栀子、黄连。
- **案例**：小柴胡加减治头痛案[26]。

患者某，女，20岁，2009年7月30初诊。

主诉：两颞痛3年。病史：近3年来，渐发头痛，以两颞为主，常为钝痛，时有跳痛，间发加剧而呈持续性刺痛、胀痛，多思用脑头痛也会加重，咽间有痰而梗阻，鼻时痒。月经时乳房微胀，二便调，平时睡眠易醒，冬日易发手凉。舌质淡红苔薄白，脉滑右寸浮。体质偏胖。

辨证乃肝血素亏，风气挟痰上袭少阳经脉。以柴芎汤合二陈汤加养血熄风之品。处方，川芎10克、柴胡6克、黄芩6克、法半夏10克、陈皮10克、炙甘草4克、蔓荆子10克、刺蒺藜10克、全蝎3克、天麻10克、当归10克、白芍10克。7剂，水煎服，日1剂。

复诊：服上方7剂即诸症渐平。其间适逢经期，小腹略胀，量较前少，近两天略有鼻塞流涕少，睡眠仍差。舌苔略转黄。是病本见退，然行经复受外风。守上方之法去当归、白芍，加葛根15克、防风10克，加强辛散祛风，进7剂。病愈。

按语：本案属于肝血不足之人，易被风邪所袭，风邪挟痰上犯少阳经脉之证。风喜上走，引动素体之痰，上犯少阳经脉则发头痛而以颞部为主。其体质偏胖、咽间痰梗，是其素体伏痰之征；平素手脚易凉、睡眠不安、用脑头痛加重是肝血本亏之据；鼻时痒、右寸浮是风邪外受之迹。故治以小柴胡汤加川芎、天麻等合二陈汤，于宣通少阳之中，强化祛风化痰之法。

（十）小柴胡加川芎白芷法

· **证型**：少阳风湿头痛——风湿痹阻少阳经脉，气血郁滞络中证。

· **主症**：头一侧或两侧胀痛、刺痛、窜痛、跳痛，时发时止，乍轻乍重，反复发作；痛时伴恶心欲呕、口苦咽干、乏力、情绪低沉、烦躁或汗出肢冷。妇人多月经前后作。（注意除外颅内及五官病变及其感染性疾病）

· **治法**：行气通经，活血通络，佐祛风湿。

· **方药**：小柴胡加川芎白芷法/或后世柴芎汤法，即小柴胡汤原方（略）加川芎、白芷、当归等。

· **出处**：刘泰，《加味小柴胡汤治疗偏头痛50例》，载于《广西中医药》1996年第3期第3页；徐启彦，《小柴胡汤加味治疗偏头痛12例》，载于《安徽中医临床杂志》1997年第6期第345页；乔连厚、王红青、李东芳，《安脑定痛冲剂治疗血管性头痛100例》，载于《中成药》1995年第9期第25页至26页及52页至53页。

- **案例**：小柴胡汤加味治疗偏头痛案[27]。

董某，女，40岁。因两侧头部跳痛反复发作20年，复发2天于1990年4月20日初诊。

20年来每遇情绪波动或月事前后则两侧头部疼痛。此次月事殆尽，头痛复发，伴恶心、欲呕，两乳胀痛、口苦、咽干、目眩。曾服索米痛片（去痛片）、麦角胺咖啡因、氟桂利嗪（西比灵）均效果欠佳。其母和祖母均有类似病史。查：血压120/75毫米汞柱，内科系统及神经系统检查均无异常发现。舌暗红，苔薄黄，脉弦有力，头颅CT未见异常，血沉正常。

诊断为偏头痛，证属肝胆气郁，少阳枢机不利。方用加味小柴胡汤。柴胡、黄芩、法半夏、党参、大枣各10克，生姜3片，川芎30克，白芷15克，细辛、甘草各6克。3剂，水煎2次，早晚各服1次。

3天后来诊诉头痛减轻，其他伴随症基本消失。继服3剂，诸症消失，舌脉正常，随访半年未见复发。

按语：本案偏头痛由两方面因素构成。一者，风湿乘虚痹阻少阳所主之经脉；二者，肝胆气郁而致气血郁滞反映于所主之经脉。故其疼痛发作呈现明显的规律性。遇情绪波动之时，增加其气血郁痹之性而发病；或月事前后，风湿乘其血海空虚之时侵袭机体而发病；头痛之时，恶心呕吐则是少阳之气被郁，内扰胃肠之故。治疗取小柴胡汤加川芎、白芷、细辛等，于疏气通经之中，加强上头窍、祛风湿之效。

（十一）小柴胡加升葛升散法

- **证型**：少阳颈项痹痛——湿痹少阳经输，清阳升发不利证。
- **主症**：（头重）颈项酸胀痛、活动受限，时发眩晕与颈部活动有关，不同程度地或伴口苦、咽干、目眩，及心烦喜呕等少阳见症。（X射线片：颈椎骨质增生，排除其他原因）。
- **治法**：转运枢机，升清化湿。
- **方药**：小柴胡加升葛升散法，即小柴胡汤原方（略）加升麻、葛根、佩兰、白术等。
- **出处**：关建国，《小柴胡汤加味治疗颈性眩晕66例临床观察》，载于《河南中医》1995年第3期第145页。
- **说明**：加减，黄连、薏仁、黄芪、当归、菟丝子、山萸。
- **案例**：小柴胡汤加减治疗颈性眩晕案[28]。

唐某，男，62岁。

因眩晕伴呕吐2天，于1990年6月12日入院。刻下见头晕目眩如坐车船，目不能睁，卧床不敢转侧，颈项酸胀，口苦咽干，恶心呕吐，水食不进。舌淡红，苔黄腻，脉弦。检查：颈部活动明显受限，第2～5颈椎棘突左旁压痛；颈椎片示，颈椎生理曲度变直，第2～5颈椎骨质增生。

诊断为颈椎病（椎动脉型），证属湿浊内蕴，少阳枢机不利，胆火上蒸，升降失调。治宜小柴胡汤加味。药用：党参12克、柴胡12克、制半夏12克、黄芩12克、大枣6枚、生姜2片、黄连6克、葛根30克、佩兰12克、白术12克、泽泻15克、甘草6克。每日1剂，水煎服。

进3剂，眩晕及颈项酸胀感即显著减轻，能下床活动，少量进食而未作呕吐。效不更方，继续服原方6剂，眩晕若失，颈项无酸胀痛，正常进食，精神如常，临床治愈出院。

按语：本案颈椎病即属少阳外受风湿痹阻经脉，内有湿浊上干清阳之证。其症状忽作多是挟风邪而来，颈项酸胀是湿痹少阳经脉；眩晕伴呕吐为风邪引动、湿浊上干清阳所致；口苦咽干自是少阳经气不利，郁火不得宣散而上炎之迹。故治疗以小柴胡汤加升麻、葛根等，转运中枢之机，升清化湿，酌加佩兰、白术、泽泻，以增加化浊之功。

（十二）小柴胡加香薷汤透暑法

- **证型**：少阳暑季发疟——暑季感寒郁热，发于少阳膜膜之半证。
- **主症**：暑疟初病，先伏热于内，寒暑伏于外，发时但热不寒，里实不泻，身必无汗，烦渴而呕，肌肉消烁。
- **治法**：疏气透暑，解表和里。
- **方药**：小柴胡汤加香薷、青蒿、藿香之类，即小柴胡汤原方（略）加香薷、青蒿、藿香。
- **出处**：《慈航集》小柴胡加香薷汤。
- **说明**：舌赤苔黄而润，心烦者，加酒炒川连1克，竹叶1.5克，一服寒暑伏热全退，去香薷，加半夏6克，炒枳壳4.5克，再一服痊愈。胸口饱闷，加槟榔4.5克，草豆蔻仁6克。
- **案例**：小柴胡汤加减治暑疟案[29]50。

陈某某，男，17岁，江西永修人。1970年7月初诊。

3日前微觉全身不适，食欲缺乏，前天上午突然恶寒，旋即发热，汗出热退如常。昨天下午又复先寒后热、汗出热退，发热达40℃，心烦口渴引饮，今日又复先寒后热，热约3小时，恶心呕吐黄水，诊时两脉弦数，舌质红苔黄腻，面红目赤，口渴喜冷饮。

此证属暑疟，治当和解兼清透暑热，选用小柴胡汤合石膏、知母汤加减：柴胡12克、黄芩9克、天花粉12克、党参9克、青蒿9克、生石膏15克、知母9克、常山9克、甘草6克，水煎服分2次，共服3剂，于发作1小时煎服。

药后即控制未发，后以异功散加减调脾胃而愈。

按语：此案属于寒暑郁热于少阳膜腠之半证。暑令当于汗出，今为寒风所闭，暑邪亦不得外散，其先寒后热、发有定时，是外寒内暑进退相搏于膜腠之半；暑中有热，耗伤津液，故口渴引饮；暑喜挟湿，湿浊困阻，故全身不适、食欲缺乏、恶心呕吐。治疗以小柴胡汤法，加青蒿、常山等，化湿透暑，加石膏、知母等内清暑热。

（十三）小柴胡加桂防蝉蜕疏散法

- **证型**：周身风痒湿疹——脏腑营卫内外不调，风湿郁热肌腠证。
- **主症**：多于湿热地区，多汗受湿之后，渐发痒疹皮损，时发时止，以四肢、头面部为主，奇痒难忍，局部红肿糜烂渗出，伴有口干口苦，但无里证，舌质不红或稍红苔薄黄，脉浮弦。
- **治法**：疏气以外和营卫，疏风而兼透湿热。
- **方药**：小柴胡加桂防蝉蜕疏散法，即小柴胡汤原方（略）加桂枝、防风、银花、蝉蜕、白鲜皮、牡丹皮、当归、黄芪。
- **出处**：张文，《小柴胡汤内服外洗治疗湿疹50例》，载于《中医杂志》1998年第3期第144页。
- **案例**：小柴胡汤加减治疗湿疹案[30]。

王某，男，32岁，1996年11月8日诊。

主诉：双足背部及足趾缝反复红肿、奇痒难忍，时好时发，服用抗生素、泼尼松（强的松）、氯苯那敏（扑尔敏）、氯雷他定片（息思敏），外用氟轻松、达克宁霜、止痒霜等及清热解毒祛湿止痒中药汤剂治疗均无效。伴口干、烦躁，午后症状加重，症见双足前及足趾缝糜烂、渗出，舌质红、苔薄黄，脉浮弦。

辨证属营卫不和，风（湿）热邪入侵肌表，以调和营卫为法，佐以疏风清热止痒。按小柴胡汤方加减，处方：柴胡、黄芩、桂枝、蝉蜕、防风、白鲜皮、金银花各15克，牡丹皮、当归、半夏各10克，黄芪30克，大枣5枚，甘草3克，日1剂，水煎服。另外，外洗方：大黄、黄连、黄芩、地肤子、蛇床子、百部各30克，日1剂，水煎后先熏外洗。

5天后症状好转，瘙痒减轻，渗出已止。上方连用10天，诸症悉除，病告痊愈，随访至1997年10月未见复发。

按语：本案属于湿热下走足经、随风气而外发于肌腠之证，乃内证外发之皮肤疾患。双足背部及足趾缝，是足三阴经循行所过部位；局部红肿是热，痒则为风，糜烂、渗出是有湿浊，且病变部位偏下，是湿性趋下也；口干、烦躁、舌质红是营分热显；故治疗以小柴胡汤透营转卫，加蝉蜕、桂枝、防风、白鲜皮、金银花等是增强其透散之功，另予以大黄、黄连等外洗是增强其清热燥湿之功也。

（十四）小柴胡加防风汤

- **证型**：少阳中风发痉——少阳寒风犯表，直中经隧证。
- **主症**：少阳风痉，汗下不解，乍静乍躁，目直视，口噤，往来寒热，脉弦者。
- **治法**：和解少阳，兼疏寒风。
- **方药**：小柴胡加防风汤，即小柴胡汤原方（略）加防风。
- **出处**：《此事难知》小柴胡加防风汤。
- **说明**：此风在营分为主，不在卫分，故显症不以寒热突出，而以经脉为主。
- **案例**：小柴胡加防风汤治小儿感冒后遗抽动案。

一小儿感冒后经过输液打针后，感冒症状寒热、鼻涕皆除，出现一侧颈脖子不自主抽动，无头痛，胃口、大小便、睡眠皆正常。余无不适。

辨证考虑为风邪未尽，留恋少阳所主之经脉。处以小柴胡加防风汤原方7剂。服用7剂后，抽动症状即除，随访未有反复。

按语：本案属于风邪留恋少阳经脉之证。风邪未尽，恋于苗窍，可有鼻涕等症；风邪留恋卫分则现寒热等症；风邪留恋，扰于经脉营分，即可见经脉不利等症。不自主抽动，多属风气为患，然有内外之别，并非皆属于肝风。案中患儿，从其病史可知外感而来，从其病象并无肝风他征，故属外风为患，治以小柴胡汤疏通少阳经脉之法，另加防风，增强祛散外风之力。

（十五）小柴胡加草果开达法

- **证型**：少阳寒湿闭热——外受寒湿，郁遏相火，搏于少阳半表证。
- **主症**：寒热往来，头痛乏力，全身酸痛等（血象呈病毒性感染象，胸透、二便常规无异常）。
- **治法**：散寒除湿，和解少阳。
- **方药**：小柴胡汤加草果开达法，即小柴胡汤原方（略）加常山、草果。
- **出处**：田永淑、田凤鸣，《小柴胡汤加常山草果治疗26例寒热往来疗效观察》，载于《河北中医》1984年第4期第20页。
- **说明**：头侧痛甚者加川芎，身痛甚者加羌活，有胸闷腹满纳呆者加陈皮等。
- **案例**：小柴胡汤加草果治疗寒热往来案[31]。

阎某某，男，17岁，学生。1981年8月15日初诊。

4天前，因寒热（体温39.3℃）往来，以发热待查收观察室治疗。经在门诊透视，心肺正常。化验白细胞6000/毫米^3，红细胞45万，血色素12克。大小便无异常发现。给予病毒灵（吗啉胍）口服液和输液治疗5天，体温不降而改服中药。患者仍有寒热往来，头痛流涕，关节痛楚。舌苔白厚，脉弦而数等症。血沉18毫米/小时。

处方，柴胡30克、黄芩15克、党参10克、生姜10克、常山9克、草果9克、川芎5克、大枣7枚。水煎分服，服后取微汗。

服1剂知，2剂已，8剂痊愈出院。

按语：此案属于寒湿郁热于少阳之半而偏表证。其寒热往来为寒已而热、热已而复寒，寒时不觉恶热，热时不觉恶寒，此乃寒湿阴邪与相火彼此进退相争于少阳腠膜之间。头痛、关节痛楚则是寒湿郁痹少阳经脉之中。故综合而言，表多里少。故以小柴胡汤于和解少阳之中，加常山、草果以增除湿开闭之功，加川芎以增通经除痹之力。

（十六）小柴胡加辛夷花香散法

- **证型**：夹虚鼻鼽鼻渊——气虚风恋，挟湿郁热，滞于经脉清窍证。
- **主症**：常年反复发病，发则鼻痒、喷嚏、流清涕；鼻黏膜苍白肿胀或紫灰，有水分样清涕等。

- **治法**：助正祛邪，和里御表。
- **方药**：小柴胡汤加辛夷花香散之品，即小柴胡汤原方（略）加辛夷花、菊花。
- **出处**：黄庆山、李静美、吴俊伟等，《小柴胡汤治疗变应性鼻炎临床研究》，载于《实用中医药杂志》1995年第2期第27页至29页。
- **说明**：反复发病机理，正虚不能鼓邪外出；正虚腠理不密易受外邪。

加减，苍术、升麻或白芷、薄荷或黄连、川芎或桃仁、葛根或丹参、黄连或川芎、藁本或菊花、防风或桑白皮、桔梗或菖蒲、泽泻。

- **案例**：小柴胡汤加减治疗鼻炎案[32]。

程某，女，5岁，2010年12月3日初诊。

患儿自3岁即开始出现晨起后喷嚏，自服"小儿感冒冲剂"症状有所改善。但近1年症状加重，每天晨起后喷嚏流清涕，诊断为"过敏性鼻炎"，曾服"开瑞坦、内舒拿"等，但效果均不明显，故求诊中医。来诊时见鼻流白浊涕，时有喷嚏、咳嗽，山根色青，眼眶淡紫，咽部稍红，可见淋巴滤泡增生，咽后壁可见淡黄色黏液附着，两肺呼吸音清，未闻及啰音，舌质淡红、苔薄白，脉弦。

处方，柴胡6克、黄芩5克、法半夏6克、党参6克、生甘草3克、生姜5片、大枣3枚、白芷6克、细辛3克、苍耳子4克、浙贝母6克。5剂，每日1剂。

二诊咳嗽减轻，流涕减少，以清涕为主。上方去浙贝母、生姜，加干姜3克、山药8克。7剂，每日1剂。后予以补中益气丸，4粒/次，每日3次，1月后过敏症状明显减轻，偶有晨起喷嚏。

按语：本案属于风湿郁热留恋鼻窍，病久正虚，不能鼓动邪气外出之证。邪长期久留鼻窍，影响局部营卫宣畅，更易招致外邪反复加受。所幸病处局限苗窍，病势缠绵不重，未得进一步下陷入肺，故一直呈现为苗窍咽喉症状，咳微无喘。故以小柴胡汤助正以祛邪，加白芷、细辛、苍耳子、浙贝母是促进局部风湿痰的消散，后期扶助脾胃之气，是益其卫气之源也。

（十七）小柴胡合化湿升阳法

- **证型**：外感后遗倦怠——感冒后遗，气郁不振，风湿留恋证。
- **主症**：感冒2周以上，心情沮丧，全身疼痛、疲乏，神倦，食欲缺乏，头酸身痛，口苦咽痛，咽干时作，低热畏寒（体温多在38℃以下），纳谷不香，病程较长，时轻时重，可迁延数月乃至数年难愈（但体格检查无明显阳性体征，咽部少充血，X射线、B

超、实验室检查排除器质性病变)。

- **治法**：舒展气机，佐以除湿，生发阳气，达出余邪。
- **方药**：小柴胡汤合化湿升阳法，柴胡、黄芩、法半夏、升麻、藿香、佩兰、郁金、石菖蒲。
- **出处**：刘红石、王岩，《小柴胡汤加味治疗慢性疲劳综合征36例》，载于《河北中医》1998年第6期第375页；王新玲、蔡斌，《小柴胡汤加味治疗感冒后疲劳综合征300例》，载于《河南中医》1999年第4期第14页。
- **说明**：此头部不清爽感，有风湿蒙扰清窍之机，亦有少阳气机被困，影响清阳升发的成分，属二者共同作用所致。
- **案例**：小柴胡汤加减治疗发烧后疲劳案。

曾治疗一中年转业军人。其本体质强壮，因一次感冒发烧，打针输液，烧退人焉，持续3个月不能恢复体力，当地西医院诊断为疲劳综合征，但无药可治。转诊省城，就诊中医。诊时，人总疲倦，且觉头特重，自述如灌铅感，抬头都觉费劲。

此例输液治疗，则更夹湿困清阳之机。故以小柴胡汤去姜枣，加升麻、葛根、佩兰之类。

10剂后，疲劳、头重大减近除。因外地复诊不便，未能续治，过月余疲劳又有小复，才再来复诊，考虑为湿性缠绵，守上方加重化湿药量，再服半个月，病渐痊愈。

按语：本案属于感冒后遗，为风湿留恋，气郁不振之证。因感冒后输液无益于风邪外达，反增湿滞因素，风湿相合而痹阻于头窍，故令头重如灌铅状；同时湿浊阴邪压抑气机、困阻清阳，不得上走外达以荣养头窍、周身，则人觉困倦疲劳。治以小柴胡汤舒展气机，加升麻、葛根、佩兰升发清阳、透化湿浊，以复气血上升外达，唯其湿性缠绵，尚难速除，故初步见效之后，还需化湿逾月，巩固治疗，才得根治。

（十八）小柴胡加青蒿薄荷法

- **证型**：内伤癌瘤发热——体虚感染，正邪交争证。
- **主症**：癌瘤患者（肺、肝、胃、直肠、食道、乳腺等癌瘤中、晚期）出现以低热、间隙热、不规则热为主（多在午后或傍晚发），或有畏寒发热、弛张热但体质虚弱。可伴腹痛，或胁下痞硬，或有胸胁苦满、心烦喜呕，默默不欲饮食，口苦等。
- **治法**：疏利三焦，助正祛邪，平而无过。
- **方药**：小柴胡汤加甘淡之味的抗癌之品，即小柴胡汤原方（略）加青蒿、薄荷、蛇舌草、半枝莲。

· **出处**：钱宝延、冯轲红，《小柴胡汤加减治疗癌症发热32例》，载于《陕西中医》1995年第2期第57页；储真真，《小柴胡汤加减治疗恶性肿瘤发热临床体会》，载于《中国医药学报》2001年第2期第75页至76页。

· **说明**：加减，生脉散注射液或清开灵注射液或茵陈、薏仁、黄柏。

· **案例**：小柴胡汤加味治癌性发热案[33]。

姜某某，男，64岁，2013年8月14日初诊。

患者因"确诊原发性肝癌并肝内转移半年，发热2月余"就诊。患者既往有"乙肝"病史，2013年2月因两侧胁肋部疼痛在某综合医院行相关检查确诊为原发性肝癌并肝内多发转移，后行肝癌肝动脉介入治疗。2013年6月出现发热，最高体温38.8℃，以午后3～4时为甚，经抗生素、地塞米松、吲哚美辛片等控制体温，效果均不理想。如此反复2月余，患者苦不堪言，寻求中医治疗。症见发热，无明显恶寒，右上腹部疼痛，腹胀，食欲缺乏，恶心时有反酸，乏力，大便干，小便黄，舌质红绛，苔黄腻，脉弦滑。

四诊合参，中医诊断内伤发热，辨证属少阳枢机不利，治当和解少阳、通利枢机。方用小柴胡汤加减：柴胡30克、姜半夏15克、黄芩12克、红参12克、炙甘草10克、天花粉20克、生姜10克（自备）、大枣3枚，5剂水煎服，并嘱患者停服一切退热西药。

8月19日二诊：患者诉服药后体温有所下降，最高未超过38.0℃，仍觉身体乏力，纳食不香，反酸，舌质淡红，苔薄白，脉弦细。患者症状改善，药证合拍，遂于上方加白术15克、茯苓12克、淡竹叶10克、神曲15克、荷叶10克、芦根10克，7剂水煎服。

8月26日三诊：患者体温恢复正常，已无明显乏力症状，纳食增加，二便基本正常，效不更方，嘱患者再服上方5剂巩固疗效。

按语：本案属于肝经瘀结，正气欲与邪争，印现于少阳之证。肝经瘀结之初，气血也有复起抗邪之机会，邪正相搏之际出现发热，实属应有反应。症象之所以印现少阳，是因厥阴与少阳互为表里，肝经里邪尚需借助少阳之气共同与邪气抗争，也不失为病势由血转气之征兆，故治疗可以小柴胡汤因势利导，助正祛邪。加荷叶、淡竹叶增强透散之功；加天花粉、白术、茯苓、神曲等助力其和胃化浊之力。

（十九）小柴胡汤加葛根透热法

- **证型**：两阳伤寒郁热——少阳阳明并病，热为寒郁证。
- **主症**：身发潮热，无恶寒，但汗出不彻，有胁下硬满/胸胁满不去，大便偏溏或不大便而呕，小便尚清、舌苔尚白。
- **治法**：疏利少阳，以透阳明。
- **方药**：小柴胡汤加葛根、竹叶之类，即小柴胡汤原方（略）加葛根、竹叶。
- **出处**：《伤寒论》第229、230条，《云岐子保命集》小柴胡加葛根汤。
- **说明**：阳明热重者，可合葛根芩连汤。
- **案例**：小柴胡汤加减治疗急性胃肠炎案[34]。

患者孟某，男，72岁。主诉：间断上腹胀痛10年，恶心呕吐发热4天。

患者10年前开始出现间断上腹胀痛，伴嗳气、反酸、胃灼热等症（诱因不详）。7年前诊断为"胆囊结石，胆囊炎"，行胆囊切除术，术后上腹痛未见明显改善。4天前患者进食油腻后出现恶心、呕吐3次，夜间体温持续升高，最高达38.7 ℃，血常规血象偏高。腹平片：小肠多发小气液平面。综合医院诊断：急性胃肠炎，不全肠梗阻？患者高烧仍不退，夜间最高达39.2 ℃，给予利复星、奥硝唑等抗感染治疗不效，予吲哚美辛栓纳肛后体温下降。请中医会诊。

症见发热4天，最高体温39.2 ℃，多在下午3点以后出现，伴恶寒，汗出不畅，纳呆、食后难消，恶心欲吐，腹胀，腹泻、昨日排出稀水样便4次，心烦，嗳气，口干欲饮，口苦，脉弦滑略数，苔白腻。证属二阳合病。予小柴胡汤合葛根芩连汤加减。处方：柴胡15克、姜半夏15克、炙甘草10克、黄芩15克、干姜12克、大枣15克、葛根30克、黄连12克、焦麦芽15克、焦山楂15克、焦神曲15克，共3剂。

服上方1剂后，热退，腹胀减，恶心明显好转，未再呕吐，大便一日2行，较前成形。继服余下2剂，经随诊，患者之后未再发热。7月1日复查血常规正常。

按语：本案属于胆气郁滞，胃热迫肠，两经同病之证。病者胆囊虽予已切除，但胆气不疏之机未得根除，故稍食油腻，即气滞之势增显，胆气犯胃即发恶心呕吐。发热虽伴恶寒，也属里证及表。胆气郁滞，火不得宣达于上，反迫于胃肠，则续发腹泻而口干欲饮。治疗仍可以小柴胡汤合葛根芩连汤，疏利少阳气机与清解胃肠并行兼顾，另加焦三仙（焦麦芽、焦山楂、焦神曲），也助和胃肠之气也。

（二十）柴葛解肌汤

- **证型**：三阳感寒包火——三阳合病，风寒郁热，表重于里证。
- **主症**：外感高热头痛，恶寒无汗，心烦不眠，嗌干耳聋，眼眶痛，衄血，脉浮洪而紧。或有鼻塞流涕、全身酸痛，或有咽痛咳嗽等呼吸道症状，或有腮腺肿胀，或有呕吐、口苦咽干等消化道症状（血象不高，或西药解热、抗菌、消炎2天以上不效者）。
- **治法**：疏利少阳为主，兼清表里寒热。
- **方药**：小柴胡汤去参，加羌活、葛根、薄荷、银花、连翘、僵蚕、板蓝根之类；或用柴葛解肌汤（以柴、葛、羌，配芩、膏、芍，加白芷、桔梗、甘草），即柴胡、黄芩、法半夏、炙甘草、生姜、大枣、羌活、葛根、薄荷、银花、连翘、僵蚕、板蓝根。
- **出处**：《伤寒六书》柴葛解肌汤；李爱兰、潘宇清，《小柴胡汤加减治疗急性发热50例》，载于《陕西中医》1989年第2期第61页至62页；邹世光、张琴，《加味小柴胡汤治疗外感高烧425例疗效观察》，载于《四川中医》1996年第7期第25页至26页。
- **说明**：加减：寒重者重用姜、羌，轻用芩、板蓝根，热重者轻用姜、羌，重用芩、板蓝根，咽痛咳嗽者加桔梗、杏仁，身酸痛者加藿香，尿短者加滑石。
- **案例**：柴葛解肌汤治三阳合病案[35]。

何某某，女，32岁。1964年10月28日就诊。

病已五天，发热无汗，口苦咽干，耳鸣，口渴喜饮，咳嗽，痰黄黏稠，胸闷腰酸身重，大便三日未通，小便正常，食欲缺乏，体温38.8℃。脉象浮数带弦，舌质淡，苔白腐。

断为三阳合病，治宜辛凉解肌兼清里热，用柴葛解肌汤加薄荷、杏仁、花粉主之。处方，北柴胡6克、粉葛根9克、枯黄芩9克、川羌活4.5克、杭白芍6克、苏薄荷1.5克、生石膏15克、光杏仁9克、天花粉9克、苦桔梗4.5克、粉甘草1.5克。

服药1剂，病即痊愈。

按语：本案即属风寒郁热，三阳合病之证。发热无汗是风寒郁闭，卫阳蓄积抗邪于卫分也；腰酸身重，是寒合湿邪痹阻经脉、病偏太阳也；口苦咽干、耳鸣，是相火为阴邪所郁、显于少阳所主之苗窍也；口渴喜饮、大便三日未解，是阳明之热盛耗津，腑气顺降受扰所致。故治疗以柴葛解肌汤，既解外表之阴邪，又清内蓄之实热也。

第三章 和而兼清类方的证治分类

（一）小柴胡加板蓝根凉解法

- **证型**：少阳伤寒郁火——寒风郁火，发于少阳之半，里热偏甚之证（手经为主）。
- **主症**：往来寒热，或高烧伴寒战，或发热（血象也不高，多属流感等非细菌性感染）伴柴胡四大主症之一，发热数日而无动风、发斑之变，多伴心烦胸闷，纳少呕恶，口苦咽干，目眩发赤，脉弦数。
- **治法**：疏利少阳三焦，宣达上下内外。
- **方药**：小柴胡汤去参加板蓝根、贯众、白薇等，柴胡、黄芩、法半夏、甘草、板蓝根、贯众、白薇。
- **出处**：肖祥建，《小柴胡汤加味治疗发热病128例》，载于《湖南中医杂志》1996年第2期第32页。
- **说明**：恶寒头身痛加桂、芍，身痛加葛根，咽喉肿痛加去夏加牛蒡子、浙贝、山豆根、射干，舌红加牡丹皮、生地，鼻塞涕黄浓、前额闷痛加辛夷花、苍耳、龙胆草，咳嗽微喘加桑叶、桑皮、桔梗、百部、麻黄，热重加石膏，便秘腹满痛合承气汤。
- **案例**：小柴胡汤加减治疗病毒性感冒案[36]。

赵某某，男，28岁，为住院患者。

患者患病毒性感冒，发高热持续不退，体温39.6℃，并与恶寒交替出现，类似疟证。特邀刘老会诊。经仔细询问，夜晚发热更甚，身疼痛无汗，头痛、眩晕、口苦、咽干口渴，呕恶不欲食，胸胁满闷。视其舌红而苔黄，切脉则弦数。

刘老辨为邪客少阳之半表半里，正拒邪入而发热，邪进正退而恶寒，正邪纷争所以寒热往来而如疟。然口渴、苔黄反映少阳与阳明并病。当和解少阳，兼清阳明之热。柴胡16克、半夏14克、党参6克、炙甘草6克、黄芩10克、生姜8克、大枣7枚、桔梗10克、枳壳10克、连翘10克、生石膏30克、板蓝根16克、玄参14克。

服药3剂，汗出热退，体温降至38℃。又服2剂，寒热不发，脉静身凉而病愈。

按语：此案即属少阳阳明并病，风寒郁火，火热偏盛之证。风寒郁闭肌表，则身疼痛而无汗；口苦咽干、口渴则是被郁相火，上炎灼津使然；呕恶不欲食、胸胁满闷为少阳枢机不利，胸膈腹膜受累所致；舌红苔黄，脉数更示火热之势偏盛。故治疗于以小柴胡汤疏利少阳三焦，解除相火郁遏之机的同时，另加石膏、连翘、板蓝根、玄参等，清透偏盛之火热。

（二）小柴胡加山栀荆芥射干夏枯草清消法

- **证型**：少阳火郁喉痹——风郁火毒，结于少阳经脉喉窍证。
- **主症**：咽喉疼痛，扁桃体单侧或双侧红肿，有不同程度的扁桃体化脓、发热、扁桃体周围炎、耳痛、下颌淋巴结炎等症，均伴见发热恶寒、头痛、口苦咽干等症。
- **治法**：疏利少阳，解毒散结。
- **方药**：小柴胡汤去参、夏、姜、枣，加山栀、荆芥、射干、夏枯草等，柴胡、黄芩、甘草、炒栀子、荆芥、射干、夏枯草、板蓝根。
- **出处**：《伤寒大白》柴胡清肝饮；蔡丽娜，《小柴胡汤加味治疗急性扁桃体炎108例》，载于《福建中医药》1996年第3期第36页至37页。
- **说明**：酌情加减，蒲公英、马勃或瓜蒌、桑白皮或大黄或蚕沙、车前或辛夷花、苍耳子或石膏、芦根。
- **案例**：小柴胡汤加减治疗咽痛案[37]。

患者，女，65岁，2008年9月12日来诊。

自诉咽痛1个月后，不欲饮水，每夜卧时咳嗽，痰少难咳，不知饥饿，时口苦、时头晕，1周前右侧耳及头部疼痛，曾自服黄连上清丸无效。大便2～3天1次，质中。舌质红，舌苔黄，脉细数。查体：咽腔弥漫性充血，色偏暗，双侧扁桃体红肿，右耳外耳道耵聍栓塞，左耳检查未见异常。

中医诊断：喉痹；头痛。证属少阳郁火、壅阻窍络。治以和解少阳、清热利咽。用小柴胡汤加减。处方：柴胡10克、黄芩10克、法半夏10克、党参15克、玄参15克、薄荷6克（后下）、牛蒡子10克、桔梗10克、炒栀子10克、炒麦芽15克、生甘草6克。每日1剂，水煎服，分2次温服。

5天后患者清除外耳道耵聍来诊，告知3剂后，诸症消失。

按语：本案即属风夹火毒，壅阻少阳经络苗窍之证。其夜卧时咳嗽、痰少难咯是郁火冲肺，灼津成痰所致；咽痛喉肿，右耳及头痛是风夹火毒，壅阻于经窍（此头痛特点当为头胀且痛）；然虽有火热之象，但却不知饥饿，必然是火因气郁所致。故治疗以小柴胡汤，加玄参、薄荷、牛蒡子、栀子等，疏利少阳气机之中，加重解毒散结、透散火热之力。

（三）柴胡汤加板蓝根浙贝母夏枯草清消法

- **证型**：少阳痰火温毒——风热夹痰毒，壅阻少阳经脉证。
- **主症**：发热，头痛，口苦，咽梗肿痛，颈项肿，有痰核、按之痛，或身有小红疹等。
- **治法**：疏利少阳，解毒消痰。
- **方药**：小柴胡汤去姜、枣、参，加板蓝根、浙贝母、夏枯草之类，柴胡、黄芩、法半夏、甘草、板蓝根、金银花、蒲公英、夏枯草、浙贝母、玄参。
- **出处**：郭路南，《小柴胡汤加减治疗小儿传染性单核细胞增多症》，载于《浙江中医杂志》1990年第5期第206页。
- **说明**：酌情加减，石膏、栀子或牛蒡子、僵蚕或赤芍、桃仁。
- **案例**：小柴胡汤加减治疗感染性淋巴结炎案。

曾治一中年妇女，腹股沟淋巴结肿大，摸之较硬，捻之则痛，受凉感冒极易引起急性发作，肿痛厉害时伴有发烧，微恶风寒，打针消炎效果不好。

参见其色滞不扬，脉也无数旺之象，病从少阳气郁痰火交结论治。处以小柴胡加猫爪草、浙贝母、僵蚕、橘核之品。服10剂后，淋巴结肿痛慢慢减轻，停药又有反复，嘱坚持服用一个月，结肿已微，最后转丸药巩固而痊愈。

按语：此案即属痰火壅阻，风寒引动，发于少阳之经证。本证极易因受凉感冒引起急性发作，是风寒之气增其加凝闭之性，不利于内盛之郁火外透；若得合痰，火有所附，则更易于聚集局部而形成肿块。所以治疗以小柴胡汤加僵蚕、浙贝母、猫爪草、橘核之类，务必于疏利少阳气机之中，加强苦泄、消痰散结，促进局部肿块的消散吸收。

（四）小柴胡加银翘清透法

- **证型**：少阳寒疫伏火——寒闭火毒，发于少阳膜原之半证。
- **主症**：发病急骤，往来寒热，胸胁苦满，头痛，全身肉痛，恶心，纳呆，厌食油腻，舌淡或红，苔白黄而腻，或黄燥，脉弦数，或滑数。

- **治法**：疏解少阳膜原，透热散火解毒。
- **方药**：小柴胡汤加银花、连翘清透热毒之品，柴胡、黄芩、法半夏、连翘、金银花、竹茹、大青叶、苏梗。
- **出处**：姜梅英，《加味小柴胡汤治疗地方性斑疹伤寒60例》，载于《山东中医杂志》1987年第2期第24页至26页。
- **说明**：若热入营，见眼结膜充血、皮肤斑疹，酌加丹参、赤芍凉营之品。
- **案例**：小柴胡汤加减治疗地方性斑疹伤寒案[38]。

王某某，男，30岁。1987年9月14日就诊。

5日前头痛头晕、畏寒、全身不适。3日前突然发热，体温39℃，伴发冷、全身疲乏无力，头痛头晕，全身酸痛，耳鸣，食欲缺乏，恶心呕吐。体温40℃，血压128/80毫米汞柱，呼吸24次/分，颜面及结膜充血。腹部有少量斑疹，孤立存在，大小不一，边缘不齐，鲜红色，压之褪色。直径1～4毫米。肝脾不大、心肺无异常，舌红苔黄脉弦数。白细胞计数：7000/毫米^3，中性粒细胞65%，嗜酸性粒细胞2%。变形杆菌凝集反应阳性。

拟方：柴胡10克、黄芩10克、法半夏10克、葛根15克、连翘15克、金银花15克、竹茹10克、大青叶15克、石膏30克、知母10克、甘草6克、丹参15克、赤芍10克。3剂，水煎服。

服1剂后体温降至38℃，2剂体温恢复正常，临床症状消失。

按语：本案即属少阳风寒郁热，兼生火毒之证。畏寒、发热是风寒之邪郁闭卫分；头痛、全身酸痛是风寒夹湿、痹阻于经脉也；头晕耳鸣是被郁之相火受风鼓舞而上扰头耳清窍；颜面及结膜充血，腹部斑疹是火热偏盛，内逼营络。治疗以小柴胡汤加金银花、连翘、丹参、赤芍、大青叶等品，疏解少阳枢机之中，兼以清透热毒。

（五）柴胡汤合消瘰丸加丹栀法

- **证型**：少阳火结痄腮——风温夹毒，与胆火搏结，外发于经脉证。
- **主症**：寒热往来，高热，思睡，面色㿠白，腮腺肿痛拒按，口苦咽干，目眩，颐肿大，心烦喜呕，舌红或赤，苔黄腻，脉弦数或浮数。或并咽痛，或并睾丸痛。
- **治法**：疏气散火，解毒消结。
- **方药**：柴胡汤合消瘰丸，加丹栀法，柴胡、黄芩、法半夏、牡丹皮、栀子、连翘、玄参、川贝、牡蛎、牛蒡、僵蚕。

·**出处**：徐济群、侯干曾，《和解法治疗流行性腮腺炎与并发脑膜脑炎的疗效观察》，载于《中医杂志》1988年第3期第50页至51页；杨连竹，《小柴胡汤治疗流行性腮腺炎47例》，载于《安徽中医学院学报》1995年第2期第35页至36页；刘秀顺、刘天骥，《小柴胡汤加味治疗小儿痄腮96例》，载于《甘肃中医》1995年第3期第18页至19页。

·**说明**：参考普济消毒饮法。

·**案例**：小柴胡汤加味治疗小儿痄腮案[39]。

患者，男，6岁。2001年4月19日本院急诊室会诊。

其父代述，患者腮肿痛，高热2日，体温持续在38.7～40℃，静脉输抗生素等药物治疗2日。就诊时体温39.2℃，不恶寒。患者神情淡漠，双耳下肿胀，肿势延及下颌、项部，微红触痛有弹性，张口难，流涎，不思饮食，大便2日未行，小便可，舌诊未成，脉弦滑数。

于中西医检查排除其他感染性疾患，诊为痄腮。证属邪入少阳，痰热阻络。治宜清解少阳，化痰散结。拟方：柴胡9克、黄芩9克、清半夏9克、党参6克、生甘草6克、生姜3片、大枣3枚、连翘9克、生石膏45克、桔梗6克、夏枯草5克、僵蚕6克。2剂，每日1剂，水煎2次，取汁再煎，余200毫升，少量频服。

次日其父来告，服药后，患儿当晚体温已趋正常，大便行，今晨思饮食，肿痛减，体温36.5℃，问余药可服否，嘱继服无妨。

按语：此案属于风夹火毒壅阻少阳经脉之证。肿胀而热必为火毒，肿发于面，多挟风而至，因"高巅之上，唯风可到也"，胀在双耳之下、下颌及项，皆少阳经脉所循部位，其伴见神情淡漠、不思饮食等郁滞之象，测其毒肿乃由气滞不散而成。故治疗以小柴胡汤和解枢机以得清透火热，加僵蚕、夏枯草等，再增解毒散结之功。

（六）柴胡贝蒌汤

·**证型**：少阳痰火瘰疬——胆气怫郁，痰火搏结，流注于经脉证。

·**主症**：肿硬节结，发于耳后颈项之间，久久不散，但不作脓，或伴寒热，食欲缺乏，乏力，脉弦而数。

·**治法**：舒达少阳之气，兼消痰火之结。

·**方药**：柴胡贝蒌汤，柴胡、黄芩、法半夏、党参、甘草、浙贝母、瓜蒌、夏枯草或合神效瓜蒌散。

- **出处**：《续名医类案·瘰疬》。
- **说明**：瘰疬皆起于少阳胆经。少阳风火之府也，少阳属木，木最易郁，郁未有不化火者也，郁火与相火交煽，胆汁被其消烁，炼液成痰。痰即有形之火，火即无形之痰，痰火相聚为患，成为瘰疬。
- **案例**：小柴胡汤加减治疗甲状腺癌案[40]。

彭某，女，51岁。2009年2月25日初诊。

病史：患甲状腺癌，手术治疗后9月，未经放化疗，因外院确诊甲状腺癌术后复发，求治于中医。诊见：精神体质尚可，面部浮肿，颈部酸痛，颈部肿块质硬，有压痛，睡眠差，口苦，大小便调，舌有齿痕、苔白，脉弦数。彩超：甲状腺峡部实质性占位0.8厘米×1.2厘米×0.3厘米，左颈部实质性占位1.1厘米×0.7厘米×0.6厘米。

西医诊断：甲状腺癌术后复发。中医诊断：瘿瘤（石瘿），证属痰热成毒，壅滞少阳。治当疏利少阳，清化痰热，解毒抗癌，方选小柴胡汤加减。处方：柴胡、黄芩、浙贝母、玄参各12克，黄药子8克，鳖甲（先煎）、海浮石、瓜蒌各30克，土贝母、猫爪草、连翘各15克，夏枯草20克，甘草6克。每天1剂，水煎服。

守方加减至4月13日9诊：自觉症减，时有咳嗽，喉痒，舌苔白，脉数。彩超：甲状腺峡部实质性占位0.6厘米×0.5厘米×0.2厘米，左颈部实质性占位0.9厘米×0.6厘米×0.5厘米。仍守上方加牛蒡子15克，射干12克，桔梗10克。每天1剂，水煎服。

2010年5月21日39诊：患者诉无不适，舌红，脉数。彩超：甲状腺右叶残存，甲状腺未见明显肿块。处方：柴胡、川贝母、甘草各10克，黄芩、半夏、党参、牛蒡子、玄参各12克，浙贝母、土贝母各15克，海浮石、瓦楞子各20克，鳖甲（先煎）、夏枯草各30克。每天1剂，水煎服。至2010年10月13日随访未见复发现象。

按语：本案属于痰热夹毒，壅阻少阳经脉之证。其颈部肿块而质硬，是毒与有形之痰搏结于局部；颈部酸痛也属少阳经脉不利，面部浮肿实因颈部受阻、津液不利而局部停水；而眠差、口苦是被郁之火热扰于心、泛于口所致，而痰之所生亦是气滞郁火，聚津炼液而成也。故治以小柴胡汤，于舒达气机、透散郁火之中，复加浙贝母、瓜蒌之类，兼以清消痰火。

（七）小柴胡加生地凉血法

- **证型**：郁火动血发斑——肝胆气郁，化火动血证。
- **主症**：好发紫斑，妇人经多、经期延长；平素常觉心烦，食欲缺乏，腹胀，或伴有胸胁不适、口干等柴胡证（但见一证便是）。

・**治法**：疏透气分，兼凉血分。

・**方药**：小柴胡加生地凉血法，即小柴胡汤去姜、枣加生地、石苇、马鞭草、木贼草。

・**出处**：段彧、赵秀勤、徐秀琴等，《小柴胡汤加减治疗原发性血小板减少性紫癜》，载于《中医杂志》1992年第9期第12页。刘学彦、尹振东，《小柴胡汤治疗特发性血小板减少性紫癜32例》，载于《中医研究》1998年第5期第55页。

・**说明**：肝经血分热重，可合清经散法。

・**案例**：小柴胡汤加减治疗经期延长案[41]。

杨某某，女，32岁。1983年8月8日初诊。

经期延长已3年，前医选用丹栀逍遥散无效。月经每超前4至8天，经量中等，色暗无块。数日后量少如酱水，杂腐肉状物，淋漓半月余方净。此次月经7月28日至，伴腰及少腹隐痛，口苦而干，多喜冷饮，夜寐梦多，舌质红，苔薄白，脉细弦。

证属肝胆气郁化火，迫血妄行，方选小柴胡合清经散出入：柴胡、炒黄芩、法半夏、牡丹皮、生地、地骨皮、白芍各10克，党参12克、炒杜仲、仙鹤草各15克，青蒿、炒黄柏各6克，炙甘草3克，大枣4枚。3剂。

11日二诊：1剂血止，腰腹痛除。3剂尽，口干减轻，但觉胸闷而喜太息。仍守前方继进3剂。嘱经行再诊。次月经行已复正常，要求根治。守法继用，以资巩固。随访月经均正常。

・**按语**：本案属于厥阴肝郁化火，扰及血分之证。好发紫斑、月经提前，确实是火热动血之迹，但其经色暗、淋漓半月方净、腰及少腹隐痛隐示有肝气郁滞，疏泄不及，经血不畅之机，综合考量当为气郁化火之证。前医曾用丹栀逍遥散无效，是补力有余、疏力不足，而甘温补血健脾反有助火之虑，故伴有口苦而干、渴喜冷饮、夜寐梦多等，火热伤津，兼扰肝魂之变。改以小柴胡汤合清经散法，注重疏气以绝郁火之源，兼合凉肝，以制扰血之热。

（八）小柴胡加石膏汤加荔枝核法

・**证型**：男子睾丸发痛——肝经郁热，壅滞阴窍证。

・**主症**：子痈初期，两侧睾丸胀痛，时引少腹，胸胁苦满，咽干，易怒。

・**治法**：疏肝清热，行气散结。

- **方药**：小柴胡加石膏汤加荔枝核法，即小柴胡汤原方（略）加石膏、荔枝核。
- **出处**：吕陉昌、刘惠斌，《小柴胡加石膏汤治疗睾丸炎6例》，载于《中医药信息》1998年第2期第38页。
- **说明**：加减，蒲公英、车前子或连翘、夏枯草或三棱、莪术。
- **案例**：小柴胡汤加减治疗腮腺炎并发睾丸炎案[42]。

刘某，男，21岁。1985年7月12日初诊。

患者3天前发热，经西药治疗未愈。刻诊：恶风发热，体温38.6℃，头痛咽干，烦躁口苦，双侧腮腺部位肿胀疼痛，睾丸亦胀痛拒按，伴神疲短气，食欲缺乏，小便短黄，大便2日未解，舌红苔薄黄，脉浮弦滑数。

诊断：痄腮。证属风热毒邪侵入少阳，致少阳枢机不利，表经热毒累及肝经。治法：解表和里透邪，清热解毒散结。处方，柴胡12克、黄芩12克、苏半夏6克、太子参6克、甘草4克、蒲公英12克、天花粉12克、白芷10克、浙贝母12克、荆芥穗12克（后下）、金银花15克、青蒿6克（后下）。2剂。

服上药后，体温已降至正常，续服3剂，诸症均愈。（服药期间，同时使用白醋调青黛外敷腮腺部）

按语：此案属于少阳风热毒邪，下陷厥阴肝脉之证。风火毒邪壅阻于少阳经脉地带，则发腮腺肿胀疼痛；毒邪未得宣散透达，则可乘陷相为表里的厥阴肝经，并因厥阴肝脉络阴器，而继发睾丸胀痛之症。然其神疲、短气、食欲缺乏，更是少阳枢机不畅之貌。故治疗可借助小柴胡汤疏泄少阳、振奋气机之法，促使脏邪还腑而出，另加浙贝母、蒲公英等品，以助局部热毒之消散之力也。

（九）柴胡汤加银翘栀子清解法

- **证型**：肝经伏火蛇串疮——肝郁化火，兼感毒邪，合发于外证。
- **主症**：胁下疱疹，分布如带状，灼热刺痛，口苦咽干，小便黄，脉弦滑。
- **治法**：疏气泄热，兼以解毒。
- **方药**：柴胡汤加银翘栀子清解法，柴胡、黄芩、法半夏、生甘草、金银花、炒栀子、泽泻。
- **出处**：刘天骥，《小柴胡汤加减治疗带状疱疹49例》，载于《实用中医药杂志》1994年第2期第32页。
- **说明**：若肝胆湿热偏重，而脾胃又无虚象（胃口、大便尚可），可合龙胆泻肝汤。

- **案例**：小柴胡汤加减治疗带状疱疹案[43]。

赵某，女，35 岁，于 2003 年 6 月 3 日初诊。

诉右胁刺痛起水疱 1 周余。1 周前患者觉右胁肋瘙痒刺痛，继之疱疹簇生，疼痛剧烈如火灼烧，在外院诊断为带状疱疹，予以西药治疗（具体药物不详），但效果不明显，仍觉右胁痛，又增心烦，口干，便秘，遂前来就诊。现症见：右胁肋刺痛，触之痛剧，伴口苦口干，心烦胸闷，小便短赤，大便秘结，查体：右肋部有一条密集成簇的水疱，排列成带状，前至胸腹，后至正中线，部分水疱已干枯结痂。

诊断为：带状疱疹。证属少阳郁滞，湿热蕴结。治宜清利肝胆湿热，予小柴胡汤加减：柴胡 10 克、黄芩 12 克、栀子 15 克、金银花 15 克、牡丹皮 10 克、紫草 15 克、牛膝 10 克、薏苡仁 20 克、延胡索 15 克、滑石 15 克、生甘草 6 克。6 剂。

二诊，服上方后刺痛减轻，水疱大部分干枯结痂，心烦减轻，二便调畅，守上方又进 4 剂。后嘱其服龙胆泻肝丸以善后。

按语：本案属于肝经风火湿毒内伏外发之证。厥阴肝脉布胸走胁，故病变部位显于胁肋、胸腹部位。病起迅速，局部瘙痒，如火灼烧是风火之性也；密集水疱是湿热为患也；局部刺痛是毒邪入于血络，壅滞作痛也；口苦口干、小便短赤、大便秘结也是火盛灼津之象。此以小柴胡汤于疏气泄热之中，配金银花、牡丹皮、紫草之类以解火热毒邪，加薏苡仁、滑石以利湿热，延胡索、牛膝以治其血气瘀滞也。

（十）柴胡汤加连翘牛蒡法

- **证型**：少阳头鬓痈疽——气滞火郁生毒，逆于少阳经脉肉理证。
- **主症**：患鬓疽，焮肿作痛，发热；脉紧数；或项患痈，焮痛，发寒热，便秘、脉实。
- **治法**：疏利少阳，散火解毒。
- **方药**：柴胡汤加翘蒡汤法，柴胡、黄芩、法半夏、甘草、连翘、牛蒡子、桔梗或合牛蒡子汤。
- **出处**：《续名医类案·外科·鬓疽》。
- **案例**：小柴胡汤加减治疗耳下肿痛案[44]。

一姓李学生，左耳下漫肿三日，皮色如常，恶寒发热头痛，就诊于先父。察其右耳下亦见漫肿，纳谷不馨，时而泛恶，便秘溲赤，舌红苔黄且厚，两脉浮数。

诊为"痄腮"，治以清热解毒，疏风散肿。处方，柴胡、黄芩、山栀、法半夏、牛蒡子、连翘各 10 克，薄荷（后下）、炙僵蚕、生大黄（后下）、甘草各 6 克，板蓝根、蒲公英各18克。

上方连服两剂后，寒退热清，两耳下肿痛显减，守原方去大黄、薄荷。续进3剂，肿消痛除。

按语：此案即属火热毒邪壅阻少阳经脉之证。其出现发热不难理解，唯其出现恶寒一症，当注意并非表寒，而为火热突然被郁，一时尚未外达之故，其表现特点正如吴鞠通所言"始恶寒，后但热不寒"。因少阳经脉绕耳前后，故症状显现于左耳下部位。纳谷不馨、时而泛恶是气机郁阻，胃气因之不和也。所以治疗以小柴胡汤疏利少阳之中，特加连翘、牛蒡子之流，以消散局部拂郁之火毒也。

（十一）柴胡汤加丹栀法

【正治】

- **证型**：肝胆火郁生疮——肝胆三焦郁火，上攻外发体窍证。
- **主症**：肝胆气郁之人，常有头昏目眩，乍寒乍热，或寒热往来，口中味酸，或耳前后肿痛，或发疮疡，或患乳痈，脉弦数。
- **治法**：疏气解郁，清散肝火。
- **方药**：柴胡汤加丹栀法，柴胡、黄芩、法半夏、甘草、牡丹皮、炒栀子、连翘、桔梗、川芎。
- **出处**：《校注妇人良方》柴胡清肝散。
- **说明**：或合柴胡清肝法。
- **案例**：小柴胡汤加牡丹皮栀子治疗面发痤疮案。

曾诊治一个部队医院女护士长，身材很好，但就是近几年来，脸上痘疮反复不断，医生言其火气太大，开服牛黄解毒丸，一吃脸疮就会减少，但多服又会引发腹泻、胃脘不舒。停服则便复成形，但痘痘又会冒出。甚感苦恼，并担心久服此药吃坏身体，因素体本就怕冷，服药后怕冷更甚。

告其痘疮虽然属火，但火有亢郁之分，其非火盛，不可直折，乃因火郁，当以发之。合其舌脉，舌质暗红，脉弦寸沉，病属少阳阳明相兼，拟用柴胡加牡丹皮栀子汤，7剂试方。

患者次诊回告：服用本方，痘疮也能减退，且胃中舒服，大便不泻。守方再进。八月后再次复诊时，痘疮偶见，无有不适，身体怕冷大减。舌复淡红，脉寸渐起。转作丸收功。

按语：本案属于肝经气滞化火，郁火上攻之证。盖火因气郁而生，宜以疏气宣透郁火为治，不宜苦寒直折，此内经"火郁发之"之义。患者面部痘疹是火热无疑，但其素体怕冷，当知其火为郁滞之火而非亢热有余之火。黄连解毒之流苦寒直折，且苦寒凝闭气机，反至腹泻、胃脘不舒之症。故治用小柴胡汤疏利气机，则火郁无由，佐加牡丹皮、栀子，兼除已盛之火。

【权变】

- **证型**：妇人经前诸症——肝脾不调，寒热夹杂证。
- **主症**：经前出现乳房肿痛，急躁易怒，食少泄泻，肢面浮肿，头晕头痛，情志异常等，经后诸症自退，始止分明，休作有时。
- **治法**：理肝脾，调寒热。
- **方药**：柴胡汤加丹栀清泄法，柴胡、黄芩、生甘草、生姜、大枣、牡丹皮、炒栀子。
- **出处**：刘长江等，《小柴胡汤加味治疗经前期紧张综合征》，载于《吉林中医药》1986年第1期第24页。
- **说明**：加减，川楝、夏枯草、生地、白术、苡仁、茯苓、泽泻、酸枣仁、当归、竹茹、去枣、草或菊花、川芎等。
- **案例**：小柴胡汤加减治疗经前期烦躁案[45]。

张某某，35岁，工人。1991年10月2日初诊。

每至临经前4～5日，则感心烦，躁扰不宁，喜悲伤欲哭，伴乳房、少腹胀满，历时半年余，每当经行则诸症减轻，经净则瘥。询其月经延后1周，经来量少而不畅，色黑有块。此次正值经将临，舌质红，苔薄白，脉弦细。

证属肝郁化火、冲任气盛、上扰心神，治宜清肝泻火、泻热化瘀。药用：柴胡12克、黄芩15克、牡丹皮12克、栀子10克、生蒲黄10克、五灵脂10克、当归10克、郁金10克、香附10克、青皮10克。水煎服，每日1剂。

服药3剂，心烦躁扰较前减轻，经血来临量较前为多。嘱每次经临前4～5日服药3～4剂。连服3周期，第二周期症状明显减轻，月经未延后。

按语：本案属于肝经气滞郁火，扰及心神之证。经前伴乳房、少腹胀痛是肝气郁滞，壅阻于所主之少腹、所络之胃脉也；经前心烦、燥扰不宁，喜悲伤欲哭是郁火扰于心神，心神不宁所致；经血量少不畅、色黑有块是肝气郁滞，经血为之不畅也。故治借以小柴胡汤疏泄肝气，加牡丹皮、栀子以清泄肝火，加蒲黄、五灵脂、当归等是治其血气瘀滞也。

（十二）柴胡汤加黄连蒲公英清消法

- **证型**：肝胆郁热生痈——肝胆气滞热壅，腐肉成脓证。
- **主症**：寒热忽作，胁痛较剧，痛处局限而拒按。
- **治法**：和解少阳，清热解毒，排脓生肌。
- **方药**：柴胡汤加黄连、蒲公英清消法，即小柴胡汤去姜、枣加黄连、蒲公英、白芷、黄芪。
- **出处**：杨香锦，《小柴胡汤加减治疗细菌性肝脓肿28例》，载于《湖南中医杂志》1992年第6期第22页。
- **说明**：加减，发黄加茵陈、车前子；便秘加枳实、大黄。
- **案例**：小柴胡汤加减治疗肝脓疡案[46]。

李某某，男，22岁。工人。1969年3月8日初诊。

寒战高热（体温39.5℃），右胁肋及右腰背灼热疼痛，胀满拒按，尤以肋缘下为剧，手不可近。面色青滞，恶心欲吐，不思饮食，大便黏稠臭秽，小便黄少。舌红苔黄，根部厚腻，脉弦数。血检：白细胞15000/毫米^3，中性85%，并经超声波证实为早期肝脓疡。经用抗生素治疗未见好转而入院。

辨证与治疗：西医确诊为肝脓疡，证以寒战高热，肝区疼痛，灼热拒按，舌红苔黄脉弦数为主，当属祖国医学"肝痈"之范畴。良由少阳枢机不利，肝郁失疏，湿热瘀滞而成。先宜和解枢机，疏肝化痈，再议解毒排脓。拟小柴胡汤加减。处方：柴胡10克、黄芩10克、法半夏10克、甘草3克、青皮6克、郁金10克、瓜蒌壳15克、枳实10克、桃仁10克、冬瓜仁18克、滑石18克（包煎）。

服4剂，体温下降，寒热渐平，恶呕亦止，纳食渐增，但肝区疼痛较剧，二便如前，舌根黄而不腻，口干喜饮，脉弦稍数。此枢机已利，肝郁待疏，而湿热瘀滞如故。继进前法，酌加清热解毒之银花15克。连服8剂体温恢复正常，寒热消失，疼痛略有减轻，余尚同前。守原意再进，并加重清热解毒，排脓化痈之力。于上方去滑石，瓜蒌壳增至24克，加银花15克、赤芍12克、黄连5克、败酱草12克、蒲公英12克。连服16剂，肝区灼热疼痛全除，纳食增加，二便如常。微觉上腹胀满。予疏肝理气，活血化瘀，佐以清热解毒，调理善后。处方：柴胡10克、黄芩10克、当归10克、赤芍12克、香附6克、银花12克、桃仁10克、延胡索10克、薏苡仁18克、牡丹皮10克、丹参12克、蒲公英12克，照方出入连服20余剂，诸症悉平，病愈出院。

按语： 本案肝痈即属气滞郁热，合湿蕴毒于肝之证。其出现寒战高热是因正邪寒热，相争之势，达于极点所致。胁肋及右腰背灼热疼痛，胀满拒按、恶心呕吐、不思饮食是实热邪毒阻于肝经，肝经气机不利，胃气因之不和也；大便黏稠臭秽、苔黄根部厚腻、理化检查肝脏脓疡是湿热瘀阻于里也。治疗以小柴胡汤加冬瓜仁、瓜蒌、桃仁、败酱草、蒲公英等，在疏气透热的基础上，兼以清解热毒、排脓生肌。

（十三）万氏小柴胡汤

- **证型：** 热病后遗潮热——少阳郁火滞留，内及少阴证。
- **主症：** 痘后等，往来潮热不除（热自骨蒸，体温不高）。
- **治法：** 疏利少阳，清透余火。
- **方药：** 万氏小柴胡汤，小柴胡汤去姜、枣，加地骨皮、知母、当归、白芍、陈皮。
- **出处：**《万氏家抄方》小柴胡汤。
- **案例：** 小柴胡汤加减治疗午后低热案[47]。

许某某，男，54岁，工人，1988年5月20日初诊。

患两肺浸润性肺结核已1年，常于午后发热，体温在37.4～38℃之间，经用链霉素、雷米丰、利福平等抗结核药物治疗后，诸症均有好转，近2月来，体温在37.7℃上下不退，伴头晕脑眩，神疲乏力，耳鸣眼花，心烦易怒，心情急躁，胸闷不适，咳嗽不多，痰黏难咯，食欲不佳，面色少华，舌淡红，苔薄白，脉弦细数。

此乃肺气虚弱，肝火上犯，表里不和之故，拟和解表里，扶正祛邪法。方用小柴胡汤加青蒿、地骨皮、白薇各12克，川贝粉6克（吞）。

服上药14剂后低热退尽，诸症改善，后改用参苓白术散陪土生金以善其后。

按语： 本案属于肺病日久，耗损阴液，夹杂气郁之证。其午后低热确属阴虚之象，阴液者，午后则阴液更显不足而转现其热、心烦易怒、心情急躁、胸闷咳嗽难咯痰是气机郁滞，化火内扰所致；头晕头昏、神疲乏力、耳鸣眼花、面色少华是正虚之象已显。故治疗以小柴胡既能疏泄气机，透散郁火，亦能扶正祛邪，加青蒿、地骨皮、白薇兼顾养阴透热也。

（十四）柴胡栀子豉汤

- **证型**：伤寒食复发热——少阳阳明，伤寒未彻，食滞化热证。
- **主症**：伤寒热退身凉，因过食复发热，烦躁口干，胸膈满闷，夜卧不宁。
- **治法**：疏气导滞，清透郁热。
- **方药**：柴胡栀子豉汤，即小柴胡汤原方（略）加炒栀子、淡豆豉。
- **出处**：《扶寿精方》柴胡栀子豉汤。
- **说明**：阳明气分热重，口干明显，加生石膏。
- **案例**：小柴胡汤合栀子豉汤治疗感冒后心烦案[48]。

刘某，女性，12岁。1966年3月10日初诊。

感冒后头痛，恶心，呕吐，寒热往来，咽干口渴思凉饮，心中烦躁，服小柴胡加生石膏汤后，热降烦除，刻下仍心中懊侬，口干欲凉饮，饮食二便如常，苔白而干，舌尖红，脉滑数。

此上焦得通、津液得下、胃气因和，身濈然汗出为向愈之兆，唯仍有内邪虚热未解、阳明之热未除，为栀子豉汤合小柴胡汤方证。炒栀子6克、淡豆豉10克、柴胡6克、黄芩6克、党参6克、炙甘草3克、生姜6克、大枣3枚、生石膏30克。

上药服1剂，睡眠好，全身汗出，寒热未作，体温正常。继以复胃阳以生津调理一周而愈。

按语：此案属于少阳郁热未尽，兼及阳明胸膈之证。心中懊侬是郁热不得宣透反扰于阳明所主之胸脘食道，因阳明主膺胸之位也；因其郁热，乃气郁不畅而生；口干欲凉饮是阳明郁热伤及津液。治可以小柴胡汤合栀子豉汤，疏气以宣透郁热，加石膏以清阳明气分之热。

（十五）柴胡汤加板蓝根僵蚕清解法

- **证型**：少阳上焦急咳——寒风闭火于少阳上焦证。
- **主症**：夜咳剧烈，痰白泡沫或清稀，发热或寒热往来，胸胁胀闷，口苦、咽痛，心烦欲呕，气急，舌红，苔薄白或薄黄而润，脉弦或兼数。
- **治法**：寒温并用，疏利三焦，清宣肺热。

- **方药**：柴胡汤加板蓝根、僵蚕清解法，柴胡、黄芩、法半夏、甘草、僵蚕、蝉蜕、板蓝根、杏仁、桔梗。
- **出处**：李逢春、李生华、王瑞华，《小柴胡汤加减治疗病毒性肺炎》，载于《内蒙古中医药》1997年第4期第9页至10页。
- **说明**：此少阳上焦通过焦膜影响太阴肺所致。
- **案例**：小柴胡汤加减治疗夜咳案[49]。

陆某，男，44岁。2006年4月19日初诊。

患者2周前恶寒发热，咽痛咳嗽，经治疗热退仍咳，夜间尤甚，严重影响睡眠。伴见咽喉干痛，夜卧不宁，吐痰黄浊，烦躁喘咳，胸胁部不适，每咳自汗，舌红，苔黄，脉滑数。患者平素喜烟酒。

辨为肺中伏火，木火刑金。治以清肺泻肝。处方，柴胡6克、黄芩10克、炙甘草3克、牡丹皮10克、地骨皮30克、桑白皮30克、蝉衣6克。5剂。

复诊，夜咳减轻，痰易咯出，咽痛明显好转，继服6剂巩固疗效。

按语：此案属于少阳郁火上冲克肺之证。此寒热咳嗽而咽痛，乃风寒郁于外，火热闭于内，火热循上焦气道而逆冲犯肺。夜间咳甚，是因夜晚属阴，加剧其寒郁闭火之机，逆冲亦甚使然。而平素喜烟酒正是其体内聚热助火之源；胸胁部不适是少阳上焦膲膜气道不利。故治以小柴胡汤合泻白散，一疏透少阳之火源，一清入肺之客热，标本兼治。

（十六）柴胡黛蛤散

- **证型**：木火刑金咳喘——肝经郁火犯肺，肺气上逆证。
- **主症**：咳痰带血，咽喉不利，头晕耳鸣，胸胁作痛等症。
- **治法**：疏泄肝胆郁火，清泄肝肺之火。
- **方药**：柴胡黛蛤散（小柴胡汤合黛蛤散），柴胡、黄芩、法半夏、甘草、煅蛤壳、青黛。
- **出处**：《刘渡舟教授对小柴胡汤的理解与应用探微》。
- **说明**：小柴胡汤疏肝利胆，肝胆舒畅则郁火不生，乃治本之法；黛蛤散清泻肝肺二经之火，为治标之法。
- **案例**：柴胡黛蛤散加减治疗咳嗽案[50]。

范某某，女，52岁，干部。1984年3月20日初诊。

咳嗽四月有余，持续不止，除阵发性咳嗽外无明显不适。咳嗽时轻时剧，晨起为甚，咳时少痰，咽痒不适，咳声阵作，咳甚呕吐痰涎，气憋面赤，胸闷气逆，两胁隐痛。舌偏红，苔如常，脉小弦。

尤在泾曰"久咳胁痛，不能左侧，病在肝，逆在肺。"辨证属木郁伐金，气滞痰阻。治拟调气化痰，肃肺平肝法。处方：柴胡、炙甘草各5克，代赭石15克，白芍10克，枳壳、川芎、路蜂房、地龙各10克、钩藤（后下）、蒸百部各15克，五味子5克，黛蛤散10克（包煎）。

服第1剂，咽痒得除；第3剂，咳嗽有减；服第5剂咳嗽基本停止。为巩固疗效，二诊时又给服原方5剂，并嘱慎起居，戒郁怒，忌辛辣刺激之品。随访，未见复发。

按语：本案即属肝经郁火上冲犯肺之证。咳声阵发、咽痒作咳、面赤是肝经郁火上冲、肺气因之上逆所致；胸闷气憋、两胁隐痛是肝郁气滞，波及于肺；咳时少痰是单纯火热为患，咳甚呕吐痰涎是火冲气逆带动胃气也。故治以小柴胡汤疏利肝气，加代赭石降其气冲之势，合黛蛤散加强清泄肝火之力。

（十七）小柴胡加桑皮僵蚕清消法

- **证型**：小儿百日咳——风痰郁热，肝肺失调证。
- **主症**：阵发性痉咳，喉中有水鸣声，呕吐痰涎，发热朝轻暮重，脉浮弦或弦数。
- **治法**：疏气散风，化痰清热。
- **方药**：小柴胡加桑皮、僵蚕清消法，即小柴胡汤原方（略）加百部、杏仁、桑皮、僵蚕。
- **出处**：蔡耀庚，《小柴胡汤加减治疗百日咳28例》，载于《浙江中医杂志》1995年第9期第402页。
- **说明**：加减，痰稠胶黏加海蛤、白芥子，热甚加石膏、葛根。
- **案例**：小柴胡汤加减治疗百日咳案[51]。

吴某某，女，7岁。1990年3月8日初诊。

发热、阵发性痉咳5天。检查：体温39.2℃，血检：白细胞$14.4×10^9$/升。胸透：两肺纹理增粗，右上肺大片阴影。诊断为百日咳合并肺炎。经抗菌、解痉镇咳和中药小青龙汤等治疗，效果不显。证见咳喘气急，发热不退，朝轻暮重，不思饮食，呕吐痰涎。舌质红，苔白根腻，脉弦数。

证属邪热犯肺，与痰饮互结，使枢机不调，肺气郁闭。治宜清热化痰，解痉止咳，以小柴胡汤加减：柴胡、桑白皮、僵蚕各9克，生石膏30克，黄芩、制半夏、百部各6克，生姜2片，大枣3枚，甘草5克。

5剂后，热退食增，咳喘平息而愈。

按语：本案属于风与痰热相搏，郁闭肺气之证。此非寒饮为患，故以小青龙汤温化寒饮效果不显。咳喘气急、呕吐痰涎是风引痰热闭阻气道，气道挛急所致；发热朝轻暮重是邪热被郁，夜晚属阴，郁闭更甚；起病迅速、发作也急是风性劲急之故。故以小柴胡汤疏气散风，加桑白皮、僵蚕等，增强清化痰热。

（十八）柴胡汤加蝉蜕透散法

- **证型**：药源性咳嗽——三焦气逆，郁火犯肺证。
- **主症**：持续或阵发性咳嗽，停用ACEI药（血管紧张素转换酶抑制剂），3～5天咳嗽消逝。
- **治法**：疏利三焦，清解郁火。
- **方药**：柴胡汤加蝉蜕透散法，柴胡、黄芩、法半夏、甘草、白芍、蝉蜕、杏仁。
- **出处**：孙伯青，《加减小柴胡汤治疗血管紧张素转换酶抑制剂所致咳嗽12例小结》，载于《甘肃中医》2001年第4期第8页至9页。
- **说明**：此证咳嗽为药物作用导致三焦气机郁遏，其所司之相火不得泄越，郁而化邪火迫于肺所致。
- **案例**：小柴胡汤加减治疗药咳案[52]。

李某，女，50岁。1999年10月7日初诊。

干咳阵作20余天。追问病史，患者于1月前查体发现Ⅱ期原发性高血压，始服洛丁新10毫克，每日1次，约10天后出现咳嗽无痰，夜间明显，自服冰糖炖梨5天，咳嗽不止，胸部X射线检查"两肺清晰，心膈正常"，疑为洛丁新副作用所为，嘱改用复方降压片口服。10月13日复诊，停用洛丁新后三天咳嗽即消失，但因血压复升达180/105毫米汞柱，仍续用洛丁新降压治疗，咳嗽旋即再次出现，遂来求治。诊时咳嗽频频，夜间尤剧，咽痒，口干苦，胸膺满闷，脉弦，苔薄微黄。

作气机郁遏，肺气失宣之咳嗽（ACEI副作用）处理，嘱洛丁新原剂量续服，予小柴胡汤加减，处方，柴胡12克、黄芩10克、白芍10克、蝉蜕10克、杏仁10克、甘草6克。3剂。

10月17日三诊，咽痒咳嗽已除，口苦，心烦，失眠等缓解，续以原方3剂巩固疗效。10月20日电话告知诸症释然。随访，一直服用洛丁新，血压平稳，其间除一次感冒过程中出现咳嗽外，余再未咳嗽。

按语： 本案即属药物因素引发少阳气滞，相火郁遏而上冲犯肺之证。郁火上逆为患，故其夜间咳甚而无痰；理化检查肺部无异常说明肺为受病之所，少阳为发病之源；咽痒、口干苦是郁火上冲所致；胸膺满闷、脉弦是少阳气滞使然。故可以小柴胡汤疏利少阳枢机，加蝉蜕以透散郁火，加杏仁助降气逆也。

（十九）柴胡汤加芎葛升散法

- **证型：** 风痰郁火面瘫——胆胃两经，风痰郁火，阻滞经络证。
- **主症：** 口眼歪斜，口苦口干，听觉过敏，耳部疼痛，外耳道有带状疱疹。
- **治法：** 疏风散热，化痰通络。
- **方药：** 柴胡汤加芎葛升散法，小柴胡汤去参、姜、枣、夏，加川芎、僵蚕、葛根、白芷、蒲公英、徐长卿等。
- **出处：** 刘华，《小柴胡汤治疗亨特氏综合征10例》，载于《浙江中医杂志》1989年第24卷第10期第453页。
- **案例：** 小柴胡汤加味治疗面瘫合并蛇串疮案[53]。

李某，男，47岁，2010年3月28日初诊。

患者因劳累、受凉后，于3天前出现右耳疼痛，2天前出现右侧耳廓水疱，口眼向左侧歪斜。诊见右侧眼睑闭合不全、额纹消失、鼻唇沟变浅，口眼向左歪斜，不能鼓腮、吹气，右耳灼热疼痛，右耳廓见数枚米粒大小水疱，发热，疲乏无力，食欲缺乏，口干口苦，心烦不寐，大便3日未解，舌质红，苔黄腻，脉弦细数。

诊为面瘫合并蛇串疮，证属少阳、阳明合病。治以和解少阳，清泻阳明。方用小柴胡汤合升降散加石膏。处方：柴胡20克，黄芩15克，法半夏、党参、大枣、蝉蜕、僵蚕、姜黄各10克，生石膏30克（先煎），大黄（后下）、炙甘草各6克，生姜5片。3剂。日1剂，水煎分3次温服。

二诊：右耳灼痛减轻，右耳廓未见新水疱；面瘫仍在，但有所好转；发热，口干口苦消失；纳食增加，已能入睡，大便通畅；舌质红，苔薄黄，脉弦细。上方去大黄，5剂。三诊：右耳灼痛轻微，右耳廓水疱已结痂，面瘫恢复；舌质淡红，苔薄白，脉弦细。继服上方3剂。四诊：右耳疼痛不显，右耳廓结痂逐渐脱落。再服上方3剂而愈。

按语： 本案即属于外感风寒，内引痰火，痹阻少阳、阳明经脉之证。即因劳累感寒受风,少阳相火与水液,因寒之郁遏、风之鼓舞,而搏结阻滞于少阳所循之耳旁经脉,并牵涉阳明。治疗取小柴胡汤,疏利气机以宣透郁火,合升降散加石膏,增加清消痰热之力。

（二十）柴胡汤加钩藤僵蚕平肝法

- **证型**：风痰郁火眩晕——邪犯少阳,风痰郁火,引动肝风证。
- **主症**：眩晕,不耳鸣、无耳聋,平衡失调明显,伴恶心呕吐,有类似感冒的前驱症状或病史并颇似小柴胡证。
- **治法**：辛散透热,消痰平肝。
- **方药**：柴胡汤加钩藤、僵蚕平肝法,即小柴胡汤去姜、枣加桑叶、菊花、钩藤、僵蚕、川芎。
- **出处**：张福荣,《小柴胡汤加味治疗前庭神经元炎》,载于《浙江中医杂志》1981年第11期第52页。
- **案例**：小柴胡汤加减治疗前庭神经元炎案[54]。

秦某,男,60岁。1984年1月18日初诊。

因外感发热4日,今晨起床顿感头目眩晕,房屋旋转。耳科诊断为前庭神经元炎。患者愿服中药,延余诊治。患者自觉全身及房屋旋转摇摆,不敢启目。恶风身热、颈项强痛,口苦干渴,胸胁满闷,心烦欲呕,吐白色黏稠痰,大便略干。舌淡红,苔薄白黄,脉浮弦。

处方,柴胡、黄芩、法半夏、杭菊花各10克,板蓝根、党参各20克,葛根、山楂、大枣各15克,甘草3克,生姜6克,水煎温服。

服1剂旋转性眩晕即止,2剂诸症消失。随访5年多未复发。

按语：本案属于少阳中风,引动肝风之证。头目眩晕,房屋旋转是风之动性使然,伴呕吐白色黏稠痰是风气鼓津成痰而上泛;外感后眩晕剧烈并反复,当为兼动内风,同气相加使然;恶风身热、颈项强痛、口苦干渴、胸胁满闷、心烦欲呕等症皆是风寒郁火于少阳之见症。故治以小柴胡汤疏散少阳外风郁火,加菊花、钩藤、僵蚕等平肝之品以制内动之肝风。

（二十一）小柴胡加银翘白茅根清散法

· **证型**：少阳上感风水——少阳风邪挟热，由上及下证。

· **主症**：风水因上感、咽炎、扁桃体炎而引发，浮肿而咽痛，可伴有口苦、咽干、头目眩晕、不欲饮食等少阳主症。

· **治法**：宣通三焦枢机，兼以疏风清热。

· **方药**：小柴胡加银翘白茅根清散法，小柴胡汤去参加银花、连翘、白茅根、水蛭，或合银翘马勃散。

· **出处**：苏玉仑，《复方小柴胡汤治疗急性肾小球肾炎36例》，载于《天津中医学院学报》1987年第2期第41页至42页。张振东、苏玉仑，《小柴胡汤加减治疗风水病27例》，载于《辽宁中医杂志》1990年第8期第36页至37页。

· **说明**：加减，益母草、小蓟、菊花。

· **案例**：小柴胡汤加减治疗急性肾炎案[55]。

邓某，男性，45岁，2004年4月18日初诊。

患者头面浮肿，双下肢水肿4周，伴寒热往来，口苦咽干，小便黄少，舌尖红，苔薄黄，脉浮弦，查体见血压130/76毫米汞柱，双下肢按之轻度凹陷，双肾区叩击痛。血常规示，白细胞8×10^9/升，中性粒细胞76%；尿常规示，红细胞（+++），白细胞（++），蛋白（+）；肾功能正常。

西医诊断为急性肾炎；中医诊为水肿（风水），证属外邪侵袭、肺气失宣、三焦气化不利。治当和解少阳、疏利三焦、利水消肿。予小柴胡汤加味：柴胡24克、黄芩12克、半夏12克、党参15克、甘草5克、白茅根30克、蝉蜕15克、茯苓15克、泽泻15克、金银花30克、鱼腥草30克、益母草30克、生姜3片。5剂，水煎温服。嘱其注意休息，低盐饮食。

4月25日复诊，水肿已不明显，效不更方。守方加减治疗月余，诸症消失，复查血尿常规均为正常，继服六味地黄汤5剂善后。

按语：本案属于少阳中风郁热于上，下及少阴肾脏之证。其之所以能从少阳传至少阴肾，一因经脉联系，即少阳之脉上入颅颡、肾脉挟咽，两经于咽喉部位有交叉；二因功能联系，即少阳三焦为行水之道，而肾主一身之水液，共主水之布藏的关联。故治以小柴胡汤和三焦枢机，以疏利水道兼散风邪，加金银花、白茅根与泽泻、益母草等，兼顾清热与利水之治。

（二十二）柴胡汤加菊花蒺藜祛风法

·**证型**：风郁火偏头痛 1——内外相引，肝胆风痰郁火上攻证。

·**主症**：头一侧或两侧剧痛，反复发作 3 次以上，或持续 1 月以上。痛时伴恶心、目胀，除外颅内及五官病变、高血压头痛。附，痛剧可伴恶心呕吐、汗出肢冷，甚至血压下降、或痛性晕厥、痛性休克等全身情况。

·**治法**：清解肝胆郁火，兼祛风化痰。

·**方药**：柴胡汤加菊花、蒺藜祛风法，小柴胡汤去参、姜、枣加菊花、刺蒺藜、钩藤、白芍、竹茹等。

·**出处**：胡硕龙，《加减小柴胡汤治疗头痛 56 例》，载于《湖南中医杂志》2004 年第 2 期第 33 页至 34 页。王发强、廉玉珠，《大柴胡汤加味治疗血管性头痛》，载于《长治医学院学报》1996 年第 1 期第 66 页。

·**案例**：小柴胡汤化裁治疗偏头痛案[56]。

某女，48 岁。于 2002 年 5 月 12 日就诊。

反复左侧头痛 20 年，性格急躁，怒后发作，长期服头痛粉、去痛片无效，TCD 检查示：大脑中动脉弹性减退。头胀如裂、跳痛，目胀欲突，口苦咽干，胸中烦乱而易怒，睡眠差，便秘，5 日未行，舌质红，脉弦劲有力。

辨为肝胆郁热型，用小柴胡汤去太子参、大枣加牡丹皮、栀子、郁金、大黄，水煎服，3 剂而愈。

2 个月随访诸症未作，再服 3 剂巩固疗效，以预防复发。

按语：本案属于肝经有火，随风上攻头目之证。头为诸阳之会，火性急迫而风喜上行，两阳相搏，上攻有力，首脑空灵，难堪容耐，痛势猛烈，并因火热丰隆，经脉胀满，故胀痛如裂；因风性动摇而亦兼有跳动；性格急躁、怒后发作、胸中烦乱也为肝郁化火之体。治疗一以小柴胡汤疏泄肝气，更加牡丹皮、栀子、大黄等苦降之品，力泻肝火之势。

（二十三）柴胡汤加黄连泻火法

·**证型**：湿火伏郁口疮——少阳太阴，湿火郁蒸证。

- **主症**：好发口舌生疮，可伴咳嗽头痛、眼目角痛等症。
- **治法**：清透火毒。
- **方药**：柴胡汤加黄连泻火法，柴胡、黄芩、法半夏、生甘草、黄连。
- **出处**：《石室秘录》小柴胡汤；陆江涛，《小柴胡汤加黄连治疗复发性口腔溃疡40例》，载于《陕西中医学院学报》1999年第4期第39页。
- **说明**：或合柴胡泻心汤法。
- **案例**：小柴胡汤加减治疗口腔溃疡案[57]。

患者，女，22岁。每逢生气后出现口疮，同时双乳胀，而且急躁易怒，口苦，舌红，苔薄白，脉弦数。

处方：柴胡12克、黄芩10克、法半夏10克、生甘草6克、炙甘草6克、生姜3片、大枣5枚、太子参12克、郁金12克、生地15克、竹叶15克、灯心草5克、王不留行15克。

调理10余剂痊愈，随访半年未复发。

按语：本案属于气郁化火，上熏于口窍之证。每逢生气出现口疮、同时双乳胀，且急躁易怒，皆是肝气不得疏泄，郁滞化火上扰使然；苦为火味，火炽苗窍也令口苦。治以小柴胡汤合导赤散，解肝气之郁与清心之火并行，另加郁金以增疏气之功，加王不留行佐以散结之力，或取效更捷。

（二十四）柴胡汤加黄连紫草清斑法

- **证型**：伤寒动火发斑——少阳兼少阴，郁火动血证。
- **主症**：气分有热而发斑。
- **治法**：疏气清火，透热转气。
- **方药**：柴胡汤加黄连紫草清斑法，柴胡、黄芩、法半夏、党参、甘草、黄连、紫草。
- **出处**：《寿世保元》柴胡汤。
- **说明**：热入营血分而出现斑疹，可由卫分郁遏热不得透散迫于营分所致，亦可因气分热盛直入血分。
- **案例**：小柴胡汤加减治疗发热斑疹案[59]。

某某，男，汉族，34岁。患者以"发热待查"于1991年9月7日收住我院内科。入院检查，血常规：血红蛋白124克/升，白细胞$4×10^9$/升，淋巴32%，中性68%。

肥达试验，各指标呈阴性。胸片示：两肺纹理增粗重；B超示：肝胆双肾无异常；肝功提示：谷丙转氨酶230单位。经抗炎对症治疗，静脉滴注青霉素、氨苄西林（氨苄青霉素），口服克感敏、去痛片（索米痛片），无效，体温持续在38.4～39℃之间。9月12日邀余会诊。自述时冷时热8天，口苦咽干，不思饮食，疲乏无力，头晕，头痛欲裂，皮肤触之即痛，伴双下肢红色斑疹4天，大便干，小便黄，视口唇干裂，咽红，舌质红、少苔，脉弦数。

辨为邪仍在少阳为主，当以小柴胡汤为主方和解，佐清热凉血解毒。处方：柴胡、生石膏、黄芩、赤芍、白芷、菊花、玄参各15克，葛根、生地各12克，银花、连翘各20克，细辛4克，生大黄6克，桑叶、荷叶各10克，姜3片，枣4枚。水煎服，1日1剂。

3剂后，9月16日二诊，体温降至37.1℃，诸症悉减。上方继进2剂巩固疗效。9月18日复诊，体温36.6℃，斑疹消退，微感口干、头痛，饮食增加，服下方调理：柴胡、黄芩各10克，沙参、玄参各15克，银花、连翘各15克，细辛4克，桑叶、荷叶各10克，姜3片，枣5枚。2剂告愈出院。

按语：本案属于少阳相火被郁，内逼扰于营血之证。患者时冷时热，热时畏寒，可知卫分被阴邪郁遏；不思饮食是其气分也受阻；口苦咽干、头晕头痛如裂乃郁火上炎；相火不得卫分宣透与气分疏达，被逼扰于营血则现咽红、双下肢发红色斑疹等营络热壅之症。治疗务必透热转气，故以小柴胡汤疏气散火为主，配加玄参、桑叶、银花、连翘等，兼带清营透热。

（二十五）柴胡汤加蝉蜕赤芍清透法

- 证型：慢性荨麻疹——少阳外受邪风，内郁痰火，搏于肤腠证。
- 主症：瘾疹或风疹反复发作，迁延不愈（伴有胸中烦闷，时作恶心，口干）。
- 治法：疏风散火，内外双调。
- 方药：柴胡汤加蝉蜕赤芍清透法，柴胡、黄芩、法半夏、炙甘草、防风、蝉蜕、白鲜皮、赤芍。
- 出处：向东方，《小柴胡汤治疗慢性荨麻疹21例》，载于《实用中医药杂志》2000年第1期第29页。
- 说明：加减，桂枝、芍药、僵蚕、马齿苋、牡丹皮、生地。
- 案例：小柴胡汤加减治疗慢性荨麻疹案[60]140。

患者付某某，男，54岁，因"反复躯干、四肢水肿性红斑骤起骤消，瘙痒2年"就诊，患者两年前无明显诱因躯干、四肢出现大小不一，形态不一水肿性红斑，3小时左右可自行消退，夜间及受热后加剧，口服多种抗组胺药可暂获效。口干口苦，纳食和睡眠尚可，二便调，舌红，苔薄黄，脉弦。

诊断为慢性荨麻疹，辨证为少阳枢机不利兼夹血热，方选小柴胡汤加减：柴胡15克、党参10克、黄芩12克、法半夏12克、大枣10克、炙甘草10克、赤芍15克、牡丹皮15克、白鲜皮20克、刺蒺藜20克。

服药3剂后皮损发作明显减少，面积缩小，约40分钟可自行消退，效不更方，继予上方加减治疗，6剂后无皮损发生，随访2月无复发。

按语：本案即属于外风引动痰热外发于肤腠之证。皮损骤起骤消且瘙痒明显，是风邪为患，因痒为泄风，风性善动也；局部皮损色红且夜间及受热加重，是内伏有热也；局部皮损呈水肿性突起、又随起随消，且退后不留痕迹，是痰随风游，居无定处；口干口苦而脉弦，是少阳气郁，火失宣达之征。故以小柴胡汤外散风邪，内疏气机，兼消痰水，另加白鲜皮、刺蒺藜与牡丹皮、赤芍，以助外风之透达，内热凉消，则痰亦自无引动为患之机矣。

（二十六）柴胡汤加银翘木通泽泻清利法

- 证型：肝经湿热囊痈——肝经湿热郁滞，蕴毒下壅经窍证。
- 主症：囊痈之初，阴囊红肿疼痛，尚未成脓，身有寒热，口干，溲赤等。
- 治法：疏气散结，清肝利湿。
- 方药：柴胡汤加银翘木通泽泻清利法，小柴胡汤去姜、枣加银花、连翘、泽泻、木通、石苇、牛膝。
- 出处：陈九明，《小柴胡汤加减治疗囊痈的临床体会》，载于《赤脚医生杂志》1979年第8期第14页。
- 说明：参考龙胆泻肝汤意。
- 案例：小柴胡汤加减治疗囊痈案[60]140。

王某某，24岁，职工。1972年4月29日初诊。

初患腮腺炎，继而阴囊肿大，形如鸭蛋，高热灼手，睾丸坚硬疼痛，并见寒热往来，口苦，头昏头痛，少腹及两胁均牵引作痛，小便黄涩，大便稍泻，舌红苔黄腻，脉弦数。

服西药5日无效，改用下方：柴胡16克、黄芩16克、党参14克、法半夏12克、甘草10克、银花25克、连翘16克、泽泻16克、木通6克、石苇20克、川牛膝16克。水煎，日服1剂。并用威灵仙20克（鲜药50克），加水800毫升，煎半小时，待温，浴洗阴囊，日5～6次。

经3天治疗，痊愈，7年未发。

按语：本案属于少阳湿郁热毒，下陷厥阴肝脉之证。即其先患腮腺炎，后发阴囊肿大，是少阳上受之邪，循经下传于厥阴也。肝脉络阴器、抵少腹、布胸胁、上于头也，湿热毒邪郁阻肝经，应见阴囊肿大、睾丸坚硬疼痛、少腹及两胁均牵引作痛、头昏头痛等症。治疗特以小柴胡汤入肝经、出少阳，宣达气机以化解湿热郁滞之由，配加木通、泽泻、银花、连翘等，佐以清解湿热之毒。

（二十七）柴胡清燥汤

- **证型**：瘟疫病后余热——少阳阳明，湿热膜原，热余伤津证。
- **主症**：（湿热）瘟疫下之后，或数下，膜原尚有余邪，未尽传胃，邪与胃气并，热不能顿除。
- **治法**：清透余热，生津润燥。
- **方药**：柴胡清燥汤，柴胡、黄芩、甘草、生姜、大枣、天花粉、知母、陈皮。
- **出处**：《瘟疫论》柴胡清燥汤。
- **说明**：可用于胃肠疾病下之后余邪未尽，津液已伤之证。
- **案例**：柴胡清燥汤加减治疗新冠肺炎案[61]。

患者，女，30岁。

主诉"确诊新型冠状病毒感染出院后6天，肺炎症状加重5天"。

现病史：患者于2020年1月11日无明显诱因出现咳嗽，干咳。1月29日查新型冠状病毒核酸阳性，收入感染科住院治疗。后于1月31日、2月4日两次行新型冠状病毒核酸实验显示阴性。2月6日出院，回家隔离。2月7日患者出现低热、咳嗽、头疼、眼胀等不适，今日来院复查血常规＋CRP未见异常，胸部CT考虑病毒性肺炎。2020年2月12日再次收住入院。起病来，精神、食欲、睡眠欠佳，体力下降，体重变化不大。西医治疗常规给予抗病毒、抗感染、雾化吸入及对症支持治疗。

初诊（2月14日）：患者仍发热，低热为主，38.3℃左右，每于下午5～6时出现，可自行消退，怕冷，头不痛，出汗不多，伴咳嗽，咳白痰，痰不多，咳嗽剧烈时伴有喘气，动则咳喘加重。近日口干、口苦，食欲差，进食不多，大便1～2日一行，成形。

舌淡红，苔薄白。处方，柴胡20克、黄芩10克、法半夏10克、党参15克、全瓜蒌10克、槟榔10克、草果15克、厚朴15克、知母10克、芍药10克、生甘草10克、陈皮10克、虎杖10克。3剂，代煎。

二诊（2月18日）：患者诉服药后，每日大便两次，成形。体温近三日最高37.2 ℃。咳嗽稍减，仍活动后咳嗽，咳甚后伴有喘气。无明显头痛，无畏寒，汗出不多，无鼻塞流涕，无明显胸闷胸痛等症，食欲差，饮食后腹胀。月经昨日至，经量可。2月17日做CT：病毒性肺炎，与2020年2月12日的情况对比，范围扩大。舌淡红，舌体稍胖，边有齿痕，苔薄白。处方，柴胡10克、黄芩10克、法半夏10克、全瓜蒌10克、黄连10克、枳实15克、甘草6克、浙贝母20克、桔梗10克、百部10克、前胡10克、紫菀10克、款冬花10克、槟榔15克、草果6克、藿香10克、佩兰10克、虎杖10克。3剂。

三诊（2月21日）：患者诉服药后，体温恢复正常，口干口苦减轻，咳嗽稍减，已经不喘气。无明显头痛，汗出不多，无鼻塞流涕，无明显胸闷胸痛等症，食欲较前好转。舌淡红，苔白。处方，"肺炎1号"（柴胡20克、黄芩10克、法半夏10克、党参15克、全瓜蒌10克、槟榔10克、草果15克、厚朴15克、知母10克、芍药10克、生甘草10克、陈皮10克、虎杖10克）。5瓶，每天1瓶，分3次温服。

四诊（2月23日）：患者诉服药后未再发热，基本无喘气，口干口苦消失，偶咳，痰不多。2月22日肺部CT与2月17日对比病灶明显吸收好转。2月24日查病毒核酸检测阴性出院。出院后继续服用"肺炎1号"巩固。

按语：本案属于疫毒余邪留扰于少阳、太阴手经之证。先怕冷后发热是卫分仍被郁遏，卫阳蓄积与邪气抗争所致；咳嗽，咳白痰，咳嗽剧烈伴有喘气，肺部CT检查炎症改变是痰湿蕴于肺，肺气为之不利也；口干口苦、大便不畅、饮食后腹胀是相火因气机而郁遏，胃肠之气为之不得正常顺降也。故治疗以小柴胡转利枢机以促邪气外达，合清燥汤清透湿热余邪也。

（二十八）小柴胡汤加竹茹枳壳瓦楞子法

- **证型**：胆胃不和脘痛——气滞郁热，胆逆犯胃证。
- **主症**：脘部胀痛连胁、压痛，嗳气，嘈杂，口干、口苦，呕吐黄水，食欲缺乏，舌暗红，苔黄腻，脉弦兼细滑。
- **治法**：疏气解郁，清泄胆热，和降胃气。

- **方药**：小柴胡汤加竹茹、枳壳、瓦楞子法，柴胡、黄芩、法半夏、甘草、竹茹、枳壳、瓦楞子。
- **出处**：孙书义，马梅琴，《小柴胡汤加减治疗胆汁反流性胃炎72例》，载于《河北中医》1994年第4期第30页。杨冬梅、赖登红，《小柴胡汤合旋覆代赭汤治疗胆汁反流性胃炎45例》，载于《江西中医药》2009年第40卷第10期第30页至31页。
- **说明**：加减，痛甚加川楝、郁金，灼痛加黄连，呕甚加代赭石。
- **案例**：小柴胡汤加减治疗胆汁反流性胃炎案[62]。

吴某，男，15岁。2005年9月29日初诊。

反复上腹部疼痛、泛酸2年余，某医院胃镜检查提示：胆汁反流性胃炎合并反流性食道炎。经多种西药治疗症状虽能缓解，但反复发作不愈而求诊于中医。诊见：胃脘疼痛，饱胀不适，纳呆嗳气，口苦泛酸，精神倦怠，时有惊悸，面色无华，大便干结，舌质黯、苔微腻，脉弦数。证属胆胃郁热，胃失和降，治拟疏泄胆气，和胃降逆。处方：柴胡10克、黄芩6克、姜半夏6克、太子参10克、生姜5克、甘草5克、枳壳10克、竹茹10克、白芍10克、陈皮5克。

5剂后胃脘疼痛减轻，泛酸减少，大便转软，原方续进7剂。10月13日来诊，诉药后诸症均有好转，但昨晚因进食饮品，加之准备考试，胃痛又作，泛酸增多，上方加黄连5克、海螵蛸15克、丹参10克，又进7剂。药后胃痛明显减轻，泛酸减少，胃纳增多，口苦、惊悸均除，原方续服共达35剂时，诸症消失，舌脉正常。服至48剂后停药，胃镜复查：胆汁反流消失，充血水肿消失，病理报告炎症细胞浸润明显改善，随访未复发。

按语：本案属于胆胃不和，气滞郁热之证。口苦泛酸是胆郁化热，木曲作酸也；时有惊悸是胆气不得疏泄，以致所主神志之中正功能失职；大便干结是胆气郁滞，不能顺降胃肠之气所致；胃脘疼痛、饱胀不适、纳呆嗳气也是胆不疏胃、气滞于内之征。故以小柴胡汤，疏气机而利胆胃，加竹茹、枳壳等加强其降气除热之功。

（二十九）小柴胡合小陷胸汤加瓦楞子法

- **证型**：胃脘痞痛嘈杂——肝胆气滞，郁火犯胃证。
- **主症**：反复胸骨后烧感或疼痛，泛酸，嗳气，胸脘痞闷或兼腹满，口干口苦，大便干等。
- **治法**：疏泄肝胆，降气和胃。

- **方药**：小柴胡合小陷胸汤加瓦楞子法，柴胡、黄芩、法半夏、党参、甘草、瓦楞子、黄连、法半夏、瓜蒌实。
- **出处**：王贤斌、傅赛萍，《经方组合治疗返（反）流性食管炎》，载于《湖北中医杂志》1997年第3期第20页至21页。
- **说明**：胸脘痞痛合小陷胸汤，便结加火麻仁。
- **案例**：柴胡陷胸汤加减治疗胆汁反流性胃炎案[63]。

马某某，男，46岁。2002年3月28日初诊。

患胆结石病5年，胃脘胀痛3年余，近因酒食过度以致胃痛加重1月。心下痞硬，食后加重、嗳气呕苦，口苦咽干，小便黄，大便干结，查上腹部压痛，舌质暗红，舌苔黄，脉沉弦滑，胃镜检查示：胆汁反流性胃炎。B超检查示：胆结石。

辨证属于肝胆郁热，横逆犯胃，胃失通降，胆汁上泛，兼阳明腑实。治法：疏肝利胆，降胃导滞，通腑泄热。药用：柴胡15克、黄芩10克、法半夏10克、生姜3片、黄连6克、瓜蒌15克、枳实10克、白芍15克、大黄10克、焦麦芽10克、焦山楂10克、焦神曲10克、葛花10克。每日1剂，水煎服。

服5剂后，胃脘胀痛、嗳气口苦明显减轻，大便如常，舌苔薄黄，脉沉弦细。腑实已除，胃肠恢复通降之机，仍以柴胡陷胸汤加减。柴胡15克、黄芩10克、法半夏10克、党参10克、丹参15克、生姜3片、大枣5枚、黄连6克、瓜蒌10克、枳壳10克、三七粉3克（冲服）。每日1剂，水煎服。服30剂胃脘痛止，无闷胀，苔薄白，脉沉缓，胃镜复查示：慢性浅表性胃炎、未见胆汁反流。

按语：本案属于胆郁犯胃，气滞痰阻之证。胆石之患，非一日之功，乃气疏不及久渐而成。酒石之积，阻滞胆胃气机，则发胃痛脘痞等症；心下痞硬、上腹压痛，为兼有形痰结；嗳气便难是胃滞连肠，腑气失降也。治以小柴胡汤疏胆利胃，合小陷胸汤苦涤痰结。

（三十）柴胡汤加茵陈栀子清利法

- **证型**：肝胆湿热发瘅——肝胆失疏，湿中蕴热证。
- **主症**：乏力，食欲缺乏，腹胀，胁痛，大便溏滞等。起病时多见寒热、呕恶、胁腹痛等（类似少阳证）。
- **治法**：疏利肝胆，兼清湿热。
- **方药**：柴胡汤加茵陈栀子清利法，柴胡、黄芩、法半夏、甘草、郁金、连翘、板蓝根、蒲公英。

- **出处**：钱君达、葛彦，《加减小柴胡汤治愈急性病毒性肝炎 100 例》，载于《陕西中医》1989 年第 1 期第 30 页至 31 页。袁长津、辛卫平，《小柴胡汤加减治疗病毒性肝炎的体会——附 307 例临床分析》，载于《湖南中医杂志》1989 年第 3 期第 5 页至 7 页。施艳金，《小柴胡汤合茵陈蒿汤治疗急性黄疸型肝炎 50 例临床观察》，载于《中国乡村医生杂志》1995 年第 8 期第 28 页。
- **说明**：加减，发黄者加茵陈，且腹胀便难者合茵陈蒿汤。
- **案例**：小柴胡加减治疗急性病毒性肝炎案[64]。

杨某某，男，12 岁，学生。1992 年 5 月 6 日初诊。

患儿 30 天前自觉疲乏，发热，纳呆，家人以为感冒未予重视，继则巩膜黄染，经某医院诊断为急性病毒性甲型肝炎。给予口服肝太乐，维生素及静脉滴注肌苷等治疗不佳，遂转我院就诊。刻诊：患儿疲乏，纳呆，泛恶，小便黄赤如浓茶，伴口渴，舌质红，苔黄腻，脉滑数，肝大右肋下两横指，叩痛，TTT12°，SGPT120°，血清 HBAg（-）。诊断为急性病毒性甲型肝炎。

用方：柴胡 12 克、黄芩 10 克、法半夏 10 克、茵陈 20 克、党参 6 克、白芍 10 克、丹参 15 克、郁金 10 克、川楝子 10 克。每日 1 剂，水煎服。10 天为一疗程。

加减治疗 2 个疗程后痊愈，随访 1 年正常。

按语：本案属于湿热浊邪蕴于肝胆之证。疲乏、纳呆泛恶是湿浊阻气，胃肠为之壅阻，不得正常顺降也；小便黄赤如浓茶、身发黄色是湿热浊邪不得下泄，土壅木郁，肝胆不能疏泄，胆汁不能正常疏泄而外溢于肌肤所致。故治疗以小柴胡汤疏泄肝胆气机，加茵陈、郁金等以清利湿热浊邪，加川楝子是增加其苦降肝气之功。

（三十一）柴胡加龙骨牡蛎汤

【正治】

- **证型**：伤寒内陷惊悸——少阳兼厥阴（包络），寒水郁火，逆扰心神证。
- **主症**：少阳感寒，寒热发作有时，误以攻下，继发胸满、烦惊，小便不利、谵语，一身尽重、不可转侧。
- **治法**：和解宣利，兼以清镇。
- **方药**：柴胡加龙骨牡蛎汤，柴胡、黄芩、法半夏、人参、大枣、桂枝、铅丹、龙骨、牡蛎、大黄。

- **出处**：《伤寒论》第107条。
- **说明**：邪至少阳，影响水火敷布功能，火逆心包，出现神志功能异常，水气异常，若不能下达出现小便不利，若外溢少阳所主之腠理出现一身尽重。
- **案例**：柴胡加龙骨牡蛎汤治疗发狂案[60]155。

李某某，女，35岁。患者平素善愁易怒，郁郁寡欢。1960年冬季起，自觉微恶风寒，浑身不适，随即失眠魇梦，继即精神失常，四五日后狂躁大作，打人骂人，撕衣裸体。至1961年渐复常态。入冬原病又作，经四月余，前症又渐消失。1962年11月中旬又复发。当时适余下乡乃邀诊。

患者已三日不眠，服西药安眠药无效，言语举止异于常人。面赤，畏风，便秘，溲赤。脉弦细，舌苔薄。

处方，龙骨、茯苓各9克，牡蛎、夏枯草各12克，黄芩、炒山栀各6克，柴胡3克，半夏、龙胆草、当归龙荟丸各4.5克，桂枝、甘草各2.4克，珍珠母30克，广丹1.5克。

药后即能入睡，连服3天，语言不乱，诸症已趋正常。后以柴胡加龙骨牡蛎汤去姜、枣、大黄、广丹加生地、生铁路、龙胆草、夏枯草。服五六剂。月余来院门诊，一切如常人，唯易烦躁，纳闷。续给甘麦大枣汤加五味子、酸枣仁、龙齿、珍珠母等常服。一年未见复发。

按语：本案属于肝气素郁之人，叠加阴邪外束，以致相火不宣，内扰心包之证。平素善愁易怒，郁郁寡欢是为肝气素郁；病起冬季，初觉恶寒，周身不适是风寒外郁之由；厥阴心包代心用事，为郁火内扰，则神志不安，故现失眠魇梦、精神失常等症。故以小柴胡汤既能疏利气机、亦能疏散风寒，除其郁火之由，加龙骨、牡蛎等镇安心包之神。

【权变】

- **证型**：少阳病耳眩晕——肝胆气逆，少阳枢机不利证。
- **主症**：阵发眩晕，或经期前后更频，常无显著的前驱症，或患耳有重压、堵塞感，耳后钝痛、耳周发热等前驱症，发时突然，事物旋转，如乘舟车，睁目、转头则加剧，多伴耳鸣、耳聋、恶心呕吐、面色苍白、出汗等（自主神经紊乱症），舌淡、苔白，脉弦数，多由情志刺激而发，或因劳累、失眠而诱发。
- **治法**：平肝降逆，疏气利胆。
- **方药**：小柴胡加龙牡汤法，即小柴胡汤原方（略）加白芍、龙骨、牡蛎。

・**出处**：陈洁，《小柴胡汤治疗梅尼埃病40例》，载于《湖北中医杂志》1994年第16卷第6期第11页至12页。

・**说明**：加减参考，珍珠母、栀子、何首乌、女贞子。肝胆郁火是因胆气不疏而起，故治疗尚需平肝降火的同时，疏泄胆经之气机。

・**案例**：小柴胡汤化裁治疗眩晕案[65]。

雷某某，女性，58岁，本县码头镇诗南村人。1984年10月14日初诊。

五日前患寒热往来，经治疗后，症已消失，昨天突然眩晕发作，如立舟之状，旋转不定，转头更甚，双目不敢睁开，呕逆频作，口苦、不欲饮食，经乡村医生用镇静药治疗，服后入睡，不知所苦，但醒后诸症如故。脉弦细数，舌质红，苔薄黄，拟诊为肝阳上扰清空而眩晕，治以天麻钩藤饮，连服3剂未见功效。又再邀余诊治，脉症如故，因思尚有口苦、不欲饮食之少阳证。

试从和解肝胆、止眩降逆之法，治之用小柴胡汤加味：柴胡12克，黄芩、法半夏、党参各9克，炙甘草6克，生姜3片，红枣4枚（剖），竹茹2粒，珍珠母、代赭石各20克，双钩藤15克（后下）。

1剂知，3剂服完能下床协理家务。

按语：此案属于少阳受邪，风挟相火，上扰清窍之证。眩晕旋转，伴呕逆频作，是风火之性上扰；往来寒热虽除，但口苦仍不欲饮食，为少阳气滞，相火被郁仍在。镇静之药虽能取效于一时，但压抑气机，郁火难除，病必不解。取以小柴胡汤法，可除其气滞郁火之本，佐以珍珠母、代赭石、竹茹、钩藤等镇降之品，兼治继发上逆之标。

（三十二）柴胡加龙骨牡蛎汤加竹沥法

・**证型**：温病内陷惊悸——少阳兼手厥阴，风温夹痰，逆扰心包，水火失调证。

・**主症**：于三月间发热，胸闷不食，大便不通，小便不利，身重汗少，心悸而惊，间加谵语，脉弦缓。

・**治法**：疏风清热，重镇兼利。

・**方药**：柴胡加龙骨牡蛎汤加竹沥法，竹叶柴胡、黄芩、法半夏、人参、大枣、桂枝、铅丹、龙骨、牡蛎、大黄、竹沥、连翘。

・**出处**：《续名医类案·温病》。

・**说明**：乃时行外感，值少阳司天之令，少阳证虽少，其机显然。脉弦发热者，少阳本象也。胸闷不食者，逆于少阳之枢分也。少阳三焦内合心包，不解则烦而惊，甚则阳明胃气不和而谵语。少阳循身之侧，枢机不利，则身重而不能转侧。三焦失职，则小便不利。津液不下，则大便不通。

・**案例**：柴胡加龙骨牡蛎汤加竹沥法治疗精神分裂症案[60]155。

彭某某，女，26岁，未婚，职工。病头痛，昼夜不眠，精神恍惚，语无伦次，惊惧避人，独居暗处，郁郁不乐，遇事多猜疑，口干苦，大便燥结已数年，2～4日1行。舌质微红、苔薄黄而腻，脉弦而数。西医诊断为精神分裂症。拟柴胡加龙骨牡蛎汤加胆南星、石菖蒲，并仿甘麦大枣汤意。

柴胡15克、黄芩12克、法半夏9克、党参24克、生姜9克、大枣15克、茯苓12克、桂枝6克、生白芍24克、龙骨24克、牡蛎24克、代赭石24克、大黄3克、胆南星9克、石菖蒲9克、炙甘草9克、小麦30克。服20余剂而愈。

・**按语**：本案属于突病肝郁，气滞化火，夹痰而逆扰心包之证。肝郁气滞无形之病，化火合痰则附有形，则易内扰心包，故影响神机出入，则出现精神恍惚、语无伦次、惊惧避人等症；其大便燥结一是因火性煎津，肠道失润，二是气机本滞，腑气也失顺降。故治以小柴胡汤疏气散火治源，加石菖蒲、胆南星化痰开窍，加龙骨牡蛎潜镇定志，急截其流。

（三十三）小柴胡汤合苇茎汤 / 柴胡升麻汤

・**证型**：郁火乘金急咳——表寒入里，化热犯肺证。
・**主症**：发热，胸胁胀闷，咳嗽气急，夜剧痰白或稀或黏，声嘶喉痛，口苦咽干，心烦欲呕，舌红苔薄黄，脉弦数。
・**治法**：解表清里，润肺止咳。
・**方药**：小柴胡汤合苇茎汤或柴胡升麻汤，柴胡、黄芩、法半夏、甘草、葛根、连翘、芦根、冬瓜仁、桃仁、薏苡仁、石膏、车前子。
・**出处**：《古今医鉴》柴胡升麻汤；李广文，《验方加减辨治急性支气管炎78例》，载于《云南中医学院学报》2001年第3期第50页至51页；黄长林、李瑞祥，《小柴胡汤合千金苇茎汤加减治疗咳嗽70例临床观察》，载于《云南中医中药杂志》1995年第6期第11页至12页。
・**说明**：或用柴胡升麻汤（小柴胡汤去参枣，加升、葛、枳、桔、二母、玄参、桑皮）。
・**案例**：小柴胡汤合千金苇茎汤治疗咳嗽案[66]。

赵某，女，35岁。省机电公司职工。1994年10月9日就诊。

病者于半月前因天阴下雨受寒引起感冒恶寒发热，咳嗽头痛。次日做客进食鱼虾等物后咳嗽加剧，声嘶哑，咽痒疼，咳嗽连声不止，痰少而黏稠，夜间加重，口苦恶心，胸闷气短，心烦，纳少眠差，口干，大便结，两日一行，舌红，苔薄白少津，舌边有齿痕。脉弦细带数。

此外邪入里，表里同病。处方，柴胡12克、黄芩12克、法半夏15克、苏条参15克、苇茎25克、薏苡仁30克、冬瓜仁20克、桃仁12克、苏子12克、葶苈子15克、瓜蒌壳12克、蒲公英30克、甘草3克，两剂。

1994年10月21日复诊，服前方两剂咳减，口苦恶心除，咽痒声嘶好转，现咽痒才咳，痰少而黏稠，夜间咽痛，纳少梦多，全身少力，二便尚可。舌红苔薄白，脉细弦。处方，柴胡12克、黄芩12克、法半夏15克、苏条参15克、苇茎20克、薏苡仁30克、冬瓜仁25克、桃仁12克、玄参15克、麦冬15克、桔梗12克、防风12克、甘草3克，两剂而病愈。

按语：本案属于少阳太阴手经同病，风寒上犯其表，痰热相搏其里之证。感冒寒热咳嗽，为风寒邪气侵犯肺卫渐及肺脏之候，病位属肺当然没有疑义，唯其出现头痛一症，当知病位亦有牵涉阳经也。因阳经上头而肺脉不上头也，参其有口苦恶心、胸闷等症，是病位涉及少阳也。故治疗以小柴胡汤疏达气机、宣散外郁之风寒，合千金苇茎汤以加强内消痰热之力。

（三十四）柴葛解肌合温胆汤

- **证型**：三阳感寒化温——三阳合病，感寒郁热，夹湿夹痰证。
- **主症**：痢疾后感寒，壮热，头微疼，口渴，遍身疼，胸膈饱闷，烦躁耳聋，大便泻，舌白苔，脉七八至，乱而无序。
- **治法**：和解内外，疏透清化。
- **方药**：柴葛解肌合温胆汤，柴胡、葛根、黄芩、白芍、桔梗、炙甘草、桂枝、枳实、竹茹、天花粉。
- **出处**：《续名医类案·疫》。
- **说明**：此内外合邪之病，素有湿热内伏，因三阳外感寒风而引发。
- **案例**：柴葛解肌汤化裁治疗外感热病案[67]。

阮某，男，38岁。1981年8月28日初诊。

患者10多天前于田间劳动回家后出现恶寒发热、头痛身重，自服草药无效，症状逐渐加重住某卫生院，诊断为伤寒。予氯霉素及输液等治疗1周无效，体温波动在39～40 ℃之间，2天前出现血便，遂建议转上级医院治疗，因患者经济困难而求治于张老。刻见：身热壮盛，体温40.2 ℃，表情淡漠，精神恍惚，头痛、身痛，困倦，胸脘痞闷，腹隐痛，大便或溏或秘间伴血便，小便短赤，口干不欲多饮，舌红，苔黄厚腻，脉濡数。

此乃外感湿温疫毒，稽留不去，弥漫三焦，上蒙清窍，下迫肠道，肠络受损，传导失司。处方：柴胡8克、葛根12克、羌活5克、白芷5克、黄芩12克、白芍8克、石膏12克、茵陈12克、滑石12克、白头翁10克、地榆10克、槐花10克、侧柏叶10克。3剂，日1剂，水煎服。

药后体温降至38.5 ℃，大便转实，便血已除，精神爽朗，诸症减轻，上方去白头翁、地榆、槐花、侧柏叶，加木通、瞿麦、萹蓄各10克，4剂，体温降至37.7 ℃，继以青蒿鳖甲汤、增液汤加减调治收功。

按语：本案属于三阳外受寒风郁闭，内合湿热夹毒之证。头痛、身痛是风寒郁痹经脉之征，身热壮盛是卫阳蓄积抗邪之激烈反应；表情淡漠、精神恍惚是少阳气机郁滞，火气不得宣畅所致；困倦、胸脘痞闷、腹隐痛、大便或溏或秘间伴血便是湿热困阻气机，毒热伤于肠络的结果。治疗以柴葛解肌汤分解三阳内外寒热，加茵陈、滑石之流，兼助清化湿热。

（三十五）小柴胡加大青叶赤芍清凉法

· **证型**：温疫二阳合病——少阳阳明合病，湿热夹毒，漫及营分证。

· **主症**：高热持续，颜面及颈部、胸部潮红，角膜充血，伴头晕头痛。口苦咽干，渴不欲饮或喜冷饮，食欲缺乏，或恶心呕吐。上下肢及胸前可见散在出血点，或齿衄。四肢大关节痛或肌肉酸痛，腰痛较甚，疲乏无力。小便黄赤，或大便干。舌或红绛，苔白腻或黄腻。脉弦数。

· **治法**：疏解少阳为主，兼以清营解毒。

· **方药**：小柴胡加大青叶、赤芍清凉法，即小柴胡汤原方（略）加板蓝根、大青叶、赤芍。

· **出处**：丁世新，张丽霞，《小柴胡汤加味治疗登革热》，载于《河南中医》1989年第9卷第2期第10页。

- **说明**：加减，青蒿、紫草、大黄、葛根、滑石、藿香。
- **案例**：小柴胡汤加味治疗登革热案[68]。

梁某，31岁，福建民工。1987年10月17日初诊。

自诉发热7天，曾自服中药（具体药物不详），效果欠佳。就诊时仍发热，体温39.2℃，伴头晕头痛，口苦，咽干，食欲缺乏，周身疼痛，尤以腰背部为甚，目红、面赤，上肢及胸前散在皮下出血点，项背强硬，大便干，小便黄赤，舌质红，舌苔白厚腻，脉弦无力。

辨证：温热病毒，侵犯人体，邪郁少阳。治法：和解少阳，清热解毒，通下里实。处方，柴胡30克、黄芩15克、姜半夏15克、党参15克、大青叶20克、板蓝根25克、葛根15克、白茅根15克、紫草10克、川朴10克、大黄8克（后下）、生姜8片（后下）、红枣10枚、甘草5克。

服1剂，体温降至37.5℃，余证同前。遂嘱照原方再进1剂，体温已降至正常，口不苦，咽稍干，腰已不痛，项不强，皮下出血点减少，大便通畅，但仍觉体倦乏力，口淡食欲缺乏，虑其大病初瘥，邪毒虽退未清，但脾胃已虚，故于原方中去大青叶、板蓝根、葛根、大黄、紫草，柴胡减量至15克，另加薏苡仁20克、藿香10克、焦麦芽10克、焦山楂10克、焦神曲10克，又4剂而告愈。

按语：本案属于风寒郁火于少阳阳明，扰及营血之证。头痛、周身疼痛，项强是风寒痹阻两阳经脉之表；口苦咽干、目红、面赤是被郁之火热上炎；上肢及胸前散在皮下出血点是火热累及营络。故治疗一方面以柴胡剂加葛根，透散两阳外受之风寒，另一方面加大青叶、板蓝根等凉营解毒之药，配合大黄、厚朴通下之品，使内在之热毒从下而泄出。

（三十六）柴胡白虎汤

【正治】

- **证型**：少阳阳明温疟——少阳阳明合病，风邪外引，火热内发证。
- **主症**：春温发热，或热重寒轻，或但热不寒，头疼两太阳甚，胸胁痛，耳聋，口渴便泻，面赤，舌心焦燥，脉多弦数，左浮、中按有力，右关滑大或洪盛。
- **治法**：疏透少阳，清泄阳明。
- **方药**：柴胡白虎汤，柴胡、黄芩、法半夏、党参、甘草、石膏、知母、粳米。

- **出处**：《续名医类案·温病》《明医指掌》柴胡白虎汤，《重订通俗伤寒论》柴胡白虎汤。
- **说明**：病至春季而发，多挟风而至，有内外相引之机。
- **案例**：柴胡白虎汤治季节性流感高热案[69]。

王某，男，56岁。2014年1月30日初诊。

患者主诉发热8天。患者因劳累受凉致发热恶寒，头痛，周身酸痛，查血常规示：白细胞$9.13×10^9$/升，中性粒细胞72%，胸片示肺纹理增粗。经用抗生素、解热镇痛药治疗3天仍然发热，体温40.1℃，以午后为甚，不恶寒，无身痛，咳嗽不显，口干欲饮，口苦，恶心，大便5天未解，腹轻胀，舌苔薄黄，舌质偏红，脉细浮小滑。

结合2014年1～2月运气特点，应属少阳阳明合病，故予柴胡白虎汤化裁。处方：柴胡30克、黄芩10克、法半夏10克、党参15克、炙甘草5克、大枣10克、生石膏50克（先煎）、知母10克、生大黄10克（后下）、厚朴10克、炒枳壳10克、六曲10克，2剂。每日1剂，水煎服，每次150毫升，日服2次。

二诊：患者服上方1剂后即汗出，热渐降，大便通，腹胀除，2剂服完，口渴明显减轻，恶心口苦也明显缓解，体温降至正常，舌苔薄，脉细。后以清养肃肺剂3剂善后。

按语：本案属于少阳阳明合病，风邪引动，火热郁发之证。其初始因劳累受凉后而发寒热身痛等症是风邪夹寒外犯营卫，数日后转为但发热、不恶寒、身不痛，是阳明寒从热化，里热转甚。其午后热甚，也是因阳明经气旺于申酉，热得旺时而增也；其口苦恶心，大便5天未解，腹轻胀，又是少阳气机郁滞，影响胃肠之气顺降失畅也。故治以小柴胡汤合白虎汤。一以疏利少阳之气，一以清泄阳明之热。

【权变】

- **证型**：急性虹膜睫状体炎——肝胆脾胃同病，郁火上灼于目窍证。
- **主症**：一眼或双眼红痛，怕光，见光流泪，眼科相关检查伴有不同程度的视力下降、眼底炎性病变，口干口苦，大便干结，小便黄赤，舌红苔薄黄，脉弦数。
- **治法**：清肝胆郁火，泻脾胃实热。
- **方药**：柴胡白虎汤加减，柴胡、黄芩、法半夏、荆芥、天花粉、大黄、黄连、石膏、知母、茯苓、甘草。
- **出处**：夏根，《柴胡白虎汤治疗急性虹膜睫状体炎》，载于《河南中医》1997年第2期第37页至38页。
- **说明**：考虑急性虹膜睫状体炎病变在虹膜和睫状体，虹膜、睫状体血管丰富，睫状体为肌肉组织,内应于肝脾;肝经郁热上冲于目,脾胃郁火上犯清窍,皆会酿成本病。

· **案例**:柴胡白虎汤治疗急性虹膜睫状体炎案[70]。

李某,女,32岁,工人。1995年9月18日就诊。

右眼红痛,羞明流泪,视力下降3天。患者口苦咽干、大便干结,小便黄赤,舌红苔黄,脉弦数。既往右眼有虹膜睫状体炎病史,眼科检查:视力右0.1,右眼混合性充血(++),焦膜欠清,KP(++),房水混浊,瞳孔缩小,瞳孔区可见大量色素沉着,晶状体混浊,眼后段看不清。

诊断:右眼急性虹膜睫状体炎(瞳神紧小症),此因肝胆火炽、脾胃蕴热,上攻目窍所致。治以清肝泻火,通腑泄热。投柴胡白虎汤加减,药用:柴胡10克、黄芩10克、荆芥10克、法半夏10克、天花粉10克、大黄6克、黄连6克、石膏20克、知母10克、茯苓10克、甘草6克。每日1剂,水煎服。局部用1%阿托品滴眼液扩瞳,0.5%醋酸可的松滴眼液及诺氟沙星滴眼液点眼,口服吲哚美辛(消炎痛)25毫克,每日3次。

上发治疗10天,患者右眼痛消退,二便通利,右眼视力0.5,中药续上方继服10剂,患者右眼诸症消失,视力增进至1.0。

按语:本案属于肝胆脾胃郁热上攻于目窍之证。肝开窍于目,少阳循行所过部位经过目窍,故肝胆火热上攻,可现目窍红肿热痛之症,然目周眼睑亦为肌肉,为脾胃所主,故脾胃积热亦可上充于目;其口苦咽干是少阳郁火上灼,大便干结则是阳明热盛灼津,肠失其润所致。故可以小柴胡汤合白虎汤,清肝胆实火与泻脾胃实热并治兼行也。

(三十七)小柴胡汤加代赭石降逆法

· **证型**:结扎术后呕吐——肝气不舒,横犯脾胃为主证。

· **主症**:因对结扎术精神紧张恐惧,术后继发呕吐,多伴纳少、胸腹胀痛、低热、呃逆、烦躁、心悸、头晕、失眠等症。

· **治法**:疏肝降气,调和脾胃。

· **方药**:小柴胡汤加代赭石降逆法,即小柴胡汤原方(略)加代赭石或紫石英。

· **出处**:王忠民、刘茜,《小柴胡汤治疗女扎术后呕吐54例》,载于《中级医刊》1989年第1期第55页、37页、45页;李金田,《中西医结合治疗女扎术后呕吐38例》,载于《河南中医》1994年第6期第357页。

· **说明**:患者平素肝气不调之机已经存在,如精神抑郁、情志不悦,因手术肝气不调加剧,肝气乘犯脾胃。

- **案例**：小柴胡汤治疗妇女结扎术后呕吐案[71]。

孙某，女，28岁，工人。1982年3月28日行输卵管结扎术。术后2小时恶心不适，胃脘作胀，继之呕吐食物2次。伴胸闷、口苦咽干、头晕、不思饮食、心情急躁、四肢乏力，时而心悸、腹部时胀，舌质稍红，苔薄白，脉弦略数。体温37.6℃，白细胞总数9600/毫米^3，中性粒细胞77%，淋巴细胞20%，单核细胞2%，嗜酸性粒细胞1%。心电图正常。小便、大便正常。

处方，柴胡18克、黄芩15克、半夏12克、人参3克（另煎）、炙甘草9克、大枣12枚（掰开）、生姜12克，水煎，分2次服。

服药1剂，呕吐明显减轻，其他症状均有好转。再服1剂，呕吐即止，肢体较前有力，心悸未作，纳食均增。后以原方继服1剂巩固疗效。

按语：本案属于肝气郁滞，横逆犯胃之证。术后出现心情急躁是肝气之郁也。因为肝脉挟胃两旁，故肝气横逆而犯胃者较为常见。其恶心不适，胃脘作胀，呕吐食物皆是因肝气郁滞，木不疏土，而胃气不降而上逆。此时而心悸也是肝气上冲扰及于心之故。治以小柴胡汤疏肝解郁，木郁得解而能疏土，胃气复降也。

（三十八）小柴胡加射干地龙乌梅收敛法

- **证型**：肝气乘肺哮喘2——风痰阻气，肝肺升降不利证。
- **主症**：哮喘反复，发时喉中痰鸣，多伴鼻痒、胸胁闷胀，脉弦滑，情绪激动也易加剧或引发。
- **治法**：宣畅气机，平肝制风。
- **方药**：小柴胡加射干，地龙，乌梅收敛法，即小柴胡汤原方（略）加射干、地龙、乌梅、苍耳子、辛夷花。
- **出处**：段元盛，《小柴胡汤加味治疗支气管哮喘12例》，载于《新中医》2000年第2期第47页。
- **案例**：小柴胡汤加减治疗哮喘案[72]。

陈某，男，46岁，工人。1996年10月5日初诊。

自诉哮喘反复发作5年余，有间段吸烟史。5年前因患"支气管哮喘"，经某医院抗感染及对症治疗后，症状缓解，但此后每因感冒或遇天气变化易引起哮喘发作，此次发作又因感冒引起，用青霉素、地塞米松、氨茶碱及中成药后，未能完全缓解。诊见：呼吸困难，胸闷，乏力，咳痰色白量少，食欲欠佳，二便调，睡眠尚可，舌淡，苔白稍厚，脉弦滑。查体：口唇轻度发绀，双肺可闻及中等量哮鸣音，心率90次/分，心律齐，无病理性杂音。

中医辨证为痰浊阻肺，气机失畅。治以宣畅气机，化痰定喘。方用小柴胡汤加味。处方：柴胡、黄芩、法半夏、党参、射干、乌梅、地龙、苍耳子、辛夷花、紫苏子各10克，陈皮、薄荷、生姜、炙甘草各6克，大枣3枚。

服3剂后，症状完全缓解，胸闷、乏力消失，上方去紫苏子、薄荷，加茯苓15克，再服5剂，诸症悉除，随访1年未见复发。

按语：本案属于素有痰湿之体，因外风内气引动，而壅塞于肺之证。每因感冒或遇天气变化而作是风邪引发。发则呼吸困难，胸闷咳痰是风动痰湿阻肺，肺气为之不利也，有所谓"外有非时之感、膈有胶固之痰、内有壅塞之气"也。治取小柴胡汤疏气达肺，加射干、地龙、乌梅等，敛降消上冒之风痰。

第四章 和而兼下类方的证治分类

（一）小柴胡加芒硝汤

【正治】

- **证型**：两阳伤寒郁热——少阳阳明并病，热为寒郁，内实偏胜证。
- **主症**：伤寒多日不解，仍胸胁满而呕，或两胁时痛拘急硬满，但发热不恶寒，日晡所小发潮热，大便已而微利。服小柴胡汤（加葛根）不解。
- **治法**：疏利少阳，兼下内实。
- **方药**：小柴胡加芒硝汤，柴胡、黄芩、法半夏、党参、甘草、生姜、大枣、芒硝。
- **出处**：《伤寒论》第104条。
- **说明**：少阳寒邪郁热与阳明轻度燥结相兼之病。
- **案例**：小柴胡加芒硝汤治疗外感热病案[73]。

赵某，女，31岁。2006年9月13日就诊。

主因发热伴胸痛3天来院，4天前因着凉，出现恶寒发热，次日又并发胸胁疼痛，口苦而干，食欲缺乏，时有恶心欲呕，至就诊时，汗出而热不解，午后更甚，体温可达39℃，大便3天未行，舌质正常，苔薄白微黄，脉弦数。

诊为少阳兼阳明病，柴胡加芒硝汤证，予以和解兼下，缓剂轻用，方用柴胡加芒硝汤加减。柴胡24克、黄芩15克、清半夏15克、炙甘草9克、生姜9克、大枣4枚、芒硝1.5克（冲服）。3剂，水煎服，每日1剂。

2006年9月14日药后大便已解，身微汗，体温降至37℃，身发寒热等症大减。共服3剂，诸证消失而愈。

按语：本案属于少阳兼阳明，风寒入里化热，里实偏甚之证。其虽受凉而初有发热恶寒，但至二日即转汗出而热不解，知风寒化热，且里热已盛而能迫津外泄也。午后热甚无非是阳明之热得申酉旺时而增之故。其胸胁疼痛、食欲缺乏、大便三日未解，又是少阳气滞欲结，以致胃肠之气不能顺降为实也。故治以小柴胡汤加芒硝等，于疏利少阳枢机之中，兼降胃肠腑气，而成缓下内实之妙。

【权变】

- **证型**：少阳滞热胆石——胆气不利，痰热/湿热结石证。
- **主症**：外感发热头痛，内因痰饮凝滞为热，中脘痞满，呕逆恶心，腹满，数日不大便（或右胁长期梗阻不适，口苦纳呆，间发绞痛，厌食油荤等）。
- **治法**：疏气利胆，清化排石。
- **方药**：小柴胡加芒硝汤法，即小柴胡汤去参、枣加火硝、茵陈、金钱草。
- **出处**：《卫生宝鉴·补遗》小柴胡加芒硝汤。张玉昆，《小柴胡汤加火硝治疗胆石症》，载于《光明中医》1994年第6期第22页至23页。
- **说明**：此证可以出现寒热症状，但是在腹痛呕恶之后，此寒热非外感所致，而是痰、石等邪阻滞少阳枢机，营卫出入受阻所致。
- **案例**：小柴胡加火硝汤治疗胆石症案[74]。

申某某，女，62岁，河北曲阳人。患者每因气怒右上腹剧痛反复发作已三十多年，犯病时经针刺足三里、中脘、上脘等穴腹痛可解。于1974年12月4日突然上腹绞痛阵发伴呕吐，面色苍白，四肢厥冷，经针灸无效，注射杜冷丁（哌替啶）50毫克而痛止，从此后每隔2~3个月发病一次。1975年3月4日胆囊造影诊断为胆结石，住某医院外科胆囊切除后，曾有几年好转，1982年1月2日腹痛复发再次住院治疗效果不佳，3月2日B超检查，胆囊切除后胆管可见0.8厘米×0.6厘米大的强光点及节影，肝无占位性病变。

诊为胆管残余结石，用小柴胡汤加火硝、延胡索、川楝子、金钱草，服6剂腹痛消失，连续服用35剂病愈，B超示胆囊摘除不显胆增厚，未见结石反射波，随访8年未复发。

按语：本案属于胆气滞热，蕴结成石之证。对于胆囊结石这一疾患而言，长期胆气不得正常疏泄是其因，胆气失于疏泄胆汁而淤积成石乃是其果，单纯的胆囊切除并未解除其胆气郁滞之机，囊虽切除，胆管结石渐生，病症仍会反复发作。故治疗当伏其所因，可以小柴胡汤疏胆利气，以逐渐杜绝结石产生之源，另加火硝、金钱草等清化排石，兼治其流。

（二）小柴胡汤加大黄缓下法

- **证型**：伤寒二阳热结——少阳阳明之里，胆气热结，腑道壅滞证。
- **主症**：外感寒热往来，心下结硬，口燥舌干，狂言如见鬼状，脉沉而数者；或内伤心下偏右急痛，时轻时重，痛甚时则按之硬、痛减时则按之软；或腹中阵痛而大便难解；或干呕频作，欲吐涎沫，舌苔黄腻，脉弦有力。
- **治法**：疏气利胆，苦降泄热，缓下通腑。
- **方药**：小柴胡加大黄汤或大柴胡汤（用大黄），柴胡、黄芩、法半夏、枳壳、白芍、大黄。
- **出处**：《伤寒论》第103条；《金匮要略》腹满寒疝篇第12条；《幼幼集成》小柴胡加大黄汤；《云岐子保命集》小柴胡加芒硝大黄汤。
- **说明**：现多用内伤病中于急性胆囊炎发作期，以及慢性胆系疾患以便秘为主诉者。
- **案例**：大柴胡汤加减治疗急性胆囊炎案[29]142。

李某某，女，54岁。右上腹部剧痛掣及胃脘，满床乱滚，大汗淋漓，此时唯急注杜冷丁才能止痛，但不久又发。其人肥胖，两颊发红，口苦多呕，大便4天未下，舌绛苔黄。西医诊断为：急性胆囊炎，胆结石。

辨证：肝胆气郁火结，横逆于胃，腑气不利。

处方，柴胡18克、大黄9克、白芍9克、枳实9克、法半夏9克、郁金9克、生姜12克、陈皮9克。嘱煎2次分3次服。

1服痛止，安然入睡；2服大便得下，呕吐亦止；3服大便2行，疼痛全去。

按语：本案属于胆气不疏，热滞胃肠，腑气壅阻之证。病发右上腹剧痛掣及胃脘、口苦而呕、大便难解，舌绛苔黄即一方面胆气郁滞不能疏泄胃肠，一方面化火内结，欲成里实之状。故治以大柴胡汤疏气泄胆，加郁金增其利胆气之力，配大黄兼施苦降通腑之功，以导欲结之热从大便而出。

（三）小柴胡合三子养亲汤

- **证型**：少阳兼病肺胀——少阳兼太阴，寒动痰逆，痰湿阻肺证。
- **主症**：突发寒热，耳后红肿作痛，胸胁满痛，气喘而粗，饮食不进，夜卧不安，脉寸关弦数。

- **治法**：疏气散寒，降气下痰。
- **方药**：小柴胡合三子养亲汤，即小柴胡汤原方（略）加苏子、白芥子之类，或合三子养亲汤法。
- **出处**：《续名医类案·伤寒》。
- **说明**：伤寒少阳之邪不解，所以发颐。耳之前后上下，乃少阳部分，寸关弦数，亦少阳不和之脉，宜小柴胡汤和解之。
- **案例**：小柴胡汤加减治疗气上冲咽案[75]。

患者郑某，女，37岁，广州人。因自觉频发有气上冲咽喉1月余来诊。

此前亦在多家医院诊治，行胃镜检查诊断为慢性胃炎，给予抗炎、疏风清热及降逆止呕等药物治疗，效果不佳。2008年4月16日初诊时症见：自觉有气上冲咽喉，无吞咽困难，无恶心呕吐，无恶寒发热，纳稍差，眠可。大便稍硬，小便可。舌淡，苔白，脉细。专科查体：口咽及喉咽黏膜稍充血，咽后壁少量淋巴滤泡增生，会厌未见明显充血水肿，双声带活动可，声门闭合佳。

中医诊断中并无对应病名，遂按咽异感症作结。处方，小柴胡加苏子汤。用药：柴胡20克、法半夏15克、党参10克、炙甘草10克、大枣15克、黄芩10克、生姜15克、苏子10克。药嘱：共3剂，水煎，取200毫升，日温服2次。患者服用3剂后即取效。

按语：本案属于少阳病及太阴，郁热上冲于肺窍之证。其口咽及喉腔黏膜充血是少阳、太阴苗窍局部郁热充斥营络也。即因于少阳之脉上入颃颡（咽后壁处）、喉与气管相通而联属于太阴肺经；大便稍硬、纳稍差是少阳气机郁滞，胃肠之气不畅。故治以小柴胡汤疏利气机以促透郁热，再加苏子兼入肺中以降气化痰。

第五章　和而兼温类方的证治分类

（一）柴胡桂枝干姜汤

- **证型**：伤寒误治水结——少阳之半，内涉太阴脾脏，寒饮郁热（饮结偏胜）证。
- **主症**：少阳伤寒，误以汗下，心下痞，胸胁满微结，往来寒热、寒重热微，小便不利，渴而不呕，但有心烦，头汗出。
- **治法**：和解兼温，化饮散结。
- **方药**：柴胡桂枝干姜汤，柴胡、桂枝、干姜、瓜蒌皮、黄芩、炙甘草、牡蛎。
- **出处**：《伤寒论》第147条；《伤寒图歌活人指掌》小柴胡加干姜牡蛎汤；《伤寒图歌活人指掌》小柴胡去枣加牡蛎汤。
- **说明**：少阳三焦为行水之道，病至少阳三焦，影响其水道之功能，而与外寒未尽之时有水饮停聚之象。
- **案例**：柴胡桂枝干姜汤治疗外感病如疟案[60]147。

王某某，1955年8月19日初诊。

病已6日，曾在市某医院看过，服阿司匹林及抗生素、磺胺类药等。现往来寒热，口苦，咽干，心烦，胸胁苦满，上腹揉按有水声，小便不利。舌质淡红，苔白滑，脉象弦细。

综合脉症，符合少阳经病、复兼水饮内停之证。拟和解少阳，兼治水饮。方用柴胡桂枝干姜汤出入：柴胡9克、黄芩9克、桂枝6克、干姜4.5克、茯苓9克、陈皮6克、泽泻6克、粉甘草3克。

21日二诊：服药2贴后，寒热已解，胸胁苦满及停饮症状消失，小便通畅。唯神疲乏力，食欲缺乏。改予调理脾胃剂善后。

按语：本案属于少阳太阴手经兼病，寒饮郁热内结之证。寒热循腠理内陷于所应之三焦，影响水火游行畅达，幸而水火郁滞而未至交结，故仅显胸胁苦满；停水于中焦膜腔则上腹揉按有水声，小便亦现欠畅，故虽小便不利，却未小腹胀满。故治以柴胡桂枝干姜汤之和解兼温化,即一方面以柴胡汤法和解少阳枢机以散外寒,一方面重用干姜、桂枝等辛散温化寒水之品,以达表里双解的目的。

(二)柴平汤

【正治】

- **证型**:少阳太阴湿疟——太阴兼少阳,寒暑/寒湿夹滞证。
- **主症**:暑湿亥疟,发时一身尽痛,手足沉重,寒多热少,或伴胸腹胀满,痞闷不通,面黄恶食,脉濡。
- **治法**:疏气温通,除湿和中。
- **方药**:柴平汤(小柴胡合平胃散),柴胡、黄芩、法半夏、苍术、厚朴、陈皮。
- **出处**:《增补内经拾遗》柴平汤。
- **说明**:小柴胡汤不仅能外透表邪,而且内利气机,对有表邪见有寒热、身疼重的症状可用之,而对有气机不利见有腹胀突出的症状亦可用之。
- **案例**:柴胡平胃散加减治疗腹胀案[76]。

章某,女,20岁。2014年4月15日初诊。

主诉:腹胀1月。脘腹胀满,牵及胸胁,食后尤甚,嗳气稍舒,时有胃痛,反酸,口中有异味,食欲缺乏,乏力,矢气少,大便时干时溏,夹杂不消化食物。舌质淡红,舌苔白略厚,脉弱。

辨证:土壅木郁,脾胃湿滞。方药:柴胡10克、黄芩10克、法半夏10克、党参15克、苍术10克、厚朴20克、陈皮10克、茯苓30克、炒莱菔子15克、乌贼骨15克、炒麦芽15克、炒山楂15克、延胡索20克、丹参20克。5剂。

4月22日二诊:腹满大减,矢气频多,大便成形。续上方,5剂。4月29日三诊:诸症基本痊愈,唯白苔,为巩固疗效,续上方5剂。

按语:本案属于寒湿蕴中,胆气郁热之证。其反酸一症,是木曲作酸也,胆木一郁,胃土不舒,不但运湿力迟,且停积中脘,以致阻气上逆而作反酸;脘腹胀满而牵及胸胁,也是胆胃之气俱滞;舌苔白厚则是寒湿浊邪蕴中之象。故治一以小柴胡汤疏利脘中气机,一以平胃散苦温燥湿化浊也。

【权变】

加减变通法一

- **证型**：黄疸型肝炎——太阴兼少阳，湿重热微，困阻气机证。
- **主症**：身目为黄而不鲜明，多呈淡黄色，身体沉重少动，胸脘痞闷，不欲食，或少食即觉闷胀，大便溏或虽溏而解之不畅，小便色微黄而不长，口淡黏腻，舌苔淡润，脉弦而缓。体检可见肝功能异常、胆红素偏高等异常体征。
- **治法**：温通除湿，疏利气机。
- **方药**：柴胡平胃散，柴胡、黄芩、法半夏、苍术、厚朴、陈皮。
- **出处**：《陈瑞春论伤寒·谈小柴胡汤的临床运用》。
- **说明**：太阴脾湿偏重，阴邪不仅压抑阳气，而且阻滞气机，在化湿的基础上还需加强行气。
- **案例**：柴胡平胃散加减治疗黄疸型肝炎案。

曾治一堂弟老丈人病。因发黄疸型肝炎，入住省医学院一附医院传染科，经常规治疗近1月，黄疸减轻，但肝功能恢复不了，尤其是出现极度不欲饮食，体倦少动，但卧久又全身不适。老人从不吃中药，但此际主动要求寻求中医帮助。中医审视：神情呈郁闷无奈状。面色淡黄略肿泡，唇舌不淡，无寒热，不知饥，食不知味，胸略闷，间欲作深透气，小便略黄不长，大便尚可，但有少食而几日一解，营养需输液支撑，舌正苔白，脉则弦而迟缓。

考虑此黄疸，乃湿重热微，困阻气机，太阴兼少阳。即拟柴平汤7剂。

服完后，诸症见减，肝功能临近正常，即要求带药出院继续调理。服至21包后，来门诊告知痊愈，并另带家人来看中医。

按语：本案属于太阴兼少阳，湿邪郁热，困阻气机之证。其极度不欲饮食、体倦少动乃脾湿困阻，气机不振之象；卧久则全身不适，是休息不得缓解，知非虚也；神情郁闷无奈，胸略闷，间欲作深透气，无疑是少阳气机不疏之征；小便黄而不长是湿中郁热，蒸变浊气下流也。故治以小柴胡汤合平胃散，疏利气机与温苦除湿，并行互促也。

加减变通法二

- **证型**：湿热气滞脘痛2——气滞郁热夹湿，肝逆犯胃证。
- **主症**：脘腹饱胀或微痛，不欲食，或饥不能食，干呕或呕吐，口乏味或黏腻，口苦便干或少，舌略红苔薄黄或浊腻，脉弦（有类柴胡证）。
- **治法**：疏肝和胃，透热化浊。

- **方药**：柴平汤法，小柴胡汤去参、姜、枣加苍术、蒲公英、枳实等。
- **出处**：黄朝争、王锡伟，《小柴胡汤加减治疗急性胃炎100例》，载于《实用中医内科杂志》1994年第2期第24页。
- **说明**：加减，痛显加川楝、延胡索，苔腻加藿香。
- **案例**：小柴胡汤加减治疗急性胃炎案[77]。

陈某，男，25岁，经商，1990年11月7日就诊。

有胃疾史8年，曾排黑便1次，20多天来，胃脘胀疼不舒，饥而不欲食，心下痞烧灼，干呕，口苦黏腻感。大便色略黑，午后低热。院外检查，大便隐血（+），纤维胃镜检查提示：慢性胃炎急性发作。服药3周无效而求诊。查：体温38 ℃，上腹压痛拒按，形体消瘦，面色黧黑，舌红苔黄浊，脉弦。

予以小柴胡汤加减，处方，柴胡8克、半夏10克、黄芩10克、枳实10克、延胡索10克、川楝子10克、藿香6克、生姜10克、生甘草3克。3剂，水煎服。

服药3剂，诸症减半，续服3剂，诸症悉除。予四君子汤合百合、乌药4剂以善后。随访3月，无复作。

按语：本案属于气滞郁热夹湿，肝气犯胃之证。胃脘胀疼不舒，饥而不欲食，心下痞烧灼是气机阻滞，郁热内扰所致。尤其是饥而不欲食一症，是郁热之特症，热令消谷而易饥。但气机郁滞不耐多食，或食后易胀满，故不欲食。口苦而黏是肝胆郁热夹湿，上泛于口也。故治以小柴胡汤疏肝和胃以透热，加藿香、枳实等化湿泄浊，加川楝子、延胡索等加强行气止痛之功。

加减变通法三

- **证型**：慢性胆囊炎——胆胃不和，胆气上逆，胃中湿阻证。
- **主症**：胁胀脘痞为主症，伴有恶心、口苦、苔腻、脉弦等症，慢性发作以右胁下不适或持续性钝痛为主要表现。B超检查示：胆囊壁毛糙、胆汁淤积、非结石性胆囊炎等。
- **治法**：疏泄胆胃，清利湿热。
- **方药**：柴平汤，即小柴胡汤原方（略）加厚朴、陈皮、苍术。
- **出处**：《刘渡舟柴平汤的运用经验》。
- **案例**：柴平汤加减治疗慢性胆囊炎案[78]。

刘某某，男，37岁。

素有慢性胆囊炎病史十余年。近来因饮食过于油腻，而致两胁胀满，纳食不香，上脘痞满，口苦而黏，经B超检查为慢性胆囊炎，胆壁增厚，肝脏正常。切其脉弦，视其苔白腻而厚。

此乃少阳胆气不疏，复因饮食伤胃，胃气不降，湿邪内停，胆胃同病。治当疏少阳之郁，平胃中之湿，胆胃同治方能见功。为疏柴平汤原方：柴胡14克、黄芩6克、党参10克、半夏16克、炙甘草10克、苍术12克、厚朴16克、陈皮12克、生姜15克、大枣5枚。

上方服7剂，诸症消失。

按语：本案属于少阳胆气久郁，食滞化浊，阻于胃中之证。大凡食入油腻之品即需胆气疏泄，分泌胆汁以化之。患者素有胆气不疏之背景，饮食油腻则加重其胆气负担，易导致食浊停滞于中。故上脘痞满，纳食不香，两胁胀满皆是胆气郁滞，胆不疏胃，胃气为阻之象。治以小柴胡汤合平胃散，疏泄胆胃气机兼苦温燥湿化浊也。

（三）小柴胡加干姜陈皮汤

- **证型**：少阳太阴牡疟——少阳兼太阴，寒痰伏火，寒痰偏重证。
- **主症**：少阳疟，寒多热少而脉弦迟者。
- **治法**：疏气化痰，温中逐寒。
- **方药**：小柴胡加干姜陈皮汤，即小柴胡汤原方（略）加干姜、陈皮。
- **出处**：《温病条辨》小柴胡加干姜陈皮汤；《不知医必要》小柴胡加减汤。
- **说明**：古人认为"无痰不作疟"，风寒与痰搏结而成疟疾，所以治疗上在除风寒的基础上，还要祛痰，使邪无所附着。
- **案例**：小柴胡汤加味治疗妊娠中期疟疾案[79]。

陈某某，女，45岁，芦山县沫东镇人。1991年5月10日诊。

患者于5日前不明原因出现发热、恶寒、头身痛、微咳嗽，但不吐痰。曾在我院门诊按感冒治疗，经服中西药后病情未见好转。近日来口苦、心烦、恶寒发热交替出现，并有汗出、欲呕不吐、头痛等症状。因上述症状加重而求余诊治。诊见：面色微赤，体倦乏力，精神不佳，急性热病容。自述憎寒发热阵作，每日下午开始发作，先畏寒，继而发热汗出后则止。查：舌淡苔薄白，脉弦细，白细胞13×10^9/升，中性粒细胞百分比80%，血中可查见疟原虫。因病员已身孕6月，故不用西医抗疟药治疗，而选用中医治疗。

根据病人诸症合参，证属少阳枢机不利所致之正疟。治以祛邪截疟，和解表里。方以小柴胡汤加减。处方，柴胡、潞党参、黄芩、大枣各15克，生姜、青蒿、甘草各

6克，白术12克，陈皮、草果各10克。水煎服，每日1剂。

服2剂后汗出，恶寒发热止，心烦、口苦、头身痛、欲呕等症状已减轻。舌脉同前。继进3剂后血中一切正常，疟原虫消失，妇产科查胎位，胎音及孕妇一切正常而告愈。时隔4月后足月顺产一女婴。随访2年未复发。

按语：本案属于寒痰浊邪，伏于少阳膜原之证。恶寒发热阵作，先畏寒，后发热汗出而止，是往来寒热之情状也，概因寒痰浊邪深伏膜原，营卫循行道路为之阻塞也；口苦、心烦、欲呕不吐等症是寒痰郁于少阳，相火郁遏而上冒苗窍、扰于心、干于胃也；头身痛是寒痰阴邪痹阻经脉使然。故治疗以小柴胡汤疏气散寒，加干姜、陈皮等以助温化痰浊也。

（四）小柴胡汤加干姜五味法

- **证型**：经前产后咳嗽——经妊产后，体虚受风，风饮溢肺证。
- **主症**：经期咳嗽；经前咳嗽；妊娠咳嗽；产后咳嗽；人流产后。（上感；支气管炎；支气管扩张；肺炎）
- **治法**：助正祛邪，调和寒热。
- **方药**：小柴胡汤加干姜五味法，柴胡、黄芩、法半夏、党参、甘草、干姜、五味子。
- **出处**：卢昌义，《小柴胡汤治疗妇人咳嗽162例临床观察》，载于《吉林中医药》2000年第6期第31页。
- **说明**：加减，鱼腥草、重楼、杏仁、浙贝、瓜蒌、虎杖。
- **案例**：小柴胡汤加味治疗小儿呼吸道感染案[80]。

李某某，男，3岁，1988年3月6日诊。

从出生后7个月开始，每年咳嗽8～9次，最初发病时用止咳化痰和抗菌药物可缓解，近2年来咳嗽反复发作，用上药无效。查：患者体质消瘦，精神不振，舌质淡，苔薄白，脉沉弦，指纹青紫，隐露风关。

缓解期用散剂，服药（基本方为小柴胡加五味子、干姜）1疗程（连服3个月，每月10天），6个月内未发作。第七个月因感风寒出现咳嗽，咳白痰，体温37.7℃，双肺散在少量湿啰音，基本方合小青龙汤，服3剂后咳嗽、咳痰减轻，又继服5剂，咳嗽咳痰消失，体温正常，两肺清晰。

按语：本案属于体虚夹饮之人，易受风寒所引动之证。体质消瘦、精神不振是气血不足，无以充养形体、支撑神气也。其咳嗽反复发作实属正虚无力祛邪外出，以致饮邪残留，并招引外寒与内饮同气相求而作。于治疗，其急性发作期可予以小青龙汤外散风寒、内化水饮而愈，但欲拔其病根，则欲注重扶正以祛邪，使无内外引动之机，则可以小柴胡汤助正气以御寒邪，再加干姜、五味子之类，温化内饮。

（五）小柴胡汤加姜附法

- **证型**：疟久并发脾肿——少阳病及三阴，阳虚湿浊凝聚膜原证。
- **主症**：疟久月余，渐伴大腹时满，纳少便溏，面色萎黄，舌苔薄腻，脉象沉弦无力。
- **治法**：温运阳气，和解枢机。
- **方药**：小柴胡汤加姜附法，即小柴胡汤原方（略）加附子、干姜。
- **出处**：《丁甘仁医案·疟疾》。
- **说明**：久疟伤脾，脾阳不运，浊湿凝聚募原，三焦输化无权，书所谓诸湿肿满，皆属于脾，又曰浊气在上，则生䐜胀是也，温运太阴，和解枢机，服药后，腹胀满渐见轻减，寒热又作，是陷入太阴之邪，仍欲还出阳经之佳象。
- **案例**：柴胡汤加姜附法治疗疟久伤脾案[18]281。

间日疟已有月余，加之大腹时满，纳少便溏，舌苔薄腻，脉象沉弦。

表病传里，势非轻浅。亟与温运太阴，以化湿浊，和解枢机而祛邪。熟附片6克、淡干姜1.5克、生白术4.5克、连皮苓12克、泽泻4.5克、软柴胡2.4克、仙半夏6克、生甘草1.2克、制川朴3克、大腹皮6克、六神曲9克、炒麦芽9克、薏苡仁9克。

复诊：连服3剂，腹胀满渐见轻减，寒热又作。胸闷纳少，腑行不实，小溲短赤，脉转弦滑，痰湿留恋中焦，脾胃运化失职，前法颇合，再进一筹。

按语：本案属于湿疟病久伤脾阳，浊阴留聚成臌之证。疟疾日久，出现大腹时满是湿痰阴浊困伤脾阳，阻碍中气，故现征于脾主之大腹。纳少便溏为脾气不运，胃气呆滞，湿浊下流，即"清气在下，则生飧泄"也。然其病由少阳累及太阴，故治仍宜脏腑同治，以小柴胡汤转利枢机，使脏邪还腑，加干姜、附子温托脾脏，才足以温化其阴浊。

（六）小柴胡合当归四逆汤

· **证型**：肝胆筋脉痹痛——血亏之体，风寒湿邪痹着肝胆筋脉证。

· **主症**：痛沿足少阳经脉分布，自腰骶刺痛或放射抽痛，向股后、小腿外侧、足背外侧放射掣痛，至全下肢，动则加剧，直腿抬高试验阳性，多半有腰椎骨质增生。舌暗红、暗青、舌底血络瘀紫，脉沉或弦滑。

· **治法**：温通经脉，疏气行血。

· **方药**：小柴胡合当归四逆汤加减，即小柴胡汤原方（略）加当归、川芎、桃仁、桂枝、伸筋藤。

· **出处**：陆胜年，《加味小柴胡汤治疗坐骨神经痛 25 例》，载于《上海中医药杂志》1995 年第 3 期第 28 页。

· **说明**：临床报道坐骨神经痛亦有循太阳膀胱经下行疼痛的，但其实际疗效远不及少阳胆经有疗效，有待临床进一步探讨。

· **案例**：小柴胡汤合当归四逆汤法治疗坐骨神经痛案[81]。

杨某某，男，58 岁。1993 年 3 月 20 日就诊。

左侧臀部、大腿后部及小腿外侧疼痛已 2 月余，曾用止痛、牵引、针灸、封闭等疗法均无明显效果。近 2 周来疼痛加剧，彻夜难眠，不能活动，卧床不起。查左下肢直腿抬高试验阳性，第四腰椎棘突左旁压痛。腰椎 X 射线片：第四腰椎下缘骨质增生。

治宜和解少阳，温通活血。方用加味小柴胡汤：柴胡 15 克、黄芩 10 克、生姜 6 克、制半夏 10 克、党参 12 克、甘草 10 克、大枣 5 枚、当归 12 克、川芎 12 克、桃仁 8 克、桂枝 8 克、大黄 6 克。水煎服，1 日 1 剂。

服用 3 剂后疼痛显著减轻，能下床活动，1 周后痛已不明显，连服 2 周后停药；随访半年未复发。

按语：本案属于风寒湿邪痹阻少阳所循之经脉之证。足少阳经脉从头走足，行于体侧，风寒湿邪痹阻其经，则可出现随其循行所过的一侧臀部、大腿后部及小腿外侧疼痛。而其疼痛夜剧、彻夜难眠者，则一因入夜属阴，阴邪痹阻更甚，二因肝血不足，邪痹易于深入血分。故治疗一以小柴胡汤疏利少阳经脉，一合当归四逆汤温通肝经血分，协同促进筋脉通利，达到营和痛止。

第六章　和而兼消类方的证治分类

（一）小柴胡加牡蛎鳖甲法

【正治】

- 证型：少阳厥阴疟母——疟久夹块，少阳兼厥阴，痰瘀互结证。
- 主症：疟后，胁下积痞不消，下连少腹作胀。
- 治法：疏气消痰，活血散结。
- 方药：柴胡加牡蛎鳖甲汤法，即小柴胡汤原方（略）加牡蛎、鳖甲。
- 出处：《柳选四家医案·评选静香楼医案》。
- 说明：下连少腹作胀，此乃肝邪下陷之症，当以法疏利之。
- 案例：小柴胡汤加减治疗肝脾肿大案[82]。

李某，男，35岁。

患慢性肝炎肝硬化，肝脾肿大且痛，胃脘发胀，嗳气后稍觉舒适，口干咽燥，饮水日渐减少。自诉服中药二百余剂，迄无功效，索视其方，厚约一寸，用药皆香燥理气一辙。其脉左弦细，右弦滑，舌光红无苔。

证候分析：服药二百余剂不为不多，然无效者，此肝胃不和兼有阴虚之证。何以知之？舌红而光，脉又弦细，口咽又干，阴虚之液昭然若揭。且新病在经，久病入络，故见肝脾肿大而疼痛。治法：软坚活络，柔肝滋胃。药用：柴胡5克、川楝子10克、鳖甲20克、生牡蛎15克、红花6克、茜草10克、麦冬12克、玉竹12克、生地15克、牡丹皮9克、白芍9克、土鳖虫6克。

此方加减进退，服至三十余剂，胃开能食，腹胀与痛皆除，面色转红润，逐渐康复。

按语：本案属于慢肝气滞渐及血分，肝血瘀结，兼伤阴液之证。胃脘发胀、嗳气，是病于气分郁滞也，肝硬化肝脾肿大，是渐及血分瘀结，前医者或但治其气，不解其血分之瘀，过用香燥理气而耗损其阴血也，故渐发口干咽燥、舌红而干等阴液不足之症。

治疗当气血并治，通养兼顾，此以小柴胡汤加牡蛎、鳖甲等疏其气并散其瘀，合养阴之药消而兼润，才照顾周到。

【权变】

- **证型**：湿热瘀毒脏结——肝脾湿热瘀毒，气血大伤，正虚邪实证。
- **主症**：胁痛，腹胀，发热，黄疸，纳呆食少，身重懒动，口苦口干，便秘，或便溏。
- **治法**：攻补两难，扶正祛邪以调和虚实，疏气活血也无攻虚补实之弊。
- **方药**：小柴胡汤合鳖甲煎丸法，即柴胡、黄芩、法半夏、党参、甘草、生姜、大枣，送服鳖甲煎丸成药。
- **出处**：常敏毅，《小柴胡汤加味治疗原发性肝癌15例》，载于《实用中医药杂志》1995年第1期第14页；赵红鹰，《小柴胡汤治疗原发性肝癌临床观察》，载于《中医函授通讯》1999年第1期第32页至33页。
- **说明**：可酌加红花、龙葵等解毒之品。用水剂小柴胡汤急调气分，丸药鳖甲煎丸缓走血分。
- **案例**：小柴胡汤合鳖甲煎丸法治疗原发性肝癌例[83]。

张某，男，64岁，2005年2月就诊。

患者于2004年10月体检发现肝内占位病变3处，就诊于某大学附属肿瘤医院，查甲胎蛋白（AFP）阳性（具体不详），确诊为原发性肝癌（巨块型）。遂行肝癌手术治疗，病理检查为肝细胞癌。术后AFP降低，1月后再次升高，行肝动脉灌注化疗栓塞（TACE）治疗1次，转中医治疗。症见：神志清，精神可，稍倦怠，腹胀，进食后加重，口干不欲饮，纳眠欠佳，大便偏溏，每天1～3次，尿黄，舌质胖，苔白，脉弦细。查体：全身皮肤黏膜无黄染、出血点及蜘蛛痣，肝掌（＋）。腹部平软，右上腹壁沿肋弓下缘有长约18厘米手术瘢痕，伤口愈合良好。剑突下有轻微压痛，无反跳痛、叩击痛，肝脾肋下未触及，双下肢轻度水肿。

中医诊断为癥积，证属肝盛脾虚型。治宜健脾益气，疏肝消癥，以小柴胡汤合四君子汤加味，另外送服软坚散结中成药槐耳冲剂。处方，柴胡15克、黄芩15克、法半夏15克、党参30克、白术15克、甘草6克、茯苓25克、白扁豆30克、白芍15克、山慈菇15克、半枝莲30克、大枣10克。每天1剂，水煎服。中成药予金克槐耳冲剂，每次1包，每天3次。

2005年3月1日二诊时，患者进食增加，腹胀、剑突下压痛减，夜寐可，大便每天

1～2次，成形，小便黄，舌脉同前。守方加减治疗1月。

2005年3月31日复查：AFP908.4微克/升，外院CT检查示：肝及肺内少许肿瘤。诊为肝癌肺转移。症见：刺激性咳嗽，无痰，仍腹胀，进食后明显，右上腹微痛，纳欠佳，夜寐差，大便调，小便黄，舌暗红胖，苔黄，脉弦细。证属肝盛脾虚，热毒内盛。治以疏肝健脾、清热解毒。处方：柴胡15克、黄芩15克、党参20克、甘草6克、厚朴15克、白芍15克、郁金15克、虎杖15克、栀子15克、木香10克、土茯苓20克、半枝莲30克、白花蛇舌草30克。同时于2005年4月开始行肝脏肿物介入治疗3次。介入治疗后出现恶心、呕吐、发热（体温最高达39.5℃），右胁部胀满疼痛，时放射至肩部，诊为肝癌介入术后综合征。治以清肝凉血、健脾和胃法。方用小柴胡汤合香砂六君子汤加减。处方：柴胡15克、黄芩15克、法半夏15克、赤芍15克、虎杖15克、栀子15克、牡丹皮15克、党参25克、茯苓25克、木香10克、砂仁10克、茵陈30克、甘草6克。治疗介入术后综合征得到控制，谷草转氨酶（AST）69单位/升，谷丙转氨酶（ALT）76单位/升，谷氨酰转移酶（GGT）91单位/升，均维持在正常值2倍以内。2006年1月肝功能AST 29单位/升，ALT 36单位/升，GGT 50单位/升，降至正常，一直坚持门诊中医药治疗。2007年1月复查CT：右肺上叶背段及下叶背段胸膜下1厘米×1.5厘米结节，肝未见复发病灶。AFP 176.58微克/升。2008年5月复查CT示：肝癌术后介入治疗后改变，病灶情况较前未见明显变化；右肺结节直径小于1厘米。随访，未复发。

按语：本案属于肝经血分湿热瘀毒，久病及手术耗损气血，而形成正虚邪实之证。肝癌及手术后渐发倦怠、腹胀、便溏、恶心呕吐等症是病由实致虚，气血耗损而脾虚特突出，无以运化水谷之气，反成湿浊下流也。其难得有发热一症，是虚体之正气与邪气抗争之反应。值此攻补两难之际，治宜小柴胡汤助正祛邪以调虚实，合活血之成药缓走血分，使疏气活血缓急分治，而无攻虚补实之弊也。

（二）柴胡三甲散

- **证型**：肝脾肿大硬化——肝病及脾，由气及血，气血瘀滞，络脉瘀阻证。
- **主症**：肝脾肿大，两胁痞坚，兼见胃脘痞胀、食欲欠佳、大便不畅等症，舌见瘀点瘀斑，脉多弦涩。
- **治法**：理气郁而畅肝气，行血瘀而消癥瘕。
- **方药**：柴胡三甲散，即小柴胡汤原方（略）加鳖甲、龟板、穿山甲、蝉蜕、牡蛎、当归、白芍、土鳖虫。

- **出处**：《刘渡舟教授对小柴胡汤的理解与应用探微》。
- **案例**：柴胡三甲散加减治疗肝硬化案[84]。

郑某，男，36岁，农民，1993年3月12日初诊。

患者素来心胸狭窄，1990年身染肝炎，迁延日久转为慢性肝炎。三年来曾急性发作4次，肝脾逐渐肿大，经县乡两级医院超声波及肝功能检查，临床诊断为肝硬化。刻下腹大如箕，食欲缺乏，两肋下胀闷疼痛，腰部酸痛，口苦，失眠多梦易惊，有轻度黄疸，腹水征（＋），下肢水肿，小便色黄，肝掌，胸背部及上肢有蜘蛛痣，肝未触及，脾大，脐周和腹壁静脉曲张，舌黯红，苔黄腻，舌边有紫斑，脉弦细而涩。

治宜行气活血、化瘀通络、软坚消癥。处方：当归、丹参各15克，郁金12克，桃仁、白术、赤芍、柴胡、青皮各12克，牡蛎、茵陈各30克，红花8克，每日1剂，水煎取汁500毫升，分3次服。另外以鳖甲、龟板各20克，山甲15克研细末，每次以水煎剂送服6克。嘱连服20剂，注意休息，饮食低盐、低脂肪、高蛋白等食品。

5月12日：自觉两肋下胀闷疼痛缓解，腹大减轻，浮肿已消，腹壁静脉不见显露，食欲增加，继以制肝补脾，殊为切当。重用党参、白术，佐陈皮、茯苓、苍术之类。共服药90余剂，肝功能正常，腹水消失，身体康复。

按语：本案属于肝脾气血同病，气分郁滞，血分瘀滞之证。肝硬化由肝炎迁延而来，是病由气及血，渐成湿浊瘀阻之候。腹大，食欲缺乏，两肋下胀闷疼痛是肝血瘀滞，脾气困阻；其腰部酸痛一症，也是病在肝，其经瘀结所致，因肝脉分支循行经过腰胁也；其失眠、多梦易惊亦是肝血成瘀，不能养神之故，如内经所言"肝痹者，夜卧则惊"也。治疗以小柴胡汤走气分疏肝以运脾，合三甲散走血分以散结也。

（三）柴胡二陈汤

【正治】

- **证型**：少阳上感痰咳——风寒夹痰，滞留上焦证。
- **主症**：胸胁不利，寒热如疟，时时欲咯，痰不易出。
- **治法**：宣化上焦，疏气消痰。
- **方药**：柴胡二陈汤，即小柴胡汤原方（略）加陈皮、茯苓。
- **出处**：《医学入门》柴陈汤。

- **说明**：此少阳上焦兼涉太阴肺之病，内伏之痰因外受之寒风而引动，痰可伏于少阳上焦膲膜，亦可伏于太阴肺，皆能阻滞营卫正常敷布，而导致反复外感。鉴别点在于少阳上焦者因膲膜没有与外界相连的通道，所以痰咯咳难出；在太阴肺可通过气管通道易于咯咳而出。

- **案例**：柴胡二陈汤化裁治疗老慢支急性发作案[85]。

王某，男，60岁。1993年8月9日初诊。

患者素患有慢性支气管炎，冬季易发。5天前因贪凉发病，症见发热、头痛、鼻塞，神疲乏力，于次日渐起咳嗽，由轻转重，阵发性咳嗽较剧，咳痰色黄稠难以咯出，伴胸闷不舒。查体温37.8℃，听诊呼吸音粗糙。

诊断为单纯型支气管炎，急性发作期。予以柴胡二陈汤化裁：柴胡10克、黄芩10克、法半夏10克、党参12克、甘草6克、陈皮10克、茯苓10克、枳壳10克、桔梗10克、紫菀15克、冬花15克、瓜蒌壳12克。3剂水煎服，患者于13日来告知病愈。

按语：本案属于少阳上感寒风，引动肺中痰湿之证。其出现头痛、胸闷不舒、痰难以咯出等症，病位涉及少阳，因为太阴肺脉循行不上头部，唯阳经上头；其胸闷不舒、痰难以咯出也是涉及少阳上焦之气滞，临及于肺气。故治疗可以小柴胡汤上疏风寒，兼理上焦之气，合二陈汤以化继生之痰也。

【权变】

加减变通法一
- **证型**：气滞食伤生湿——脾胃不和，气滞生痰停湿证。
- **主症**：知饥但不欲食，食则易作饱胀，稍多食或不慎荤食则易发腹胀或腹泻，但大便不畅，解之不易尽。
- **治法**：扶脾和胃，升清降浊。
- **方药**：柴胡二陈汤加减，柴胡、黄芩、法半夏、党参、甘草、陈皮、茯苓。
- **出处**：王光坤，《小柴胡汤加减治疗小儿厌食症》，载于《湖北中医杂志》1998年第4期第40页；何建业，《小柴胡汤加减治疗小儿厌食症》，载于《中医杂志》1985年第11期第43页。
- **说明**：小儿脾气弱，进食量不用太多，就可形成食滞。
- **案例**：小柴胡汤加减治疗小儿厌食症案[86]。

吴某某，男，4岁零3个月。2000年4月8日初诊。

患儿近半年纳食不香，时有进食后呕吐，烦躁，稍有不称心则大吵大闹，夜卧不安，大便溏，体弱多病，服用多种中西药物，疗效不佳。诊见：形体消瘦，面色少华，毛发稀黄，舌质淡红苔白厚，脉细滑。

治以疏气和胃，健脾消滞。用小柴胡汤加减。柴胡6克、黄芩5克、法半夏6克、党参10克、甘草3克、白术10克、枳壳6克、陈皮6克、焦山楂10克、炒麦芽10克。

3剂后，家长欣喜来告，食欲增加，烦躁减轻。前方既效，击鼓再进，续服原方5剂，食欲恢复正常。后以参苓白术散口服，以资巩固，半年后随访，未见复发，体趋强壮。

按语：本案属于小儿脾弱，胃滞伤食生热之证。纳食不香、进食后呕吐是脾气偏弱，胃口不开，胃气滞而上逆也；烦躁，稍有不称心则大吵大闹、夜卧不安是胃气滞而生热，因为胃络通心的缘故，扰于心也；形体消瘦、面色少华、毛发稀黄是脾气偏弱，气血不旺，未能荣养机体也。故治疗以小柴胡汤疏气和胃，合枳术丸以健运脾气，合二陈汤以助消滞降浊也。

加减变通法二

- **证型**：疟疾病后遗热——少阳兼阳明，痰食滞热证。
- **主症**：疟疾发散之后，痰与食积，痰食在胃，荣卫从出之原闭塞不舒，肌表之中郁而生热，热多寒少，胸膈不宽，脉来弦滑者。
- **治法**：疏气导滞，化痰消食。
- **方药**：柴陈化滞汤法，柴胡、黄芩、法半夏、甘草、陈皮、茯苓、枳壳、赤芍、厚朴、山楂。
- **出处**：《医学传灯》柴陈化滞汤。
- **说明**：①营卫出于中焦，痰食停聚在中焦，营卫外出之道受阻蕴积而出现发热，同时痰食郁热亦可以通过"太阴肺脉起于中焦"的经脉联系而上犯于肺出现咳嗽。②用小柴胡汤是取其转利枢机，宣发上焦营卫的作用。
- **案例**：柴陈化滞汤化裁治疗小儿食积咳嗽案。

边某某，男，12岁。2018年2月11日初诊。

主诉：咳嗽5天。患儿5天前进食大量零食、瓜果后出现咳嗽，少痰。家属诉患儿平素易反复咳嗽，每次咳嗽前有暴饮暴食诱因，口服消炎止咳药（具体药物不详）效果不佳，遂求治中医。刻诊：咳嗽，少痰吐不出，无发热，无喘息、胸闷，食欲缺乏，寐可，大便干，3～4日一行，舌淡红，苔白厚，脉滑。双肺听诊未闻及明显干湿啰音。

诊断：咳嗽病（食积证）。治则：理气宽胸，消食化滞。处方，小柴胡汤加减：柴胡8克、黄芩10克、半夏10克、生姜10克、大枣4枚、生白术20克、炙甘草4克、鸡矢藤20克、木香10克、山楂10克、枳壳8克、桔梗8克，3剂，每天1剂，水煎取汁300毫升，分早晚两次温服。

复诊：家属诉服药第三天已无咳嗽，大便干，2日一行，查舌淡红，苔薄白，脉滑，双肺听诊未闻及明显干湿啰音。患儿现无咳嗽，考虑患儿平素易食积后咳嗽，故更方为二陈汤加味，具体处方如下，陈皮6克、茯苓12克、清半夏6克、甘草4克、焦麦芽10克、焦山楂10克、焦神曲10克、麦冬10克、生白术20克，5剂，日1剂，水煎取汁300毫升，分早晚两次温服。后电话随访，家属诉患儿未再咳嗽，大便调，一日一行。

按语：本案属于胃中食滞生痰，上犯于肺之证。内经常云"形寒饮冷则伤肺"，然饮食生冷之所以能伤及于肺，实是"手太阴肺之脉，起于中焦……还循胃口"，寒饮食入于胃可循胃口上犯于肺也。同理饮食积滞生痰化热亦可通过经脉联系上犯于肺，引发咳嗽。故治疗以小柴胡汤疏气以导滞，合二陈汤加消食之类以化痰消食，则咳嗽可除也。

加减变通法三

- **证型**：老慢支咳喘痰—老年肺气不足，痰湿恋肺，易为外寒引动证。
- **主症**：老年患者有慢性支气管炎、肺气肿等病史，天气变化或起居不慎即可发病，发则咳嗽气喘，痰涎壅甚，伴有寒热等外症，舌质可无变化，舌苔一般厚腻，脉虚为主，或弦，寸脉可浮。
- **治法**：攻而兼补，外和寒热，内化痰湿。
- **方药**：柴胡二陈汤，即小柴胡汤原方（略）加陈皮、茯苓。
- **出处**：《陈瑞春论伤寒·谈小柴胡汤的临床运用》。
- **说明**：可加葶苈子、苏子、五味子降气而敛肺气。本方治慢性支气管炎、肺气肿功效优于抗生素，抗生素负面作用可损伤脾胃、波及肺气，而老年有慢性肺系疾患病史，多肺气偏弱，若一味使用抗生素，易犯"虚虚"之戒。
- **案例**：小柴胡汤加减治疗老慢支案[24]186。

汪某，年逾六旬，老年慢性支气管炎，肺心病多年，遇寒即发，咳嗽气粗，痰涎壅甚，恶寒低热，食欲缺乏，脉虚数，舌黄白而腻。

处方，党参15克，柴胡、黄芩、法半夏各10克，茯苓20克，陈皮、葶苈子、苏子各10克，炙甘草5克，生姜3片，大枣3枚。每日1剂，分2次温服。

一般上药服用3～5剂，病即缓解。

按语：本案属于肺中素有痰湿内伏，久病肺伤，感寒引发之证。老年慢性肺系疾患反复发作易耗伤肺气，肺气弱而卫气亦弱，痰湿内伏影响卫气宣发，导致极易感受风寒，形成内外相引之势；咳嗽气粗、痰涎壅甚是痰湿壅阻，肺气为之不利也。故治疗以小柴胡汤既能疏散风寒邪气，亦能疏畅气机，还能兼补肺气，一方而兼有三用，再合二陈汤等增强化痰理气之力。

（四）柴朴汤

- **证型**：胸闷咽哽症——少阳兼阳明，痰气交阻证。
- **主症**：胸闷胁痛，咽喉、食道异物感，精神不安定，食欲缺乏，恶心呕吐，苔白腻。
- **治法**：疏利上焦，理气化痰。
- **方药**：柴朴汤（小柴胡合半夏厚朴汤），即小柴胡汤原方（略）加厚朴、紫苏、茯苓。
- **出处**：《中医十大类方·小柴胡汤》。
- **说明**：少阳上焦与阳明胸膺与肺生理部位的相邻，治疗可隔一而治；痰与气，均可呈现发作性特点，特别是痰聚有形，痰散无形，聚散有时而发作有时。
- **案例**：柴胡半夏厚朴汤化裁治疗喘息性支气管炎案[87]。

患者6岁，女，初诊于1976年6月。

1年前患感冒后持续咳嗽，每到半夜3点左右咳嗽剧烈，约持续1小时才安静下来，痰不多。常患感冒。这种咳嗽已经持续了1年。患者的母亲也患慢性支气管炎，常年有咳嗽，小儿科医生诊断患者患喘息性支气管炎，但没有喘息特有的呼吸困难发作。患者的营养和脸色一般，食欲一般，大便正常，脉也一般，腹部有胸胁苦满、心下部紧张，对压迫感到过敏。

治疗：针对腹证，让服小太郎制药厂生产的小柴胡汤合半夏厚朴汤浸膏散。1日2次，1次1.0。

但很奇怪，患者回家只在傍晚服一次药，持续1年的半夜咳嗽突然停止，以后连1次也没发作，健康起来，也不患感冒。去年冬天寒流来了也没有患感冒和喘息发作。以后患者继续服此药，结果体质得到改善。

按语：本案属于少阳病及太阴，痰气交阻于胸咽之证。胸胁苦满、心下部紧张，乃是对压迫感的过敏，病在少阳所主之焦膜层，为无形之气滞也；其每到半夜3点即发剧烈咳嗽，并无喘息特有的呼吸困难，当是气郁痰积累及肺，病原发于少阳，肺为受影响之脏也。故治以小柴胡汤疏解少阳郁滞，合半夏厚朴汤降气消痰。

（五）柴陈泽泻汤

- **证型**：风动痰饮眩晕——肝脾为主，风火引动痰饮，搏结于头窍证。
- **主症**：眩晕突然发作，伴有天旋地转感，头胀痛，恶心呕吐，或可呕出痰涎，口苦口黏口干，舌苔黄腻，脉弦滑。
- **治法**：散火熄风，兼化痰饮。
- **方药**：柴陈泽泻汤加减，即小柴胡汤原方（略）加陈皮、茯苓、泽泻、白术、菊花、钩藤、天麻。
- **出处**：《江尔逊运用小柴胡汤4法》。
- **说明**：此从少阳胆以治厥阴肝，此即所谓"脏病从腑论治"之法。
- **案例**：柴陈泽泻汤化裁治疗眩晕案[88]。

曹某，女，36岁。1993年5月初诊。

有眩晕史10余年，复发10余天，当地治疗未效。刻诊：眩晕以每日中午为剧，天旋地转，只能闭目静躺，不能转侧，恶心干呕，口苦口腻，大便稀溏，舌苔黄厚腻，脉弦滑无力。

处以柴陈泽泻汤，服药3剂，眩晕息止，后以健脾化痰之剂调理。

按语：本案属于风郁火逆，引动痰饮上搏清窍之证。眩晕天旋地转，且伴恶心干呕，是风夹痰饮浊邪上泛，因风性升发主动，呕为痰饮排浊反应；口苦苔黄是内郁火热也；眩晕每以日中加剧，是因阳气最旺之时与风火同气相求。治疗以小柴胡汤，加钩藤、菊花、天麻等疏气以散风清火，合泽泻汤利水以排浊消痰。

（六）柴胡汤加化痰之法

- **证型**：感后火郁久咳——气滞上焦，停痰郁火，阻扰于肺证。
- **主症**：外感后，外症已退，但咳嗽不愈，阵咳夜甚；或有发热、往来寒热、胸胁胀闷、心烦欲呕、口干苦、汗出、气促等，舌质正常或稍红，苔薄白或薄黄而润，脉弦。

或寒重动饮，则胸闷，咳痰清稀而多，易至呕吐，苔白滑，脉细滑；夹痰热者，咳痰黄稠，胸闷胁痛，舌尖边红，苔黄，脉弦数；夹燥痰者干咳无痰，胸痛咽痛，唇干舌燥，舌红少津，脉细数；或气虚肺弱，则咳嗽时发时止，受风即作，缠绵不愈，身软乏力，舌淡或淡红，边有齿印，脉浮细或细弦。

- **治法**：疏气散火，宣上消痰。
- **方药**：柴胡汤加化痰之法，小柴胡汤去人参、生姜、大枣，加化痰之品（详见下文说明）。
- **出处**：潘子，《小柴胡汤加减治外感后咳嗽不愈41例》，载于《新中医》1994年第10期第23页至24页。蒋波，《小柴胡汤加减治疗久咳162例》，载于《新中医》1999年第3期第46页至47页；《云岐子脉诀》小柴胡汤。
- **说明**：属寒饮者，兼以温肺散寒（和解兼温），上方加干姜、细辛、五味子，杏仁、枳壳等（小柴胡加姜辛五味温散法）；属痰热者，兼以清化热痰（和解兼清），上方去半夏加栝蒌、川贝母、胆星（小柴胡加川贝母胆星消痰法）；属燥痰者，兼以生津润燥（和解兼润），上方去半夏加玄参、天花粉（小柴胡去夏加瓜蒌根消痰法）；偏气虚者，兼以益气扶正（和解兼补），上方仍用参，或加北沙参（小柴胡加沙参清补法）。
- **案例**：小柴胡汤加减治疗久咳案[60]137。

孙某某，女，47岁，家庭妇女。1970年初诊。

从小咳嗽，历40年，每年秋末发作，冬季较甚，夏季自愈。在发作期间，昼轻夜重，甚则难以入眠，痰多而稀，喉咯发痒，其神色形态无明显病容。

窃思此病已数十年，患者服药较多，不见效果，一般治咳之剂均已用过，若不另想方药，恐难取效。忆起陈修园《医学实在易》治咳论中有云"胸中支饮咳源头，方外奇方勿漫求，更有小柴加减法，通调津液治优优。"考虑用此方较为合适。遂欣然疏方，以观其效。

柴胡9克、半夏9克、黄芩9克、党参9克、五味子9克、甘草6克、生姜9克、大枣4枚。水煎服。

服上方1剂即能安然入睡，服4剂后咳嗽已去大半，继服数剂而咳止。

按语：本案属于少阳上焦之气为风寒所郁，停饮郁火，邻扰于肺之证。咳嗽发作呈明显规律：即秋末发作、冬季较甚、夏季自愈，是因风寒外袭，发作昼轻夜重是入夜属阴，阴邪得助，郁火更甚也；痰多而稀是饮邪为患，质较清稀，流动性强；喉咯发痒是风邪上受为患。故治以小柴胡汤疏气机以达风寒、散火气，配用生姜以化水饮，五味子以收敛肺气也。

（七）小柴胡合橘核丸

- **证型**：气滞痰瘀乳癖——多脏相关，肝胃为主，气郁为本，痰瘀为标证。
- **主症**：乳腺炎、乳腺增生，乳中肿块，边界清楚，触之胀痛，大小时有增减。
- **治法**：疏理肝胃，气机为先，兼消痰瘀。
- **方药**：小柴胡合橘核丸加减，柴胡、黄芩、法半夏、甘草、香附、青皮、郁金、川楝、白芍、橘皮、橘核、丝瓜络。
- **出处**：杨刚，《小柴胡汤治疗乳房病36例》，载于《四川中医》1994年第8期第47页至48页；吴文慧，《小柴胡汤加味治疗乳癖30例》，载于《云南中医中药杂志》1995年第5期第27页至28页。
- **说明**：加减，蒲公英、银花、连翘、地丁、昆布、海藻、浙贝母、牡蛎、荔枝核、三棱、莪术、丹参、桃仁、红花、鹿角、甲珠等。
- **案例**：小柴胡汤加味治疗乳癖案[89]。

寇某，女，40岁。1988年10月初诊。

自述右乳发现硬结、疼痛4月，流血水1月。4月前于经前出现右乳有轻微胀痛，并发现一杏核大的硬结，以后每次经前均出现胀痛。近1月来，平时亦胀痛，且流血水，在外院做钼靶X射线摄影，诊断为乳腺小叶增生。患者口苦咽干、头晕目眩，两胁胀满，纳呆，全身乏力，月经不调。查体：右乳外上象限有2.5厘米×2.5厘米光滑硬结，与深部组织及表皮均无粘连，有压痛，用力挤压右乳时有红色液体流出。舌苔薄白，脉弦。

辨证：邪陷少阳，乳络瘀滞。治则：和解少阳，通经活络。处方，柴胡24克、黄芩9克、法半夏9克、党参15克、甘草9克、生姜9克、大枣3个、丝瓜络15克、王不留行15克、大贝粉3克、路路通12克、川楝子9克。水煎服。

6剂后，乳房痛减，血水停流。18剂后，自觉症状消失，结节变软缩小。36剂后，结节消失，做钼靶X射线摄影复查：结节消失。

按语：本案属于气郁久滞，停痰积瘀，阻于乳络之证。乳络之处为肝经所过，其气滞日久，停痰积瘀，阻于乳络，则局部硬结胀痛，且流血水；口苦咽干、头晕目眩、两胁胀满、纳呆等，是气郁滞中，化火炎上；月经不调是气机不畅，经血为之不畅也。故治疗以小柴胡汤疏泄气机，加丝瓜络、王不留行、浙贝母等活血化痰散结通络也。

（八）大柴胡合陷胸汤

- **证型**：风温合痰结胸——少阳兼阳明，风热合痰，搏结中焦胃脘证。
- **主症**：温病数日，壮热无汗，或寒热往来、有汗而热不解，轻者，胸闷头痛，腹痛拒按在中脘；重者，胸腹板满硬痛手不可近，舌边色干红苔干黄。
- **治法**：疏外利中，开痰泄热。
- **方药**：大柴胡合小陷胸汤，柴胡、黄芩、法半夏、枳壳、白芍、黄连、瓜蒌皮。
- **出处**：《环溪草堂医案·风温温热》。
- **说明**：此属结胸。烦躁气喘，口吐涎沫。防其喘厥。此方是大柴胡汤、大小陷胸、栀豉合剂。
- **案例**：大柴胡合小陷胸汤加减治疗慢性胰腺炎急性发作案[34]。

吴某，男，38岁。2011年7月7日初诊。

主诉：剑突下刀割样疼痛反复发作近1年，加重1个月。

现病史：患者曾在2010年诊断为"轻症急性胰腺炎"，先后发作4次，近一个月内发作2次，发作时剑突下刀割样疼痛、拒按，并放射至两胁及腰背部。现症见，饭后腹胀甚，纳食甚少、主食以馒头和青菜为主、食肉难消化，失眠（入睡困难伴早醒），心烦易怒，胃灼热，甚则连及后背，口干口苦，小便黄赤、大便黏滞、秘结，舌苔薄，舌质红，胖大有齿痕，脉弦细重按无力。近一年体重下降15千克（现体重50千克）。腹部CT示：胰腺肿大。

诊断：中医：腹痛。西医：慢性胰腺炎急性发作。辨证：少阳阳明合病。治法：和解少阳，清泻里热。中药处方，大柴胡汤合小陷胸汤加减。柴胡15克、枳实10克、黄芩15克、法半夏30克、赤芍15克、生大黄15克、生姜15克、大枣15克、全瓜蒌30克、黄连10克、生鸡内金15克、焦麦芽15克、焦山楂15克、焦神曲15克、焦槟榔15克、炒白术10克、瓦楞子60克（先煎）4剂。

2011年7月11日（二诊）：腹痛、腹胀十去其八，大便成形，睡眠改善，舌淡胖，苔薄白。鉴于症状显效，守方加减。上方加白蒺藜15克、炙甘草8克、木香10克，7剂。

2011年7月18日（三诊）：自觉腹痛、腹胀十去其九，纳谷转馨，小便转清，大便2～3日1行，较前通畅，偶饭后胃脘轻痛。舌淡胖，苔薄，脉虚大。效不更方，仍以原法原方稍事进退。上方去焦四仙（焦麦芽、焦山楂、焦神曲、焦槟榔）、木香、炙甘草，枳实加至15克，赤芍加至30克，生大黄加至12克，加浙贝母15克。7剂。

2011年7月25日（四诊）：近日胃脘痛稍有反复，口干，大便每日1行，胃纳转馨，舌淡暗胖大苔薄，脉弦细。改拟补中益气汤合苓桂术甘汤加减：炒白术10克、生黄芪10克、陈皮10克、柴胡10克、升麻10克、党参8克、当归10克、炙甘草10克、桂枝10克、茯苓10克、茵陈15克、广金钱草30克、生姜10克、大枣15克、枳壳10克。7剂。

2011年8月1日（五诊）：腹胀、痛基本消失，口干口苦好转，纳谷转馨、饭量增加，现每日4餐，舌淡胖大苔薄，脉细弱。继服巩固：生黄芪加至12克、党参加至10克、广金钱草加至40克，7剂。

追访：诸症平稳，急性胰腺炎未再反复，体重略有增加，保持清淡饮食。

按语：本案属于少阳阳明合病，气滞郁热合痰，交阻中脘之证。心下刀割样疼痛而拒按，是热与有形痰实交阻于少阳中焦腔膜也；饭后腹胀甚、纳食甚少、食肉难消化、大便难是因少阳气滞不利，不得顺降胃肠之气也；失眠（入睡困难伴早醒），心烦易怒则是气滞所生之郁热，上扰于心也。故治以大柴胡汤疏气泄热，合小陷胸汤，辛开苦降以散痰热之结。

（九）小柴胡合瓜蒌薤白汤加丹参法

- **证型**：气滞痰阻胸痹——上焦气滞，寒痰乘闭胸阳之证。
- **主症**：胸肋局部（交界处）疼痛肿胀、胸闷不适，原因不明，胸片无异常（可有感冒或有外伤病史）。
- **治法**：疏气通阳，散寒涤痰。
- **方药**：小柴胡合瓜蒌薤白汤加丹参法，柴胡、黄芩、法半夏、甘草、生姜、丹参、瓜蒌皮、薤白、红花、板蓝根。
- **出处**：周章武，《小柴胡汤治疗肋软骨炎24例》，载于《安徽中医学院学报》1993；曹长恩，《小柴胡汤合瓜蒌薤白汤加减治疗肋软骨病36例》，载于《实用中医药杂志》1999年第1期第9页。
- **说明**：加减，桂枝、羌活、石膏、知母、郁金、枳实、当归、川芎、黄芪、白术、熟地、当归、女贞子、旱莲草、九香虫、补骨脂。
- **案例**：小柴胡汤加减治疗肋软骨炎案[90]。

杨某，女，32岁，工人。1991年4月3日就诊。

患者与人争执后出现右前胸部疼痛、作胀，胸闷不适，咳嗽及活动时疼痛加剧，次日发现右前胸包块,疼痛拒按,触之坚硬,压痛明显,表面光滑,伴太息、食少、易怒、口苦,舌苔薄黄,脉弦。心电图检查示:窦性心律。胸片示:两肺未见病变。

拟诊为胸肋痹证(肋软骨炎),治宜疏肝理气。处方,柴胡15克、黄芩15克、半夏9克、陈皮9克、茯苓9克、郁金9克、天花粉20克、甘草6克。

服药3剂后局部疼痛好转,加川芎10克、当归10克。再服4剂,诸症消失。

按语:本案属于气郁夹痰,痹阻胸阳之证。病起于与人争执之后,是挟肝气郁滞为患,胸痛而胀闷不适也是气机阻滞之征;右前胸包块、表面光滑是有形之痰著于局部。故治以小柴胡汤疏气开胸,加陈皮、茯苓、天花粉,加强化痰,恐气分滞久影响血分,再辅以川芎、当归等助以活血通络。

(十)小柴胡加龙牡胆星镇消法

- **证型**:少阳风痰癫痫——少阳郁滞,痰热动风证。
- **主症**:癫痫以小发作为主,如不自主地点头、弯腰、阵发头痛头晕等。
- **治法**:清透郁热,涤痰熄风。
- **方药**:小柴胡加龙牡、胆星镇消法,柴胡、黄芩、法半夏、党参、甘草、龙骨、牡蛎、羚角、钩藤、丹参、菖蒲、胆星、枳壳、黄连、琥珀。
- **出处**:王伟,《加减小柴胡汤治疗癫痫》,载于《四川中医》1988年第10期第28页;杨丽珍、丁丽萍、宋静君,《小柴胡汤加减治疗小儿癫痫45例临床观察》,载于《中医药学报》1999年第2期第39页至40页。
- **说明**:加减,全蝎、蜈蚣、天麻、珍珠母、僵蚕……
- **案例**:小柴胡汤加减治疗小儿癫痫案[91]。

邱某,男,8岁。1995年11月20日初诊。

患儿头晕头痛反复发作2年,每周4~5次或10余次不等,发作时间持续半小时至1小时,发作时伴面色苍白,汗出,肢冷,严重时恶心、呕吐,精神紧张时加重,脑电图检查为棘波及高尖波、慢尖波,提示重度异常。查舌质稍红,苔薄黄腻,脉弦滑。

方用柴胡、黄芩、法半夏、白芍、石菖蒲、钩藤各10克,太子参、丹参各15克,僵蚕、川芎各7.5克,甘草5克,连服20剂。

12月10日再诊,自诉头晕头痛明显减少,每周1~2次,发作时间较前明显减短,每次10分钟左右,夜间睡眠较浅,多梦,手足烦热,舌质红,苔薄白,脉弦细。原方去川芎,加夜交藤、牡蛎各15克,龟板7.5克,服用7剂。12月17日三诊,患儿头痛基本消失，夜间睡眠较好，以疏肝健脾扶正之小柴胡汤加减转粉末以巩固疗效。半年后头痛无复发，脑电图复查：各区散在低幅至中高幅波及活动。

按语：本案属于气机郁滞，痰热动风之证。头痛头晕呈阵发是夹风邪为患，以风性主动，来去忽往也；发伴恶心呕吐是夹痰浊也，伴面色苍白、汗出、肢冷是一方面痰闭气机，一方面风动泄津也；精神紧张头晕加重，自然是因增郁肝气、热更不透而上扰。故治疗以小柴胡汤疏气以透热，加石菖蒲、僵蚕、钩藤等化痰熄风也。

（十一）柴胡温胆汤

【正治】

- **证型**：少阳外感眩晕——外风郁火动痰，上扰（手足经）清窍证。
- **主症**：阵发眩晕，耳鸣、耳聋、耳闷，多伴恶心呕吐，胸脘满闷，不思饮食，或伴有口干口苦，往来寒热，或发热而呕，呕吐苦水，或面色苍白，心慌汗出等，舌多平，脉多弦或弦细。
- **治法**：疏风散火，化痰和中。
- **方药**：柴胡温胆汤加减，柴胡、黄芩、法半夏、甘草、竹茹、陈皮、枳壳、茯苓、防风、川芎。
- **出处**：《丹溪心法附余》小柴胡加竹茹汤；《症因脉治》柴胡清胆汤；郭茂明、郭红波，《加味小柴胡汤治疗发作性眩晕56例》，载于《四川中医》1998年第10期第21页。
- **说明**：加减，夹湿加蔓荆子、藿香，夹热加菊花、钩藤。
- **案例**：柴胡温胆汤治疗外感性眩晕案[92]。

彭某，女，56岁，农民。1988年4月20日初诊。

眩晕17年，时轻时重，伴呕恶、纳呆、心烦、少寐，每因感冒诱发加重。曾作脑电图、脑血流图、X射线颈椎片、上消化道钡餐透视、血化验等检查，未查出器质性病变，诊断为梅尼埃病、神经官能症（神经症）等，但治疗始终未能获效。此次又因感冒加重20余日，诊见舌尖红，苔薄，脉弦细而滑。

辨证为少阳枢机不利，胆火挟痰上犯，日久伤及肝阴，犯及脾胃。故治以和解少阳为主，予小柴胡汤加味：柴胡24克，黄芩、决明子夏枯草各12克，菊花、党参、半夏、白术、白芍、胆星、泽泻、生姜、炙甘草各10克，珍珠母15克，吴茱萸6克，大枣

10枚。水煎服。

再诊：服药6剂眩晕、呕恶明显减轻，纳食增加，心烦、少寐亦好转。效不更方，原方6剂，服后诸症消失，停止治疗。7月10日又因感冒而眩晕、呕恶轻微发作，予上方4剂，诸症又除。复予外台茯苓饮加味10剂，随访6个月，未再复发。

按语：本案属于风邪郁火，内动痰浊，上攻于清窍之证。其眩晕因感冒而诱发、加重，是有外风为患；眩晕伴呕恶是痰浊为风邪引动上泛；心烦少寐、舌尖红，是夹火热扰心；纳呆为痰阻于中，气机不畅。故治以小柴胡汤疏风散火，先合温胆汤兼化痰热，后转外台茯苓饮继消痰浊，使风邪再无附着之物为患。

【权变】

加减变通法一

- **证型**：青少年精神分裂症——气滞郁热，与痰相搏，扰及心包证。
- **主症**：因情志刺激渐发精神抑郁、少言寡语、时时欲哭，甚至出现夜寐不安，时而烦躁或夜间出走，惊恐幻听，心神不安症状可在经前加重，纳食减少，大便解之不畅或便结，形体偏胖、平素活动量较少，舌质红苔腻，脉弦数有力。
- **治法**：疏气解郁，清热化痰。
- **方药**：柴胡温胆汤加减，即柴胡、黄芩、法半夏、陈皮、竹茹、枳壳、黄连、郁金、石菖蒲、远志、虎杖、胆南星。
- **出处**：《陈瑞春论伤寒·谈小柴胡汤的临床运用》。
- **说明**：热与痰相搏于心包，因痰之闭阻，热之扰动，影响心包神志功能，而出现精神不安的主症。
- **案例**：柴胡温胆汤治疗少女精神失常案[24]188。

李某，女，16岁，中学生。

学习成绩一贯优良。因家况不佳，逐渐精神萎靡，少言寡语，烦躁失眠，幻听恐惧。月经前症状加重，休学治疗，先西药镇静，住精神病院一个多月，病情未见好转，遂转中医治疗。症见：精神呆滞，两目直视，心神不宁，少言寡语，夜寐不安，时而烦躁，甚至夜间出走，食纳少，大便不快，脉弦实稍数，舌苔黄白厚腻。

处方，柴胡10克、太子参15克、黄芩10克、川黄连3克、法半夏10克、郁金10克、茯苓15克、枳壳10克、竹茹15克、陈皮10克、菖蒲6克、远志6克、虎杖15克、胆南星6克，每日1剂，分2次温服。

前方进10剂后，精神状态有明显好转，食纳增加，夜能安寐，临经前情绪波动减轻，遵守原方加绿萼梅、合欢皮、夜交藤，或合甘麦大枣汤等，治疗近半年后复学，成绩逐渐上升，观察半年，病未复发。

按语：本案属于情异气滞，郁热夹痰，蒙扰心包之证。即因家况不良渐而精神萎靡、少言寡语是病肝气不舒。服用镇静药压抑气机，只能取效于一时，过用更致气机呆滞，致现精神呆滞、两目直视等症。烦躁失眠又有郁热内生扰心，有形之痰与热相搏，则可蒙扰心包，以致神识出入异常而现幻听恐惧，甚至夜间出走等精神病症。故治以小柴胡汤从肝疏气解郁，以温胆汤清化心包热痰，和解发病之源流。

加减变通法二

- **证型**：痰热中阻胃病——胆胃不和，痰热内扰、湿热阻滞证。
- **主症**：口苦口黏，恶心呕吐，胃脘痞闷，胸满胁痛，或心烦不安，易受惊吓等，舌色一般偏红或绛，舌苔白腻或黄腻偏厚，脉象常表现为弦缓或滑。
- **治法**：和解枢机，清湿热化痰。
- **方药**：柴胡温胆汤加减，即柴胡、黄芩、法半夏、陈皮、茯苓、竹茹、枳实、黄连、吴茱萸、乌贼骨、延胡索。
- **出处**：张智华、梅国强，《梅国强教授运用柴胡类方经验述要》，载于《光明中医》2008年第3期第284页至286页。
- **说明**：中焦湿重腹胀，舌苔白厚者，合用平胃散，加藿香、佩兰行气化湿。
- **案例**：柴胡温胆汤治疗胃病案[93]。

刘某，女，52岁。现头晕，失眠，易惊惕，胃脘痞满疼痛，恶心、嗳气，不欲饮食，舌质红，苔白略厚，脉弦缓。

手足少阳之脉与心包或心联系密切，又足少阳之脉上行头面，则头晕、失眠即可解释。患者惊悸与"心胆虚怯、触事易惊"相合。胃脘痞满疼痛，恶心、嗳气、不欲饮食，均为湿热中阻、气机不畅所致。故治以和解少阳、化湿清热。梅老师根据以上分析，用柴胡温胆汤为主方，加减如下：柴胡10克、黄芩10克、法半夏10克、陈皮10克、茯苓50克、竹茹10克、枳实25克、黄连10克、吴茱萸6克、乌贼骨15克、延胡索15克、钩藤30克、天麻10克、焦术10克、当归10克、川芎10克。

服用7剂后复诊，恶心、嗳气消失，头晕、失眠及胃脘痞满疼痛均减轻，饮食好转，舌质红，苔白略厚，脉弦缓。梅老师在上方基础上加酸枣仁30克、焦山楂10克、焦神曲10克、焦麦芽10克。患者治疗月余后症状基本消除，改用丸剂以善其后。或问曰："何不用柴胡陷胸汤？"答曰："此案神志症（如易惊惕与'触事易惊'相同）明显故也。"

按语：本案属于痰热滞气，胆胃不和之证。胃脘痞满疼痛、恶心嗳气、不欲饮食是胃肠气机阻滞所致不难理解，唯其易惊惕一症与痰关系密切。其机理有二：一者痰毕竟属于有形之物，有阻痹之性，影响神气正常出入；二者，胆主决断，痰浊阻滞，影响其决断之神志功能。故治疗以小柴胡汤疏解气机，合温胆汤以化痰浊。

（十二）柴胡汤加贝桔消痰法

- **证型**：痰气阻慢喉痹——气郁痰阻于上，咽喉为之不利证。
- **主症**：咽喉梗阻不适，日久不除，时作微痛，倦怠懒言等。
- **治法**：疏气消痰，兼清郁热。
- **方药**：柴胡汤加贝桔消痰法，即柴胡、黄芩、法半夏、党参、甘草、浙贝母、桔梗。
- **出处**：邹世光，《以小柴胡汤加味治疗慢性咽喉炎》，载于《浙江中医杂志》1991年第8期第355页。
- **说明**：或合半夏厚朴汤法。
- **案例**：小柴胡加减治疗咽喉异感症案[94]。

刘某，女，40岁，工人。1990年5月16日初诊。

患者于3月前因情志不遂而发病，初起咽部不适，继之如有物阻，咯吐不出，咽之不下，时有疼痛，每因情志刺激而加重，经用消炎、润喉等药物治疗乏效。耳鼻喉科检查诊为：咽喉异感症。舌质红，苔薄黄，寸口脉弦数。

辨证为肝气不舒，郁而化火，痰气交阻，蕴结于咽喉。治宜疏理气机，解郁化痰。处方：柴胡10克、黄芩15克、半夏10克、厚朴10克、茯苓15克、苏子10克、玄参15克、银花20克、连翘20克、麦冬15克、桔梗10克、陈皮10克、甘草6克。每日1剂，水煎早晚分服。

上方服5剂后诸证减轻，守方继服3剂症状悉除而痊愈。

按语：本案属于肝气不舒，痰气交阻于咽喉之证。病起情志不遂是肝气郁滞为源；渐起咽部不适，继之如有物阻，每有轻度刺激而会加重，是气郁引起局部津液代谢障碍而生痰湿，交阻于咽喉所致；舌红、脉弦数是气郁化火之内征。故治以小柴胡汤疏气以透郁热，加厚朴、苏子等以消痰，加银花、连翘等以透热。

（十三）柴胡汤加玄参桔梗消肿法

- **证型**：少阳风痰耳肿——少阳风郁痰火，搏结经脉耳窍证。
- **主症**：少阳受病，头角、两耳前后结肿，耳鸣筋痛，寒热呕吐，烦躁。
- **治法**：疏风散火，化痰消肿。
- **方药**：柴胡汤加玄参桔梗消肿法，柴胡、黄芩、法半夏、甘草、玄参、桔梗。
- **出处**：《喉科紫珍集》小柴胡汤。
- **说明**：无形之肿考虑风火上扰，而有形之结当考虑痰的因素。
- **案例**：小柴胡汤加减治疗两耳廓肿痛案[95]。

某男，70岁，2012年8月1日初诊。

诉两耳廓肿痛3个月。曾在某二级医院行抗感染及理疗等治疗，未见好转，遂来门诊求治，见患者两耳廓肿痛而硬、色不红。

考虑两耳为手足少阳经脉循行所过，应该是少阳枢机不利而致，遂用小柴胡汤去党参加味治疗：柴胡10克、黄芩15克、法半夏10克、茯苓15克、厚朴15克、薏苡仁30克、麦芽30克、金银花15克、连翘15克、赤芍15克、牡丹皮20克、生甘草5克、生姜3片、红枣5枚，5剂，水煎服。

8月6日二诊，诉左耳廓肿痛明显好转，右耳廓略肿，续服上方加防风10克，党参15克，怀牛膝15克，5剂后痊愈。

按语：本案属于风火夹痰，搏结少阳所主耳窍之证。因少阳之脉循行绕耳前后，风喜上行，火热丰隆，故耳廓肿痛是风火上达少阳经脉之象；然其肿硬不赤而较有边界，知合有形之湿痰使然。故治以小柴胡汤加以牡丹皮、赤芍、金银花、连翘疏风散火，加薏苡仁、厚朴等助消湿痰。

（十四）柴胡汤加牡蛎散结法

- **证型**：少阳痰水胁痛——邪郁少阳，枢机不利，痰水胁下证。
- **主症**：咳唾引胸胁下刺痛，或有胀满、短气，不能平卧，苔薄白或薄黄，脉弦数或沉弦。多因外感诱发。
- **治法**：疏气转枢，化痰散水。

- **方药**：柴胡汤加牡蛎散结法，柴胡、黄芩、法半夏、党参、甘草、牡蛎、栝蒌、百部。
- **出处**：彭治安，《小柴胡汤治疗悬饮——附42例临床观察》，载于《湖南中医杂志》1987年第2期第12页至13页。
- **说明**：不同于十枣汤攻力峻猛、难以常服，尤适用于体虚、老年、年少者。
- **案例**：小柴胡汤加减治疗渗出性胸膜炎案[96]。

周某某，男，40岁。农民。1974年7月15日初诊。

主诉：咳唾引右胸胁下痛4天。

患者于5天前因双抢劳累过度，汗出过多，加之乘凉复感风寒而作新病。初起恶寒发热，干咳，右胁下刺痛，咳时加剧，自以为"岔气痛"，口服镇痛药物无效，病情逐渐加重。4天后，自感出气不赢，咳唾引右胁下痛，胸胁胀满，不能平卧。经当地某医院X射线胸透发现：右胸大片致密阴影，上缘齐锁骨水平线，纵隔左移。上述改变提示大量胸腔积液。渗出性胸膜炎。建议其住院抽胸水治疗，由于患者惧怕抽胸水而要求中医治疗。诊见：形体虚羸，面色㿠白，精神疲乏，咳嗽，短气，右胸胁间饱满，纳少，苔薄白，脉沉细。

此属痰湿水饮，血瘀凝结，气脉闭塞，内停胸胁所致。证属悬饮，治宜疏肝理气、活血通络、行水降逆。小柴胡汤加减：柴胡10克、黄芩10克、沙参15克、百部24克、瓜蒌壳15克、牡蛎30克、甘草5克。

服上方加减共35剂后，于1974年8月20日当地医院胸透复查：右胸胁积液已完全吸收。

按语：本案属于风寒郁遏少阳，内及三焦水道，痰水停聚腔膜之证。病起于劳累感寒，是风寒乘虚而入之由；先病起寒热，后现咳唾引痛，是病由外之腠理及内之胸腔，均属少阳；痰水停聚之实，但其形体消瘦、面色㿠白之弱体，治疗不耐攻逐之法。故以小柴胡汤扶正祛邪，加牡蛎、瓜蒌等，疏气转枢为主，既能散风寒外邪，亦能利水消痰。

（十五）小柴胡加苏梗白术竹茹砂仁化浊法

- **证型**：妊娠恶阻呕吐——湿浊上逆，肝胃不和证。
- **主症**：孕后3个月左右，恶心呕吐，头晕头重，心中烦闷。
- **治法**：疏肝和胃，清化湿浊。

- **方药**：小柴胡加苏梗白术竹茹砂仁化浊法，即小柴胡汤原方（略）加苏梗、白术、竹茹、砂仁。
- **出处**：凌绥百，《小柴胡汤治疗妊娠恶阻320例》，载于《陕西中医》1989年第5期第203页；杨宝山，《加味小柴胡汤治疗妊娠恶阻85例》，载于《内蒙古中医药》1997年第4期第5页。
- **说明**：加减，茯苓、陈皮、藿香、吴茱萸、黄连、沙参、麦冬、玉竹等。
- **案例**：小柴胡汤加减治疗妊娠恶阻案[97]。

申某某，女，30岁，汉族。

婚后3个月有停经，做尿检确诊早孕。停经后37天出现恶心、呕吐，呕吐为食物或清水，恶闻油腥，不思饮食，食入即吐，甚至饮水亦吐，不能正常生活、工作，求诊于中医。查神情倦怠懒言，舌红、苔白薄腻，脉弦滑。

属妊娠恶阻之肝郁犯胃型，方用小柴胡汤加减：柴胡、党参、黄芩、生姜、大枣、白术、苏梗各15克，法半夏12克，茯苓20克，陈皮12克，砂仁6克，甘草10克。5剂，每日1剂，水煎服，嘱煎后频频口服，少量多次服用。

服药3天后呕吐明显减少，闻油腥后有恶心，5剂后恶心、呕吐基本消除，仅见晨起有恶心，呕吐少许清水，可进清淡饮食，正常生活。

按语：本案属于湿浊随冲气上逆，肝胃不和之证。因为肝脉挟胃两旁、冲脉隶于阳明，所以妊娠后胎气易循冲脉上泛，即出现恶心呕吐、饮水食物皆吐等症。恶闻油腥是湿中有浊，而喜不足而恶有余也。治疗以和法之小柴胡汤，疏肝气以安冲气，加苏梗、白术、陈皮、砂仁，增强其化湿降浊之力。

（十六）柴胡藿香正气散

- **证型**：慢性肝炎胃炎——肝胆气郁，夹湿困着证。
- **主症**：舌苔异常厚腻，兼见胸胁满闷、脘痞，大便溏而黏腻，脉弦缓等症。
- **治法**：疏泄肝胆，宣化湿浊。
- **方药**：柴胡藿香正气散，即小柴胡汤原方（略）加藿香、苏叶、白芷、白术、大腹皮、神曲。
- **出处**：《刘渡舟教授对小柴胡汤的理解与应用探微》；张智华、梅国强，《梅国强教授运用柴胡类方经验述要》，载于《光明中医》2008年第3期第284页至286页。
- **案例**：柴胡藿香正气散加减治疗慢性胆囊炎案[98]。

杨某某，男，53岁，干部，1990年3月16日初诊。

右上腹部间段隐痛三年加重5天。患者于1987年因胃痛呕吐到某医院急诊，经检查为急性胆囊炎，经综合治疗症状消失。此后因工作紧张或饮食不调而间断发病。一周前外出学习，进食多量海鲜及油荤品味，自觉消化力差，自服逍遥丸未效。现右上腹部胀痛连胁，嗳气，口淡乏味，大便溏，舌淡，苔黄腻，脉滑。检查：体温37℃，血压135/76毫米汞柱，体质偏胖，面色晦暗，巩膜无黄染，心率84次/分，节律整齐，未闻及病理性杂音，右上腹压痛＋，莫菲氏征阳性，肝脾扪及不满意。血常规：白细胞$9.2×10^9$/升，红细胞$4.9×10^9$/升，血红蛋白144克/升，B超示：慢性胆囊炎。

西医诊断：慢性胆囊炎。中医诊断：胁痛。证属脾虚湿困，肝胆郁滞，疏泄失司。治宜理气健脾化湿，疏肝利胆和胃。处方，藿香、苍术、川楝子、茯苓、法半夏各10克，大腹皮、白芍、谷芽各15克，枳壳、青皮各8克，金钱草20克，砂仁（后下）6克。

五剂后复诊，上症大减，原方再进五剂，症状基本消失，改用消炎利胆片6片、藿香正气丸6克，早晚服，连服两个月，一年后随访未复发。

按语：本案属于胆气郁滞，食滞化浊，湿阻于中之证。胆囊炎反复发作，是素有胆气郁滞存在，情绪紧张及饮食不调也是加重气滞，胆不疏胃而易发病。其主症右上腹胀痛连胁、嗳气是胆胃气机阻滞所致。自以逍遥散服治而不效，是疏气之中兼有补血，嫌其壅堵有余。故改以小柴胡汤专力疏利胆胃，更合藿香正气散，加重宣湿化浊，另加谷芽等以消食防滞，则无壅滞之弊矣。

（十七）柴胡三仁汤

- **证型**：太阴少阳湿温——湿邪内遏少阳三焦，变生诸证。
- **主症**：广泛的湿热病症之中，以舌苔白兼微黄而厚腻为特征者。
- **治法**：转枢气机，宣渗湿热。
- **方药**：柴胡三仁汤（小柴胡合三仁汤）加减，柴胡、黄芩、法半夏、杏仁、薏苡仁、滑石、桔梗、通草、茯苓、厚朴、藿香、佩兰。
- **出处**：《江尔逊运用柴仁汤的经验》。
- **说明**："三焦通行上下、网络脏腑，湿踞三焦，牵涉广泛，见证多端"。此三焦为少阳三焦腠膜组织。
- **案例**：柴胡三仁汤加减湿温盗汗案[99]。

陈某，男，14岁。患盗汗1年余，几无间断。每至午夜时分，即汗出湿衣，尤腋汗色黄染衣，浆洗难净。曾数易其医，迭经滋阴降火，固表敛汗之剂，盗汗如故。经X射线等检查，排除结核病变。刻诊：形体瘦削，面色欠华，精神不振，盗汗如前，纳谷不馨，舌质偏红，舌黄白厚腻，脉濡滑。

辨证湿热交蒸，迫液为汗。予柴仁汤：柴胡10克、黄芩6克、杏仁10克、薏苡仁30克、滑石15克、桔梗10克、通草9克、茯苓15克、半夏10克、菖蒲10克、茵陈15克、佩兰12克、牡丹皮10克、地骨皮12克、煅牡蛎30克。

药进两煎，当晚汗出即明显减少。嘱原方续服数剂，巩固疗效，病遂痊愈。

按语：本案属于脾及三焦，湿中郁热，迫津外泄之证。盗汗一症，绝非只有内伤阴虚火旺一个机理，于外感郁热之类，也为常有！本案盗汗即湿邪郁于体表，影响热气透达，乘夜寐卫气入阴之际，助其郁热而迫津外泄所致。其盗汗特点是汗出黏黄，以土色本黄，湿热蕴脾，脾色外行。治疗以三仁汤宣化湿热浊邪，合小柴胡汤转枢少阳，助运内湿。

（十八）柴胡蒿芩清胆汤

- **证型**：手足少阳湿温——手足少阳同病，湿热浊邪留恋证。
- **主症**：寒热现象，如往来寒热、寒热起伏、寒热似疟非疟、午后热盛、热势不扬、寒热一日几度发等；手少阳症状，如胸胁苦满、胸满胁痛、口苦咽干目眩、默默不欲饮食、心烦喜呕等；足少阳症状，如脘痞呕恶、胸痞胁胀、腹胀便溏等；其他如小溲短赤、口干而饮水不多，或口中黏腻，或带甜味，舌苔黄润、黄滑或苔白质红。
- **治法**：疏利宣清，分消走泄。
- **方药**：柴胡蒿芩清胆汤（小柴胡合蒿芩清胆汤），柴胡、青蒿、黄芩、法半夏、陈皮、茯苓、竹茹、枳实、碧玉散。
- **出处**：张智华、梅国强，《梅国强教授运用柴胡类方经验述要》，载于《光明中医》2008年第3期第284页至286页；梅国强，《手足少阳同病刍议》，载于《光明中医》1995年第1期第24页至25页。
- **说明**：此证形成缘由有三：一是湿盛之体或嗜酒之人湿热内伏，加之外感，邪传少阳，以致足少阳与三焦同病；二是暑兼湿热，初似表证，而用辛凉表散失法，奄奄数日，病邪既未顺传胃腑，亦未逆传心包，而在半表半里之间，为手足阳分传而成；三是入秋忽凉忽热，暑湿未消，若贪凉饮冷无所节制，更易触犯外邪，邪入少阳而手足分传者，亦为斯证。

· 案例：柴胡蒿芩汤加减治疗寒热案[100]。

何某某，76岁，男。老迈龙钟，形体消瘦，面色苍白，诉恶寒发热4月余，治疗未曾间断，而病证依然。初似感冒，因疗效不佳，而多方投医。一般为微寒微热，一日二三度发，未曾间断，偶有高热（体温可达40℃），1～2日后，即转为低热，左胁下隐痛不休，无明显压痛，默默不欲饮食，神疲乏力，口中黏腻而泛涎沫，晨间口苦，头昏目眩，小便黄赤，大便初硬后溏，排便窘迫，脉弦数重按无力，舌根白腻苔满布，尖心部剥脱无苔，舌质胖嫩，边有齿痕。

此证以手足少阳三焦之湿热为主，足少阳次之。处方，青蒿10克、黄芩10克、法半夏10克、陈皮10克、云苓15克、竹茹10克、枳实10克、碧玉散12克、柴胡12克、生姜6克、泽泻10克、鸡内金10克。

服上方4剂，寒热退尽，厚苔变薄，精神有所好转，唯左胁隐痛未减，纳呆，又年事已高，体虚未复，残存湿邪难以速化，故以清通灵活之品，化湿而兼益胃，调理月余而愈。

按语：本案属于湿热合邪，郁滞少阳之证。微寒微热，一日二三度发即是湿邪滞留少阳之机，以少阳上焦有宣畅营卫之功，病可阻滞营卫外达之机；而左胁下隐痛、默默不欲饮食、头昏目眩、口苦等症也皆是少阳枢机不利，相火郁遏不畅所致；神疲乏力，口中黏腻而泛涎沫，舌白腻苔满布等仍是湿浊内困，郁热熏蒸，随胃气上泛使然。故治以蒿芩清胆汤清宣分消湿热，合小柴胡汤加强疏利少阳枢机。

（十九）柴胡泻心汤

· 证型：慢性胃肠炎——脾气偏弱，湿热共阻胃肠气机，影响肝胆疏泄证。

· 主症：胃脘痞胀，胁间胀痛，大便稀软而肛门坠胀不爽，口干、口苦、口黏，或可见烦躁不寐，舌苔黄白相间而腻，脉多弦缓。

· 治法：除湿清热，疏利气机。

· 方药：柴胡泻心汤（小柴胡合半夏泻心汤），柴胡、黄芩、法半夏、党参、甘草、黄连、干姜、大枣。

· 出处：《陈瑞春论伤寒·小柴胡汤的临床运用》。

· 说明：陈老用此方，考虑其辛开苦降有余而行气不足，常加行气药。若偏胃肠气滞，多加枳壳、广木香、神曲；若偏肝胆气郁，多加郁金、川楝子、青皮等。

- **案例：** 柴胡泻心汤加减治疗脘痞腹泻案[24]190。

谭某，女，35岁。

自述精神郁闷、烦躁失眠多梦，腹胀气滞，胃脘至脐腹胀痞，大便稀溏，日三四次，肛门不爽，脉缓稍弦，舌苔黄腻。

处方：柴胡10克，党参15克，法半夏、黄芩各10克，黄连3克，干姜、枳壳、广木香各10克，炙甘草5克，神曲10克。每日1剂，水煎分2次服。

上药进3剂，诸症悉减，大便成形，每日1～2次。继服2剂，诸症消失，饮食正常。

按语： 本案属于湿热阻滞胃肠气机，影响肝胆气机疏泄之证。腹胀，胃脘至脐腹胀痞，是气机阻滞胃肠之征；大便稀溏，日三四次，肛门不爽是湿浊中阻，累及于肠间，黏滞不畅之故；精神郁闷、烦躁失眠多梦为土壅木郁，气滞郁热内扰所致。故治疗可以半夏泻心汤辛开苦降以除湿热，合小柴胡汤疏泄肝胆，加木香、枳壳、神曲兼行胃肠之气。

（二十）小柴胡加三子逐饮法

- **证型：** 少阳上焦悬饮——三焦气滞，饮停胸胁，内阻肺气证。
- **主症：** 炎性胸腔积液（参考西医诊断标准，如症状、体征、胸片、B超）。
- **治法：** 疏利上焦气机，兼以涤肺逐饮，通调水道。
- **方药：** 小柴胡加三子逐饮法，即小柴胡汤原方（略）加苏子、白芥子、葶苈子。
- **出处：** 安丰华，《小柴胡汤加味治疗胸腔积液38例》，载于《吉林中医药》2000年第4期第46页。
- **说明：** 水饮可通过胸膜渗透于肺，出现肺系症状如咳嗽，咳吐痰涎。未影响及肺，也可用是取三子治肺以通调水道以助水饮消散。
- **案例：** 小柴胡汤加三子治疗胸腔积液案[101]。

患者，男，32岁，1999年5月初诊。

3个月前因右侧胸腔大量积液而住院治疗。住院期间，行胸腔穿刺抽液800毫升左右，给予抗炎、抗结核双重治疗。45天前，自觉胸闷、胀痛、气短等症消失，胸部X射线检查示：胸腔积液已吸收、右侧胸膜轻度粘连，带药出院。半个月前又觉右侧胸胁胀满不适，伴有咳嗽、咳痰，咳则牵引胸胁痛，曾在某医院输液治疗（具体用药不详），疗效不佳，遂来我科诊治。刻诊：自诉右侧胸胁胀痛、烦满、咳则疼痛、气短、咳黄色浊痰，伴口苦、咽干，心烦恶心，饮食欠佳，情绪不宁，舌苔黄腻，脉弦滑略数。胸部X射线检查示：右侧胸腔少量积液，肋膈角消失。建议住院治疗遭到拒绝，患者要求服中药治疗。

以小柴胡汤原方加白芥子、苏子、葶苈子：柴胡15克、黄芩10克、法半夏9克、人参10克、炙甘草6克、葶苈子15克、白芥子10克、苏子10克。水煎服。

半月后次诊：患者自诉胸痛、咳嗽、咳黄痰大减，口苦、恶心消失，饮食增进。药中病机，又予上方5剂。1周后三诊：患者胸胁痛、咳嗽悉除，食欲旺盛，口干、舌红少津、苔薄黄，脉细略弦。胸部X射线检查示：胸腔积液已吸收，胸膜略增厚。予小柴胡汤合一贯煎加味10剂，以善其后，随访1年未复发。

按语：本案属于上感继发饮停少阳胸腔，影响及肺之证。由于少阳上焦胸膜与太阴肺脏以膜相连，故少阳病饮可通过膜系渗透于肺，引发咳嗽咯痰等肺系症状；饮停胸腔，少阳气机受阻而郁遏相火，则可见右侧胸胁胀痛、口苦咽干、心烦恶心、饮食欠佳、情绪不宁等症。故治疗可以小柴胡汤疏利上焦焦膜气机，加苏子、白芥子、葶苈子等化饮祛痰，以助通调水道。

（二十一）柴胡茯苓汤

- **证型**：心悸动——少阳三焦不利，水饮停滞，乘犯心阳证。
- **主症**：心下悸动不安，小便不利，脉弦而舌苔水滑，兼见胸胁苦满、口苦咽干、默默不欲饮食等少阳见症。
- **治法**：疏利气机，温阳化饮。
- **方药**：柴胡茯苓汤（小柴胡汤加茯苓、泽泻），即小柴胡汤原方（略）加茯苓、泽泻。
- **出处**：《刘渡舟·小柴胡汤加减方证的应用》。
- **案例**：柴胡茯苓汤治疗风心病案[102]。

耿某，女，30岁。

风湿性心脏病，二尖瓣狭窄与闭锁不全，心房纤颤五年多，曾以中、西药治疗无效。症见：胁满心悸、气短心烦，躁汗时出，纳呆时减，头晕失眠，口苦咽干，舌苔薄白，质微暗，脉沉弦细涩结，时见微数。

综其脉证，诊为肝郁气结，心阳不足，水饮上泛，为拟疏肝理气，温阳化饮，小柴胡汤加味：柴胡10克、半夏10克、茯苓15克、党参10克、生姜3片、大枣5个、桂枝 10 克、甘草 6 克、苏木 3 克。

药进 4 剂后，心悸失眠、头晕纳呆略减，继服上方 1 个月后，诸证大减，服药 4 个月后心房纤颤消失，食欲、睡眠正常，又服两个月，诸症消失。

按语：本案属于水液不利，乘犯胸阳之证。肝为疏气之源，三焦为行气之道，肝郁不疏，气道不畅，水滞三焦，胸膜包裹心肺之脏，以膜相连，所以病理上饮停上焦胸腔，可因心气不足而乘犯胸阳，故会伴发心悸、气短等症；而心烦躁、汗时出、失眠、口苦咽干等，仍是少阳相火未得敷布而郁扰于内所致。故治疗可以小柴胡汤，疏肝兼利三焦，加茯苓、泽泻、桂枝等，佐以温阳化饮而护心。

（二十二）柴胡姜味汤

- **证型**：咳喘——少阳枢机不利，寒饮束肺，肺气上逆证。
- **主症**：咳逆，舌苔白而润，脉弦而缓，兼见胸胁苦满、口苦咽干、默默不欲饮食等少阳见症。
- **治法**：疏利气机，温饮降逆。
- **方药**：柴胡姜味汤（小柴胡汤加干姜、五味子），柴胡、黄芩、法半夏、甘草、干姜、五味子。
- **出处**：《刘渡舟·小柴胡汤加减方证的应用》。
- **案例**：柴胡姜味汤治疗久咳案[103]。

李某，女，45 岁，1995 年 11 月 10 日初诊。

间段咳嗽 30 余年，每年秋季发作、冬季较甚，在发作期间，昼轻夜重，甚则难以入眠，痰多而稀，咽痒口苦，舌苔薄白，脉弦。

证属寒饮犯肺，夹有肝经郁热，方拟小柴胡汤加减。药用：柴胡 9 克、黄芩 9 克、法半夏 9 克、党参 9 克、干姜 9 克、甘草 6 克、生姜 9 克、大枣 4 枚。每日 1 剂，水煎服。

药尽 1 剂即能安静入睡，服 4 剂后，咳嗽已去大半，继服 10 剂而咳止。

按语：本案属于寒邪上受，同时犯及少阳与肺脏之证，其一使上焦气滞郁热，二使肺脏津聚为饮。口苦、脉弦为少阳气滞，郁火所致；咳嗽多痰而稀，是寒动水饮迫肺之征，寒热相搏、水火相击，其咳尤顽。故治以小柴胡汤疏气散火，加干姜、五味子以温肺化饮。

（二十三）柴苓汤

【正治】

- **证型**：水泄——寒湿伤于下焦膀胱证。
- **主症**：下利，时寒时热，六脉弦大，口干。
- **治法**：转利枢机，渗利水湿。
- **方药**：柴苓汤（小柴胡汤合五苓散），柴胡、黄芩、法半夏、甘草、陈皮、茯苓、猪苓、泽泻、白术、肉桂。
- **出处**：《伤寒大白》论柴苓汤。
- **说明**：口干是因下焦膀胱气化不利，水液停聚于下，津液不能上济。
- **案例**：柴苓汤化裁治疗卵巢癌术后下利案[104]。

患者，女，58岁。2014年3月22日初诊。

主诉：卵巢癌术后15个月。

病史：患者因患有双侧卵巢浆液性乳头状癌（低分化）进行手术治疗，切除双侧卵巢及子宫。术后以紫杉醇、卡铂化疗8次。一度因电解质紊乱（低钾、低钙、低镁）导致癫痫大发作一次，肿瘤指标仍居高不下。目前患者不愿意继续化疗，希望服用中药调理。刻下：精神萎靡，消瘦乏力，情绪低落，有抑郁倾向，肝区偶有隐痛，纳呆口渴，时有腹胀，大便稀溏，尿少，下肢浮肿（++），舌淡胖苔润，脉沉。

证属气枢不利，水湿内停。治宜疏肝解郁，化气行水。拟小柴胡汤合五苓散加减。处方：柴胡15克、黄芩10克、姜半夏15克、党参10克、炙甘草5克、茯苓15克、猪苓15克、泽泻15克、桂枝15克、苍术10克、干姜10克、红枣20克、当归10克、川芎10克。15剂，水煎服。

15剂后患者精神转佳，腹胀减轻，下肢浮肿稍有减轻，余症未变。继续服用此方治疗4月余，患者精神状态可，身体质量未下降，面色较前好转，无明显情绪低落，肝区疼痛不显，二便尚可，下肢浮肿不显，诸症皆有好转，但肿瘤指标仍未下降。继续原方巩固治疗，提高其生活质量。

按语：本案属于手术及放化疗损伤肝脾气血，而致气化不行，停水聚湿之证。癌症手术化疗后出现精神萎靡、消瘦乏力是气血损伤之征；情绪低落，抑郁倾向，肝区偶隐痛是肝气疏泄不及；便溏、尿少、下肢浮肿是气化不行，水湿内停所为。治疗试以小柴胡汤合五苓散，一求疏肝化气，一求健脾利水，扶正祛邪互助，而无虚虚实实之过。

【权变】

加减变通法一

- **证型**：水湿合火泻泄——三阳合病，水湿合热，胆胃小肠失调证。
- **主症**：伤寒、温热病、伤暑、疟疾、痢疾以及小儿麻疹、痘疮等，邪在半表半里，症见发热，或寒热往来，而泄泻，面赤引饮，小便不利者。
- **治法**：和解表里，分利湿热。
- **方药**：柴胡四苓汤法：即小柴胡汤原方（略）加茯苓、泽泻、猪苓、白术。
- **出处**：《痘科类编》柴苓汤；《丹溪心法附余》柴苓汤。
- **说明**：表有邪气未尽在少阳，而动水湿于内在太阳膀胱、小肠及阳明胃肠。
- **案例**：柴胡五苓散化裁治疗经期吐泻案[105]。

王某，女，36岁。1998年8月12日初诊。

患者5日前因不洁饮食且淋雨出现呕吐，泄泻，恶寒发热，周身疼痛，小便量少，腹痛，自服藿香正气水，胃复安（甲氧氯普胺），氟哌酸（诺氟沙星），黄连素（小檗碱），泄泻次数稍有减轻，但月经来潮，出现寒热往来，口干不欲饮，水入即吐，上腹部疼痛，头晕，经量不多，舌苔白腻，脉濡细。体温38.8℃。查血常规：血红蛋白2克/升，白细胞1.7×10^9/升，大便化验：白细胞2～4。

辨证属邪入少阳，水湿内停，太阳膀胱气化不利。方用柴胡五苓散加味：柴胡15克、法半夏10克、党参10克、炙甘草6克、黄芩10克、白术10克、泽泻10克、猪苓10克、茯苓12克、桂枝10克、苍术15克、藿香（后下）7克，姜、枣为引，2剂。水煎服，4次/日。

二诊：患者自述服用第1剂后，呕吐已减轻，2剂服完后发烧已退，微汗出，呕吐已止，仍便稀，日2～5次，上方去桂枝加紫苏10克，减柴胡为10克，照服3剂。三诊：泄泻已止，唯食欲缺乏，上方加白豆蔻6克，继服3剂，1月后因其他病来诊，述服完药后病愈。

按语：本案属于风湿外犯两阳表里，乘虚陷扰少阳之枢，以致气化不利，水湿为合之证。不洁饮食加之淋雨是风湿夹滞合犯太阳阳明表里，服药虽有减轻但并未完全干净，乘机体"血弱气尽、腠理开"之时而陷扰少阳；口干不欲饮，水入即吐是水湿内停，气化不布，津失上承所致。故治疗取小柴胡汤，既能疏气、又能散风，有和解表里之功，合五苓散分利水湿，以利气化，有调理上下之妙。

加减变通法二

- **证型**：水肿并发虚劳——肺脾肾三脏失调，易受湿热滞气证。
- **主症**：久病水肿，受寒发热，则病发剧，多伴倦怠思睡，食欲缺乏，脉弦细。
- **治法**：疏利三焦水道，利湿清热，治标顾本。
- **方药**：柴苓汤，即小柴胡汤原方（略）加茯苓、泽泻、猪苓、白术、肉桂。
- **出处**：卢德新，《柴苓汤治疗肾病综合征26例分析》，载于《山西中医》1993年第3期第26页；金仲达，《柴苓汤治疗激素依赖型肾病综合征》，载于《中医杂志》1992年第6期第30页至32页。
- **说明**：加减，去桂枝，重用芩、苍术、薏米、山药、黑豆、土茯苓、凤尾草、半枝莲。
- **案例**：小柴胡汤加减治疗水肿案[106]。

朱某，男，50岁，2010年11月2日初诊。

患者以周身浮肿2年余，加重1个月为主诉入院。既往患糖尿病20余年，血糖控制不理想，出现蛋白尿7年，未经系统治疗，现用胰岛素控制血糖，但血糖仍未达标。于2年前开始逐渐出现双下肢浮肿，时轻时重，未经治疗，浮肿逐渐加重至头面及双上肢，于1个月前加重至周身浮肿，胸腹水，曾在沈阳市红十字会医院就诊，诊断为：糖尿病、糖尿病肾病、肾病综合征、高血压病3级，给予降糖、降压、利尿、补蛋白及温补脾肾之中药口服等治疗后症状无缓解，遂来诊。现症见：四肢高度浮肿，甚至胸、腹壁高度浮肿、阴囊肿大，胸闷气短，不能平卧，小便量少，大便秘结，腰酸乏力，面色晦暗，食欲缺乏，口苦，两胁胀满，舌淡红，苔薄白，脉细弱。尿常规：蛋白（+++），血浆白蛋白24克/升，肾功能正常，空腹血糖12.1毫摩尔/升，血压180/100毫米汞柱，24小时尿蛋白量6.5克。

四诊合参证属少阳枢机不利，三焦瘀滞之水肿，治以和解少阳，疏达三焦，清利湿热，方选柴苓汤加减。处方，柴胡15克、黄芩15克、党参20克、法半夏15克、生姜15克、茯苓20克、猪苓15克、泽泻15克、石韦20克、土茯苓20克、白术15克、桂枝15克、益母草30克、生薏苡仁20克、葶苈子20克、大腹皮20克。7剂，水煎服，日1剂。

2010年11月9日二诊：服上药同时配合西药利尿，补蛋白等对症治疗后，尿量明显增加，最多时24小时3000～3500毫升，胸壁、腹壁浮肿略有减轻，阴囊回缩明显，腹胀胸闷气短有所减轻，查，血压：150/90毫米汞柱，舌胖而暗，脉沉弦细。证属少阳枢机渐转，治当随之而变，宜健脾益肾，理气除湿，通达三焦为主，方用柴苓汤加减。处方，柴胡15克、陈皮20克、厚朴15克、苍术15克、益母草40克、白术20克、桂枝 10 克、猪苓 15 克、茯苓 20 克、泽泻 15 克、丹参 30 克、砂仁 10 克、枳实 10 克、大腹皮 15 克、石韦 20 克、葶苈子 10 克、怀牛膝 15 克，28 剂，水煎服，日 1 剂。

2010 年 12 月 9 日三诊：服上药 28 剂后，浮肿明显减轻，胸腹壁水肿消失，胸闷气短明显减轻，可平卧睡眠 2 小时，体重量下降达 12 千克，复查 24 小时尿蛋白定量 3.1 克，血浆白蛋白 30 克/升，肾功能正常，血压 140/150～85/95 毫米汞柱，舌淡胖，有齿痕，苔薄白，脉弦滑，证属气阴两虚，夹湿夹瘀证。给予参芪地黄汤加减以益气养阴，活血利水。处方，太子参 20 克、黄芪 50 克、益母草 40 克、白术 20 克、熟地黄 15 克、山茱萸 20 克、茯苓 20 克、泽兰 20 克、山药 20 克、金樱子 20 克、丹参 25 克、川芎 20 克、菟丝子 20 克、鹿角霜 25 克、芡实 20 克、车前子 20 克、怀牛膝 15 克。

2011 年 1 月 20 日四诊：患者再服上方加减月余，仅有双下肢轻、中度水肿，无胸闷气短等症，体重下降约 15 千克，复查 24 小时尿蛋白定量 2.17 克，血浆白蛋白 32 克/升，肾功能正常，血压 140～150/85～95 毫米汞柱。已经可以工作半日，后间段服用上方加减巩固治疗，日常生活如常，并能进行轻度锻炼。

按语：本案属于久病由血及气，血不利而病水，水溢三焦，气化急阻之证。患者先有糖尿病血管损害，后发周身水肿，是先病血后病气，血不利而病水也。水液无论因于何脏而病，最终所停不离三焦之水道，水道受阻，枢机失利，则继发口苦、两胁胀满、食欲缺乏等症。本虚标实，治法取和，试以小柴胡汤合五苓散，疏利水道而兼顾其他，走巧取效。

加减变通法三

- **证型**：脾水溢于三焦——水湿困脾，邪溢少阳，中焦转枢不利证。
- **主症**：除面目浮肿外，四肢也肿，伴有恶心呕吐、眩晕、心烦，纳少倦怠，神情默默，小便不利，面色㿠白等。
- **治法**：疏气转枢，助脾运湿。
- **方药**：柴苓汤法，即小柴胡汤原方（略）加茯苓、泽泻、三七、白茅根、益母草等。
- **出处**：马尔雅、刘艳玲、李国胜，《小柴胡汤加减治疗水肿 31 例》，载于《实用中医内科杂志》2001 年第 2 期第 41 页。
- **说明**：加减大小蓟、银花、连翘、牛蒡子、当归、附子、代赭石、旋覆花、青皮、枳壳、三棱、莪术、地黄、枸杞、赤芍、红花、桂枝、甘草、黄芪、麦冬、五味。
- **案例**：柴苓汤化裁治疗水肿案[107]139。

吕某，女，22 岁，学生。2012 年 6 月 20 日初诊。

患者自 2010 年始，出现面部及双下肢水肿，诊断为肾病综合征。曾去省城医院多次住院治疗。2011 年 3 月 4 日，在某医院检查：人血清白蛋白 20.33 克/升，甘油三酯 3.39 毫摩尔/升，总胆固醇 11.46 毫摩尔/升。尿常规检查：隐血（＋），尿蛋白（＋＋）。2011 年 4 月 23 日在医院行肾穿刺活检，病理结果：膜性肾病（2 期）。2012 年尿常规检查：尿蛋白（＋＋），白细胞（＋），酮体（＋）。仍服用激素、潘生丁等药。

患者眼睑及四肢浮肿，脘腹胀满，腰以下肿甚，满月脸，水牛背，食少便溏，小便短少，面色萎黄，神疲肢冷，舌淡，苔白滑，脉沉缓。

辨证：枢机不利，脾肾阳虚，三焦气化失司。治法：枢转气机，通调三焦，利水渗湿。方药：柴苓汤加减。柴胡 20 克、黄芩 12 克、红参 10 克、姜半夏 10 克、茯苓 15 克、猪苓 10 克、泽泻 15 克、炒白术 15 克、桂枝 12 克、赤灵芝 12 克、黄芪 30 克、僵蚕 12 克、炙甘草 10 克、生姜 3 片、大枣 4 枚。水煎，去渣再煎，温服。

服药 10 剂，诸症减轻，浮肿消失。遂嘱上方于晨卯时服用，而午、晚予以济生肾气丸合五苓散、当归芍药散易汤化裁服之。2013 年 1 月 20 日来诊，经中药治疗半年，诸症悉除，理化检查均正常。予以柴苓汤每日晨卯时服用，以善其后。

按语：本案属于脾虚停水而溢阻三焦之证。脾虚水肿，过用激素不仅聚湿生痰而现满月脸、水牛背等症，且也耗伤脾肾之气，而加重食少便溏、神疲肢冷、舌淡等症；眼睑及四肢浮肿、脘腹胀满、腰以下肿甚、小便短少皆是水停泛溢上下内外所致。治疗以小柴胡汤合五苓散，可实现疏利三焦与助运脾肾，标本兼顾。

加减变通法四

· **证型**：肝炎阴性黄疸——湿邪困脾，土困木壅，气滞郁热证。

· **主症**：身黄溺黄，身体困重，食纳欠佳腹胀，大便稀溏，精神萎靡，舌白腻，脉象弦缓濡数。

· **治法**：疏肝健脾，利水渗湿。

· **方药**：柴苓汤加减，即小柴胡汤去姜、枣加白术、泽泻、猪苓、茯苓、郁金、川楝子、茵陈、厚朴。

· **出处**：《陈瑞春论伤寒·谈小柴胡汤的临床运用》。

· **说明**：若嗜茶过甚，日积月累，出现的"茶黄"，多属寒湿困脾，亦可用之。

· **案例**：柴苓汤化裁治疗黄疸型肝炎案[108]。

张某，男，20 岁，于 2007 年 8 月 15 日初诊。

在 15 天前，因与"甲肝"病人接触，出现皮肤、巩膜发黄，恶心、呕吐，厌油腻，腹胀痛、纳少，遂到我院就诊，做肝功能检查后诊为"甲肝"，予以"保肝""丹参""肝复肽"治疗，呕吐消失，腹胀减轻，但余症仍在，又于今日就诊于我院，查肝功示：谷丙转氨酶230 U，谷草转氨酶150 U，黄疸指数示15 U，总胆红素60微摩尔/升。舌质红，苔黄腻，脉弦滑。

证属湿热蕴蒸，湿热并重，予柴胡疏肝散、茵陈五苓散合方化裁，处方，川芎12克、香附12克、枳壳12克、白芍12克、柴胡12克、甘草12克、茵陈40克、茯苓20克、泽泻30克、猪苓10克、白术12克、黄芩12克、黄连3克、田基黄12克，7剂，并予以能量支持。

1周后患者只有巩膜轻度黄染，无恶心、呕吐、厌油腻，但仍有轻微腹胀、纳少、舌红，苔微腻，此系食滞不化，气滞不畅。故在原方基础上加厚朴10克、山楂12克。7剂，停能量支持。一周后诸症皆无，查肝功示正常，患者痊愈。

按语：本案属于湿热蕴中，土壅木郁，累及肝胆之证。黄疸一证，多为湿郁蕴热，热郁蒸湿，蕴郁发黄，外显于肌肤所致，即内经所云"湿热相交，民当病疸"。其以目黄为特征，是因目为诸经脉所系，湿热弥漫上升，目必现黄。治疗可以柴苓汤加茵陈、田基黄之类，清利湿热与疏气解郁，也属源流并行之举。

（二十四）柴苓汤去桂加滑石法

- **证型**：伤寒转变湿温——少阳兼阳明，寒动湿热证。
- **主症**：发热十余日不除，口干，额上痛且重，面微热赤，两胁觉热，耳微聋，小水不利，便溏色黄，神思昏沉，舌心黄，脉右软弱、左数而按之有力，两尺洪大。
- **治法**：疏达少阳，清利湿热。
- **方药**：柴苓汤去桂加滑石法，即小柴胡汤原方（略）加滑石、茯苓、猪苓、泽泻、炒白术。
- **出处**：《续名医类案·伤寒》。
- **说明**：寸关脉将和，两尺洪大，知其热在下焦，惟利之而已。
- **案例**：柴苓汤加减治疗胃肠型感冒案[109]。

李某，男，29岁。2012年3月20日初诊。

自诉3天前由于天气变化，穿衣单薄，感受风寒，遂觉恶寒，发热，鼻塞身重，喷嚏，肌肉酸痛，头痛，当晚即呕吐1次，呕吐物为宿食，排不成形便3次，遂就诊于社区医院，予治疗上呼吸道感染和腹泻的西药，服药汗出后缓解。现在仍寒热时作，肌肉酸痛，头痛，恶心，无呕吐，口苦、口干，不思饮食，脘腹及胸胁胀满，小便量少，大便稀溏，4～5次/天。舌质淡，苔白腻，脉浮弦。

辨为少阳兼阳明并病，处以小柴胡汤合五苓散化裁。药用：柴胡20克、黄芩10克、党参10克、生姜3片、大枣3枚、桂枝6克、炒白术10克、茯苓20克、猪苓10克、泽泻30克、紫苏梗10克、砂仁6克（后下）、白豆蔻6克、佩兰15克、生甘草6克。3剂，1剂/天，水煎服。

3月23日二诊：恶心止，口苦、口干减，脘腹及胸胁胀满好转，大便成形，苔转薄白，脉微浮。遂以原方去白豆蔻、佩兰，予3剂巩固。后经随访，3剂后即痊愈，未再复发。

按语：本案属于少阳风寒外受，引动阳明湿热之证。恶寒发热、头痛身痛是风寒邪气闭阻营卫经脉之征；呕吐恶心、大便稀溏是湿热内动于中而上逆下流之象；口苦口干、不思饮食、脘腹及胸胁胀满是少阳气机中阻郁火所为。治疗以小柴胡汤合五苓散，于疏达少阳之中，兼达表寒，顾运里湿，加苏梗、砂仁、白豆蔻、佩兰芳香之品，助力化浊以透热。

（二十五）柴胡茵陈蒿汤

- **证型**：肝炎阳性黄疸——湿热相合，蕴郁脾胃，阻滞肝胆证。
- **主症**：黄疸，一身面目悉黄，色亮有光，口渴腹胀，小便黄涩，大便秘结；或伴身热心烦，口苦欲呕，恶闻荤腥，体疲不支；或伴胁疼胸满，不进饮食；舌苔黄腻，脉弦滑。
- **治法**：清利湿热，疏肝利胆。
- **方药**：柴胡茵陈蒿汤（小柴胡合茵陈蒿汤），柴胡、黄芩、法半夏、生姜、茵陈、大黄、栀子。
- **出处**：刘渡舟《小柴胡汤加减方证的应用》；张智华、梅国强，《梅国强教授运用柴胡类方经验述要》，载于《光明中医》2008年第3期第284页至286页。
- **说明**：如黄疸虽退，而小便黄赤未已，或大便灰白未能变黄，便不可停药过早，应以（尿黄转淡）治愈为限，避免反复而难愈。
- **案例**：柴胡茵陈蒿汤加减治疗黄疸案[110]59。

刘某某，男，14岁。

春节期间过食肥甘，又感受时邪，因而发病。症见周身疲乏无力、心中懊恼、不欲饮食，并且时时泛恶、小便短黄、大便尚可。此病延至两日，则身目发黄，乃到某医院急诊，认为是"急性黄疸型肝炎"，给中药6包，嘱每日服1包，服至4包，症状略有减轻，而黄疸仍然不退，乃邀刘老诊治。此时，患童体疲殊甚，亦不能起立活动，右胁疼痛，饮食甚少，频频呕吐，舌苔黄腻，脉弦滑数。

辨为肝胆湿热蕴郁不解之证，看之似虚，实为湿毒所伤之甚，为疏：柴胡12克、黄芩8克、法半夏10克、生姜10克、大黄6克、茵陈30克（先煎）、生山栀10克。病家揽方而问刘老：病人虚弱已甚，应开补药为是，而用大黄何耶？刘老答曰：本非虚证，而体倦乏力者，为湿热所困，乃"大实有羸状"之候，待湿热一去，则诸症自减，如果误用补药，则必助邪为虐，后果将不堪设想。

上方服3剂，即病愈大半。又服3剂，后改用茵陈五苓散利湿解毒，乃逐渐痊愈。

按语：本案属于湿热内蕴中阻，肝胆疏泄不畅之证。其身目为黄而周身疲乏无力是湿热困阻，气失布展而病不振，即"湿热成痿"之义。此若误认为虚而服用补药则后患无穷。辨其虽身疲但形体壮、舌脉实，或活动后疲乏反减也可供鉴别。其右胁疼痛、饮食甚少、频频呕吐，皆是湿热中阻继发土壅木郁，肝胆之气不能疏泄。故治疗一以茵陈蒿汤清利脾胃湿热，再合小柴胡汤疏利肝胆气机，相得益彰！

（二十六）柴胡茵陈解毒汤

- **证型**：慢性肝炎隐黄——肝胆湿滞郁热，久蕴生毒不解证。
- **主症**：肝区疼痛，厌油喜素，多呕，体疲少力，小便黄短，舌苔厚腻，肝功能化验转氨酶单项为高。
- **治法**：疏利肝胆气机，化湿解毒透热。
- **方药**：柴胡茵陈解毒汤，柴胡、黄芩、法半夏、生姜、茵陈、土茯苓、凤尾草、草河车。
- **出处**：《刘渡舟·小柴胡汤加减方证的应用》。
- **说明**：若其人面色黧黑，带有油垢，体重逐增，时发酸麻或胀，舌苔厚腻，服药难以退落，脉弦而濡软无力。考虑是湿热之邪较前为重，有痹郁之势，于上方再加生石膏、滑石、寒水石、竹叶、双花，以清热解毒、降酶褪舌苔。
- **案例**：柴胡茵陈解毒汤加减治疗慢性肝炎案[110]57。

冯某，男，17岁，高中学生。住北京市朝阳区，1995年2月8日初诊。

因突发黄疸，皮肤和巩膜皆黄，急诊住某传染病医院治疗。肝功化验：谷丙转氨酶2615国际单位/升，谷草转氨酶932国际单位/升，碱性磷酸酶193国际单位/升，谷氨酰转肽酶122国际单位/升，胆红素138.5微摩尔/升，间接胆红素78.7微摩尔/升，甲型肝炎病毒lgM抗体（＋）。该院确诊为急性传染性黄疸型肝炎。因黄疸来势凶猛，急请刘老会诊。症状：皮肤、巩膜皆黄染，黄色鲜明如橘，头晕、口苦、小便黄赤、大便偏干、脘腹胀满、呕恶纳呆、午后低热（体温37.2～37.6℃之间）、神疲乏力、倦怠嗜卧，舌体胖、苔白厚腻夹黄，脉弦滑而数。

刘老辨为：湿热蕴阻，熏蒸肝胆，疏泄不利逼迫胆汁外溢而成黄疸。治法：疏利肝胆气郁，清热利湿解毒。方用：茵陈30克（先煎）、柴胡14克、黄芩10克、栀子10克、苍术10克、厚朴15克、陈皮10克、半夏12克、竹茹15克、凤尾草15克、水红花子10克，煎服。

服上方7剂，黄疸变浅，脘腹痞满、呕恶不食减轻。午后之低热已退、大便隔日1行、小便黄赤、恶闻腥荤、倦怠乏力、舌苔白腻、脉来弦滑。此乃湿热之毒难于速拔，缠绵不退，如油入面，蕴郁难分。转方用：茵陈30克（先煎）、大金钱草30克、垂盆草15克、白花蛇舌草15克、柴胡15克、黄芩10克、土茯苓15克、凤尾草15克、草河车15克、炙甘草4克、泽兰10克、土元10克、茜草10克。

又服上方7剂，病情大有好转，食欲大开、体力增加，大便每日一行、小便略黄。视其面、目黄色已褪尽。肝功化验：谷丙转氨酶141国际单位/升，谷草转氨酶42国际单位/升，碱性磷酸酶116国际单位/升，谷氨酰转肽酶35国际单位/升，异柠檬酸脱氢酶132国际单位/升，血清总蛋白82克/升，人血白蛋白46克/升，间接胆红素35.9微摩尔/升。药已中病，嘱其再服14剂。复查肝功：谷丙转氨酶24国际单位/升，谷草转氨酶23国际单位/升，碱性磷酸酶99国际单位/升，谷氨酰转肽酶21国际单位/升，异柠檬酸脱氢酶135国际单位/升，血清总蛋白80克/升，人血白蛋白46克/升，间接胆红素（－）。面、目、身黄皆已退尽，二便调，食欲增加，余症悉蠲，返校上课。医嘱：注意休息，忌食肥甘厚腻，随访半年，未再复发。

按语： 本案属于湿热浊邪，滞于肝经，久蕴成毒之证。黄疸属湿热浊邪为患，湿性缠绵，常难以速愈，蕴结日久而生毒。湿热毒邪留于肝经，影响肝气疏泄，木不疏土，脾胃气滞，则脘腹痞满、呕恶不食；湿热困阻，气机失宣达则倦怠乏力；腥荤之物本偏湿浊，人若有湿，必恶有余，故会恶闻腥荤。治以柴胡茵陈解毒汤，即以小柴胡汤疏利肝胆之气，加茵陈、土茯苓、凤尾草、草河车等专化湿毒。

（二十七）柴胡活络汤

- **证型**：乙肝中后期——肝经血分湿热，久病入络瘀阻证。
- **主症**：胁痛较重、舌边瘀斑、脉弦而涩，临床检验表现为转氨酶阴性或无明显增高，但表面抗原持续阳性而难以转阴的特点。
- **治法**：疏肝活血，通络止痛。
- **方药**：柴胡活络汤，柴胡、黄芩、法半夏、生姜、茵陈、土茯苓、凤尾草、草河车、当归、白芍、泽兰、红花、海螵蛸。
- **出处**：《刘渡舟治疗乙型肝炎的经验方》。
- **说明**：如果转氨酶虽无明显增高，但也持续阳性者，即于本方中加入三草，即大金钱草、白花蛇舌草、垂盆草，方名三草解毒汤，使原方解毒利湿之力更强。
- **案例**：柴胡活络汤加减治疗乙型肝炎案[111]。

患者，男，30岁。

患者自诉肝区疼痛近1年，查乙肝五项：HBsAg（+）、HBeAg（+）、抗-HBc（+），肝功能（-），用多种药物治疗无明显效果；近10天来，右胁疼痛加重，入夜尤甚，伴腹胀、食少、乏力、眠差、溺短赤、大便溏、苔白腻、舌边瘀斑、脉弦而涩。

辨证：肝血瘀阻，络脉不通。治则：疏肝活血通络，祛湿解毒止痛。处方，柴胡活络汤加减。柴胡15克、黄芩10克、茵陈15克、土茯苓15克、凤尾草15克、草河车15克、炙甘草6克、茜草10克、土鳖虫10克、当归15克、白芍15克、泽兰10克、红花10克、海螵蛸15克。

服上方加减治疗2月余，肝区疼痛消失，饮食二便如常，复查乙肝五项：HBsAg（-），HBeAg（-），抗-HBc（-），肝功能（-）。患者已能胜任日常工作，乙肝临床痊愈。

按语：本案属于肝经湿热毒邪，隐伏不除而深入血分之证。乙肝迁延不愈，湿热毒邪久伏不除渗入血络，瘀阻肝血，故肝经所居右胁疼痛，且入夜尤甚，概夜属阴，血分应之；其腹胀食少、便溏苔腻仍是湿浊内阻，气分亦受影响。故治疗宜气血同治，取小柴胡汤疏泄气机，以助透血转气之机，配用土茯苓、草河车、泽兰、当归等，专解血分湿热瘀毒。

（二十八）柴胡四土汤

· 证型：肝经带状疱疹——湿热毒邪内伏血分，触邪引动而外发证。

· 主症：初起一般先有发热、乏力，周身不适，食欲缺乏等，然后出现红疹、水疱，呈带状分布，疱壁紧张发亮，多有剧烈之灼痛，数日后水疱内液可混浊化脓，或部分破裂，形成糜烂，最后干燥结痂，痂脱而愈。亦有痂脱后，皮肤虽愈，而患处疼痛不已，甚则迁延数月、数年不愈。

· 治法：和解以达外邪，清利湿热解毒。

· 方药：柴胡四土汤，即柴胡、黄芩、法半夏、土大黄、土茯苓、土牛膝、土贝母、黄柏、苍术、全蝎、蜈蚣。

· 出处：《梅国强·自拟'四土汤'临证思辨录》。

· 说明：梅老的经验是，尚有带状疱疹愈后一至二年，而神经痛不愈者，于辨证论治之中，合用四土汤，可明显提高止痛效果，乃至痊愈。

· 案例：柴胡四土汤加减治疗带状疱疹案[112]。

岳某，男，65岁，2015年11月6日初诊。

患带状疱疹10天，初用西药，效果不显。来诊时从右乳头下方向后至近胸椎处，大片皮损，多为厚痂，均未脱落，并有少许溃烂，疼痛难忍，昼夜不安，饮食少进，形容憔悴，脉弦数，舌苔白厚润，质绛。有冠心病、左肾肿瘤切除七年、胆囊切除三年、胃病、糖尿病史。

从病史看，显然湿热毒邪先伏，正气不足。病发于10月底，在武汉尚挟湿热之余威，若触冒外邪，易致内外相引而发病。其发病部位，恰与足阳明、少阳、足厥阴经脉所主部位相符，处方，北柴胡10克、黄芩10克、法半夏10克、苍术15克、黄柏10克、土茯苓30克、土大黄20克、土贝母10克、土牛膝10克、忍冬藤30克、鱼腥草50克、当归10克、川芎10克、全蝎10克、蜈蚣2条、延胡索15克、片姜黄10克、炒川楝10克、郁金10克。

服药7剂而二诊：结痂已大部脱落，其少许溃烂已结痂，疼痛大减，可以入睡。唯觉胃痛，肠鸣。脉数，舌象同前，知湿热袭表虽已控制，而湿热中阻又现。处方如下，北柴胡10克、黄芩10克、法半夏10克、黄连10克、全瓜蒌10克、吴茱萸6克、乌贼骨15克、枳实15克、土茯苓30克、土大黄20克、土牛膝10克、土贝母10克、当归10克、川芎10克、地鳖虫10克、苏木10克、鱼腥草30克、全蝎10克、蜈蚣2条、延胡索 20 克、片姜黄 10 克、炒川楝 10 克、九香虫 10 克，共服 21 剂，则二证皆平。此方可名柴胡四土汤。

按语：本案即属湿热毒邪内伏血分，因触冒外邪而引发之证。本案之带状疱疹属内证外发之例，故治疗以治内为主，佐以透散。其先有冠心病、左肾肿瘤、糖尿病等，是血分湿热毒邪伏内已久；突患局部皮损溃烂、疼痛难忍、昼夜不安是湿热毒邪触冒引动而外发营络；舌绛亦是营络郁热所致。治疗取小柴胡汤疏散外邪与透血转气之功，合四土汤等专清解血分湿毒。

（二十九）小柴胡加茅根滑石通淋法

- **证型**：下焦膀胱热淋——湿热蕴结于下焦膀胱证。
- **主症**：寒战高热，腰痛腹痛，尿频、尿急、尿痛，或伴胁痛里急，或伴口苦泛酸。
- **治法**：疏利下焦，清透湿热。
- **方药**：小柴胡加茅根滑石通淋法，即柴胡、黄芩、法半夏、甘草、白茅根、滑石。
- **出处**：陈亦工、陈强、陈萌，《小柴胡汤治疗急性肾盂肾炎 200 例》，载于《国医论坛》2000 年第 3 期第 9 页。
- **说明**：此寒战高热多在下焦症状尿频尿急之后出现，并非外感所致，乃因湿热蕴于下焦，"三焦膀胱者，腠理毫毛其应也"的生理联系，干扰在表之营卫功能，属里病及表。
- **案例**：小柴胡汤加减治疗急性肾盂肾炎案[113]。

刘某，女，28 岁，已婚，干部。1994 年 8 月 2 日就诊。

寒战高热、腰痛、尿急 1 天。

初觉小便不利，继则寒战高热，伴胁痛口苦，泛酸欲呕，纳谷不馨。查体：双肾叩击痛（＋），体温 39.8 ℃，苔黄腻，脉弦数。血常规：白细胞数 14×10^9/升。尿常规检查：红细胞满视野，脓球（＋＋＋＋）。

诊为急性肾盂肾炎。处方以小柴胡汤化裁，柴胡 30 克、黄芩 12 克、法半夏 30 克、党参 12 克、甘草 12 克、生姜 12 克、大枣 4 枚、白茅根 30 克、蒲黄 14 克（布包）、滑石 7 克。日 1 剂，头煎加水 800 毫升，煎至 400 毫升，一次服下，4 小时后重煎再服。

服药 1 天，诸症悉减。8 月 4 日复诊，共服药 3 剂，症状消失，体征转阴，尿检查正常。

按语：本案属于湿热蕴结于下焦与膀胱之证。小便不利当为湿热蕴结于下，膀胱气化为之不利所致；然其出现寒战高热一症，则是因"三焦膀胱者，腠理毫毛其应"的特定联系，湿热浊邪滞于膀胱与下焦，影响营卫达表所致。治疗可以小柴胡汤转枢三焦气机，配白茅根、滑石、木通等，清利膀胱湿热浊邪。

（三十）柴胡汤加茅根车前通淋法

- **证型**：湿热滞下劳淋——湿热渐滞于下，气机转出不利证。
- **主症**：泌尿系感染反复发作，发则身有微热，小便不利（滞涩不畅）、余沥不尽，脐腹胀闷，女性多见，若长期用抗生素，则多伴口淡、纳呆、欲吐等症。
- **治法**：振奋气机，利湿除热。
- **方药**：小柴胡加茅根车前通淋法，柴胡、黄芩、法半夏、党参、甘草、白茅根、车前草、石苇、茯苓、败酱草。
- **出处**：吴士康，《小柴胡汤加味治疗慢性泌尿系感染97例》，载于《四川中医》1996年第7期第21页。
- **说明**："流水不腐"，取小柴胡汤振奋气机，使三焦枢机畅达，则水道为之畅通无阻，炎症自消。

尿路感染使用抗生素虽然很快能控制症状，但抗生素性苦寒，清热有余除湿不足，不仅湿难除出现反复发作，而且中伤脾胃之气，出现口淡、纳呆、欲吐等症状，此时选用小柴胡汤颇为适宜。

- **案例**：小柴胡汤加味治疗慢性尿路感染案[114]。

王某某，女，33岁，工人。1992年3月5日初诊。

自诉微热，体温37.6℃（腋下），尿道痛涩淋漓不畅，少腹胀闷5天。到某县人民医院治疗，用西药治疗，注射过青霉素、庆大霉素等，未效。询问病史，此病反复发作有4年之久，常于月经过后或心情不畅时发作，多在工厂医疗室就诊，以西药为主，药后症状缓解，但经常反复，发作时，除上述症状外，常伴有口苦、头晕，舌质淡红，苔白，脉弦。查尿常规白细胞（++）。

辨证为淋证（少阳郁热），治宜和解少阳，利湿通淋。方药选用小柴胡汤加味：柴胡、党参、法半夏各10克，黄芩15克，大枣4枚，炙甘草5克，白茅根25克，石苇20克，败酱草、凤尾草、茯苓各30克。水煎服，日1剂，3剂。

3月8日复诊，自诉药后症状明显减轻，效不更方，再用上方4剂。3月12日再诊，自诉药后症状消失，尿常规化验白细胞阴性，为巩固疗效，再用上方加黄芪15克，

7剂。半年后，患者苦于咳嗽前来就诊，询问前病，患者告曰：自服药后，未见复发。

按语：本案即属湿热渐滞于下，气机转出不利之证。尿道痛涩、小便淋沥不畅，兼小腹闷胀，即湿热阻滞于膀胱，气化为之不利之征。其所以反复发作，一是湿邪缠绵难以速除，二是治疗未得其法，即以抗生素苦寒之品，虽能清热于一时，但不能除湿于长远，反有压抑气机、增湿留浊之弊。故治疗改以小柴胡汤振奋气机而助利水道为主，略加白茅根、败酱草、茯苓等甘淡轻清之品。

（三十一）柴胡汤加冬葵子通淋法

- **证型**：气滞郁热膏淋——气滞热郁于下，小便为之不利证。
- **主症**：尿滞不畅，阴窍时微胀痛，时解白浊，日久不除。
- **治法**：疏气通淋。
- **方药**：小柴胡加冬葵子通淋法，即小柴胡汤去姜、枣加茯苓、向日葵茎心等。
- **出处**：海晖，《小柴胡汤加味治疗乳糜尿32例》，载于《国医论坛》1999年第2期第7页。
- **说明**：寄生虫性乳糜尿机理为虫毒损伤水道支络（乳糜池、胸导管及远端淋巴管，隶属于三焦组织），引起局部阻滞，破坏脂液正常运行通道，使其不循常道，随小便而出。
- **案例**：小柴胡汤加味治疗乳糜尿案[115]。

马某，男，42岁，农民。1989年7月21日就诊。

患者10年前患过班氏血丝虫病，7年前出现乳糜尿症状，每值农忙季节频繁发作。此次发病已10余日，加重3日，尿液呈粉红色，静置后凝结成软块状物，伴有畏寒、低热（37.8℃），察其形体消瘦，面色乏润，轻度贫血貌，舌淡，苔薄白，脉弦数。

予小柴胡汤加味治之。柴胡24克，党参、黄芩、法半夏各9克，炙甘草、红枣、生姜各6克，白茯苓、向日葵茎心各15克。日1剂，水煎服。

药进7剂后，诸症大减。继服7剂乳糜尿基本消失，嘱其再守方服药14剂以资巩固。随访2年，未再复发。

按语：本案属于虫毒伤及水道支络，进而累及少阳三焦枢机之证。先患寄生虫病，后出现乳糜尿，是虫毒损伤水道支络，脂液等精微失其运行之常，变生湿浊而溢及少阳三焦。其每值农忙季节频繁发作是劳则耗气，气化不利，湿浊益阻。治疗试以小柴胡汤疏利三焦之道，配茯苓、向日葵茎心等，以渗利湿浊之邪。

（三十二）小柴胡汤合麻黄连翘赤豆汤

- **证型**：风水上焦及肺——小儿脾虚生湿，复感风邪，风水相搏证。
- **主症**：病先出现眼睑面部浮肿，可继及全身，多由咽炎、扁桃体炎及上呼吸道感染或者身发疮疡史引发而来，可伴有口苦、咽干、头目眩晕，不欲食等症。
- **治法**：扶正祛邪并用，利水清热并行。
- **方药**：小柴胡汤合麻黄连翘赤豆汤，即小柴胡汤原方（略）加金银花、连翘、白茅根、水蛭。
- **出处**：张振东、苏玉仑，《小柴胡汤加减治疗风水病27例》，载于《辽宁中医杂志》1990年第8期第36页至37页；苏玉仑，《复方小柴胡汤治疗急性肾小球肾炎36例》，载于《天津中医学院学报》1987年第2期第41页至42页。
- **说明**：病层由表及里（少阳半表半里之咽窍至少阳三焦腑或太阴肺之苗窍至太阴肺脏），即外风引动水湿，是建立在平素太阴脾肺之气不强，运行布散水湿能力偏弱的基础之上的。虽然三焦腑是水道，但是其原动力是相联系的脏如肺、脾、肾等。
- **案例**：小柴胡汤加味治疗小儿风水案[116]。

叶某某，男，6岁。1986年7月3日初诊。

患儿一周前发热恶风，咽痛音嘎，轻微呛咳，3日前又出现面部及遍身水肿，伴头痛神疲，呕恶厌食，小溲短赤，溺时不畅，脉浮弦略数，舌边尖红，苔薄黄，查体：体温38.2℃，两扁桃体Ⅱ°肿大，血压138/98毫米汞柱。尿检：蛋白（++），颗粒管型（+），红细胞（+++），白细胞（+），西医诊为急性肾炎，用青霉素肌注3日，恙情不减而延中医治疗。

辨证：外感风热，邪入少阳，三焦枢机不运，风遏水阻，泛溢肌肤而成。治宜达表和里，升清降浊，小柴胡汤加味：柴胡15克、黄芩6克、法半夏6克、甘草6克、沙参10克、桔梗6克、生姜2片、大枣3枚、连翘12克、白茅根15克、菊花10克、玉米须10克。3剂。

药后热退肿消，便畅呕止，头痛亦减，效不更方，继进5剂，再查血压复常，尿检转阴。唯食不馨旺，精神不振，守上方去桔梗、连翘、茅根，合归芍异功散10剂善后。追访半年，每月尿检1次均阴性，病告痊愈。

按语：本案属于风热上犯肺经之表不解，内及上焦水道，风水相搏之证。先出现发热恶风、咽痛音嘎、轻微呛咳是风热上犯肺经之表及苗窍所致，后渐发面部及遍身水肿，是病由苗窍累及于上焦水道，风水相击，外溢肌腠所致。治疗以小柴胡汤疏利三焦水道，和里达表，以助水行，加连翘、桔梗、菊花等疏散肺经风热外邪。

（三十三）小柴胡加僵蚕地龙散结法

· **证型**：外感后遗久咳——少阳气郁，痰瘀滞肺证。

· **主症**：外感后两周，诸症尽愈，但咳嗽不除（常规辨证及西药对症处理无效，常规理化检查无异常。排除肺部、慢性支气管炎、肺气肿、肺心病）。

· **治法**：疏利三焦，化痰消瘀。

· **方药**：小柴胡加僵蚕、地龙散结法，即小柴胡汤原方（略）加僵蚕、地龙、车前子。

· **出处**：郑昱，《小柴胡加味汤治疗外感后久咳疗效观察》，载于《甘肃中医学院学报》2000年第3期第39页至40页。

· **说明**：鉴别点，一是排除相关脏器病变，"久咳不已，上焦受之"；二是久病入络，怪病多痰。

· **案例**：小柴胡汤加味治疗外感后久咳案[117]。

张某，男，42岁。1999年3月24日初诊。

感冒10天后，经治半月余，咳嗽不止。查：双肺呼吸音清，未闻及干、湿啰音，咽（－），有白痰，舌质淡，苔薄白，脉略浮。

诊为：外感后久咳。治以疏利三焦、化痰行瘀。给予小柴胡汤加味：柴胡10克、黄芩10克、法半夏12克、党参10克、生甘草5克、生姜3片、大枣5枚、僵蚕10克、地龙10克。水煎服，每日1剂。

3剂而愈。

按语：本案属于肺病日久，渐及少阳上焦，痰瘀滞络之证。太阴肺与少阳上焦以膜相连，故为病可相互影响，即"久咳不已，上焦受之"之义。然要进行排他鉴别，除外他邪为患，才好根据"怪病多痰、久病入络"的特点，考虑痰瘀滞络，以致咽道不利而发为久咳者。治疗可以小柴胡汤，疏利少阳，以开上焦咽部气机，加僵蚕、地龙等以助消痰散瘀。

（三十四）小柴胡汤合鸡鸣散

- **证型**：痰气阻橡皮腿——气郁痰阻，瘀塞经隧证。
- **主症**：橡皮腿，肿胀而有弹性，肤色黄白中夹暗红血丝脉络，伴有周期性发热。
- **治法**：疏气通络，化痰消肿。
- **方药**：小柴胡汤合鸡鸣散，柴胡、黄芩、法半夏、党参、甘草、生姜、槟榔、木瓜、陈皮、吴茱萸。
- **出处**：饶亚非，《小柴胡汤加减治丝虫病周期性发热32例》，载于《江西中医药》1999年第1期第29页。
- **说明**：加减，石膏、知母、竹茹、苍术、薏米、丝瓜络、地龙、红花等。

丝虫病多寄生于人体淋巴组织、皮下组织、浆膜腔，而这些组织隶属于人体三焦腑之膜系结构及其外应之腠理，所以从少阳三焦论治不失为一种思路。

- **案例**：小柴胡汤加减治疗周期性发热案[118]。

梅某，女，50岁。1989年4月2日初诊。

有丝虫病史10余年，近5年来呈周期性发热，每半月发作1次，发作时寒热往来，全身酸楚，心烦，恶心呕吐，口干苦，尿黄，左下肢肿胀灼痛，舌红苔黄，脉弦数。

证属气郁痰阻，瘀塞经隧。治宜疏肝清热，化痰通络。处方，柴胡15克，黄芩、法半夏、党参、生姜各9克，槟榔12克，陈皮10克，木瓜15克，薏苡仁20克，丝瓜络18克，吴茱萸、甘草各6克，丹参15克。水煎服，日服1剂。

服药1周后诸症消失，周期性发热未再发作，随访5年未复发。

按语：本案属于虫毒伤及水道支络，生痰夹瘀阻于下焦经隧之证。病先有丝虫病后渐发寒热往来，是虫毒损伤，痰水浊瘀伏于三焦膜道，影响营卫出入之道也；左下肢肿胀而灼痛是痰水夹热于经隧所致；心烦、恶心呕吐、口干苦是少阳枢机不利，相火郁热，上扰于心、干于胃也。故治疗可以小柴胡汤，疏气机以通水道，合鸡鸣散消痰肿以和血络。

（三十五）柴胡汤合四苓汤大黄泻心汤

- **证型**：水肿并肾衰竭/关格——脾肾阳衰，湿热瘀浊内阻，升降出入失司，寒热虚实夹杂证。

- **主症**：久病水肿，小便少，头晕昏重，恶心欲呕，食欲缺乏，困倦乏力，口气臊重，面色晦滞而淡胖，舌苔厚腻浮黄等。
- **治法**：疏利三焦以利升降，扶正祛邪和解无弊，权宜之治。
- **方药**：柴胡汤合四苓汤、大黄泻心汤法，柴胡、黄芩、法半夏、甘草、猪苓、茯苓、泽泻、黄连、大黄、丹参、益母草。
- **出处**：袁霞、薛昌森、傅玉素等，《小柴胡汤在慢性肾衰竭中的运用》，载于《黑龙江中医药》1996年第1期第11页至12页；林则杰，《升降散合小柴胡汤加减治疗慢性肾衰竭34例》，载于《新中医》1997年第8期第24页至25页；王静、张凌、侯宪林等，《小柴胡汤加减治疗慢性肾功能不全临床研究》，载于《山东中医杂志》1998年第8期第23页至24页。
- **说明**：加减，桃仁、升降散、黄芪、附子、白术等。
- **案例**：小柴胡汤化裁治疗慢性肾衰竭案[119]。

患者，女，36岁，工人。1992年9月15日入院。主诉：腰痛乏力4年，伴恶心呕吐2月。

现病史：患者于1989年因腰痛、乏力、浮肿，尿检有蛋白++、+++，诊断为慢性肾炎，经治疗症状好转。1992年7月诸证加重，并伴有纳呆、尿少、恶心呕吐、头晕乏力。

查体：贫血貌，面目及双下肢浮肿，心率90次/分，律齐，各瓣膜区未闻及病理性杂音。腹软，腹水征（−），肝脾（−），双肾区轻度叩痛。舌质暗淡，舌体胖大，边有齿痕，舌苔白腻，脉细滑。血压150/90毫米汞柱。

辅助检查：血红蛋白100克/升，PCT降钙素300×10/升，尿蛋白（++），镜检（−）。尿素氮16.6毫摩尔/升，肌酐460微摩尔/升，钾5.5毫摩尔/升，钠140毫摩尔/升，碳105毫摩尔/升，二氧化碳结合力19毫摩尔/升。心电图：大致正常。B超：双肾轻度缩小。

中医辨证：虚损（气阴两虚，湿毒内蕴）。西医诊断：慢性肾小球肾炎、慢性肾衰竭氮质血症期。治疗原则：益气养阴，清热利湿，解毒降浊。方药：柴胡9克、黄芩10克、法半夏9克、太子参15克、苏梗10克、云苓15克、车前草30克、丹参30克、焦大黄9克。水煎取汁150毫升，日1剂，分2次服。配合中药灌肠（以大黄、牡蛎为主），每次200毫升，隔日1次。心痛（硝苯地平）定10毫升/次，3次/天，治疗2个月，症状缓解，尿量800毫升/天，尿素氮9.3毫摩尔/升，肌酐309微摩尔/升，符合显效标准。

按语：本案属于脾肾阳气虚损与湿浊毒邪内蕴虚实并重之证。面目及双下肢浮肿、尿少等是脾肾阳气虚损,气不行水所致;尿蛋白、纳呆、恶心呕吐等是湿浊毒邪,内阻胃肠气机,清气不升、浊气上逆也。虚实并重,治疗走巧,取小柴胡汤转利枢机以利升降,加车前草、丹参、焦大黄等以泄湿排浊,扶正祛邪,虚实无偏。

(三十六)柴葛二妙散

- **证型**:太阴少阳湿热痹——太阴兼少阳,风湿郁热,痹阻经脉证。
- **主症**:病有风湿,复嗜饮茶酒,好发头面发肿,下身疼痛不止,身热内烦,或生瘾疹,脉洪数或沉细缓。
- **治法**:疏气通经,除湿清热。
- **方药**:柴葛二妙散,柴胡、黄芩、法半夏、甘草、葛根、赤芍、黄柏、苍术。
- **出处**:《医学传灯》柴葛二妙汤;《医学传灯》柴苓二妙散。
- **说明**:加减,下肢肿甚,合四苓汤;痛甚,加杜膝、木瓜、续断。
- **案例**:柴胡四妙散加减治疗男科疾病案[120]。

患者,男,29岁,工人。2018年8月13日,初诊。主诉:过快射精1年。

1年前结婚,婚后发现每次性生活大约2分钟即射精,阴茎能勃起,硬度尚可,每周性生活3~4次。现性欲冷漠、晨勃消失、阴囊湿痒,纳可,大便日2~3次,便黏,有后重感,小便黄,寐可。舌偏红,苔黄腻,脉弦偏细。

诊断:早泄。证属肝胆湿热。治以清肝除湿。方用小柴胡汤合四妙丸加减。柴胡10克、黄芩10克、姜半夏10克、炙甘草6克、苍术10克、黄柏10克、生薏苡仁30克、怀牛膝15克、败酱草15克、大血藤20克。5剂。

2018年8月18日,二诊。药后阴部潮湿已除,早晨偶有晨勃出现,大便成形,日2~3行,后重感消失,小便仍黄,纳寐可,服药期间偶有恶心欲呕。舌淡红苔薄黄腻润,脉弦滑偏细。柴胡10克、黄芩10克、姜半夏10克、炙甘草6克、苍术10克、黄柏10克、生薏苡仁30克、生白术12克、泽泻12克。5剂。

2018年11月25日,三诊。药后每次性生活能在3分钟以上。现口干,大便日2~3次,便黏,小便频数、色黄,纳寐可。舌偏红,苔黄腻稍滑,脉左弦偏细,右平。柴胡12克、黄芩9克、姜半夏10克、炙甘草6克、苍术10克、黄柏9克、生薏苡仁30克、怀牛膝12克、车前子15克(布包)。5剂。2019年2月22日因感冒前来就诊,诉服药后性生活每次能持续5分钟以上。

按语:本案属于湿热困阻,气机不振之"湿热成痿"之证。性欲冷淡、晨勃消失、阴囊潮湿是湿热下注，困阻肝气，肝不得疏泄所致；恶心欲呕、大便黏而有后重感，是湿热内阻，胃气上逆、湿浊下流也。故可以小柴胡汤转利气机以助肝气疏泄，加葛根以助气机升发，合四妙散以除湿热困阻气机之源也。

（三十七）柴胡汤加金钱草清利法

- **证型**：少阳气滞胆胀——胆气郁滞，湿热蕴结证。
- **主症**：右胁部或右上腹阵发或持续性疼痛，口苦咽干，恶心嗳气，脘部灼热，纳差，无欲食，或有往来寒热，心烦喜呕，舌红、苔黄或腻，脉弦或兼数或兼长。
- **治法**：疏气利胆，清热化湿。
- **方药**：柴胡汤加金钱草清利法，柴胡、黄芩、法半夏、甘草、苦楝子、金钱草、延胡索、连翘。
- **出处**：张钟，《加减柴胡汤治疗慢性胆囊炎的体会》，载于《黑龙江中医药》1988年第2期第25页至26页；刘凤树、王富，《小柴胡汤治慢性胆囊炎224例》，载于《国医论坛》1992年第4期第3页；闫辉，《小柴胡汤治疗慢性胆囊炎146例观察》，载于《实用中医药杂志》1997年第1期第15页。
- **说明**：加减，气滞甚加青皮、陈皮；热结加栀子、大黄；发黄疸加茵陈、郁金。
- **案例**：小柴胡汤加减治疗慢性胆囊炎案[121]。

周某，女，31岁。因反复右上腹疼痛5年加重2周，于2009年9月4日就诊，5年前无明显原因出现右上腹疼痛阵作，进食油腻可加重，曾于其他医院做B超，诊断为"胆囊炎"，自服"藏茵陈片、消炎利胆片"，症状改善。近1月因嗜食烧烤类症状加重，右上腹胀痛阵作，痛及右胁肋，服"胆通"症状无改善，遂来本院，右上腹及胁肋部胀痛，便秘，口苦，食欲缺乏，小便正常，夜寐尚可。舌质红，苔薄淡黄，脉弦滑，腹平软，墨菲征（+）。B超示：肝无异常，脾不大，胆囊炎性改变。

中医诊断：胁痛（肝气郁结，湿热内蕴证），西医诊断为慢性胆囊炎。治疗疏肝解郁利胆，清热解毒。小柴胡汤加味，药用柴胡20克、法半夏20克、红参15克、甘草15克、黄芩25克、生姜15克、大枣10枚、草果25克、川楝子20克、香附25克、郁金25克、茵陈20克、三棱10克、莪术10克、土茯苓50克、半边莲50克。日1剂，水煎早晚服。

20余剂后症状消失，查墨菲征（−）。

按语：本案属于胆气郁滞，湿热内蕴之证。慢性胆囊炎的形成非一日之功，乃其胆气疏泄不利长期存在，加逢进食烧烤油腻之物，足以渐生湿热之滞，故出现经常性的胁腹疼胀。食欲缺乏、便秘则是胆病木不疏土，胃肠之气失畅所致。故治疗可以小柴胡汤疏气利胆，加香附、郁金、川楝子等，更能增强行气之力，加茵陈、土茯苓等兼顾清利湿热。

（三十八）柴胡温胆汤加泽泻通草清利法

- **证型**：少阳湿温似疟——少阳湿热，伏蕴于中证。
- **主症**：寒热似疟，胸闷不思纳谷，且有泛恶，小溲短赤，口苦苔黄，脉象左弦数，右濡滑。
- **治法**：和解少阳，分消湿热。
- **方药**：柴胡温胆汤加泽泻通草清利法，柴胡、黄芩、法半夏、甘草、生姜、泽泻、通草、竹茹、枳壳、陈皮、茯苓。
- **出处**：《丁甘仁医案·湿温》。
- **说明**：伏匿之邪，移于少阳，蕴湿留恋中焦，胃失降和。今宜和解枢机，芳香淡渗，使伏匿之邪，从枢机而解，湿热从小便而出也。
- **案例**：柴胡温胆汤化裁治疗发热案[122]。

陈某，女，34岁。高热20余天，每日下午3～4时体温可达40℃，持续至暮后渐退。发热前恶寒无汗，胸脘痞闷，纳呆，大便不爽，小便短黄，舌质略红，苔黄厚腻，脉弦滑。曾使用多种抗生素仍发热不退。查血、尿、大便常规，及肝功、心电图、胸透等均未发现异常，也未找到疟原虫。

西医诊断：发热待查。中医辨证：邪留少阳三焦。治法：清化湿热，分消上下。方药：青蒿15克、黄芩12克、法半夏12克、竹茹15克、枳壳12克、茯苓12克、陈皮12克、碧玉散12克、茵陈15克、连翘12克。三剂。

二诊：药后第二日体温即减，最高体温38℃。第三日周身得畅汗出，午后热未再起，精神好转，食欲增加，痞满已除，舌质红润，苔转薄白，脉沉细微弦。上方继服三剂以除余邪。随访1月未发。

按语：本案属于湿热浊邪稽留少阳，三焦出入不利之证。发热前恶寒无汗是湿邪外遏卫气，热不得出之象；胸脘痞闷、大便不爽、纳呆是湿热内阻气机，胃肠之气不畅所致；发热午后为甚，暮后渐退是湿遏热伏，热积于斯时的结果。治疗以小柴胡（柴胡改青蒿）合温胆汤宣达枢机，以开湿透热，加茵陈、碧玉散之类，更以分消湿热。

（三十九）小柴胡汤合三仁汤加青蒿法

- **证型**：少阳太阴湿温——湿热阻遏气机，少阳枢机不利证。
- **主症**：病有不同程度的寒热往来，或身热不扬（往来不显、但热不寒），头痛如裹，周身酸痛，神疲纳呆，脘闷呕恶，舌红苔薄黄或厚腻，脉濡数或弦数。
- **治法**：和解少阳气滞，清化太阴湿热。
- **方药**：小柴胡汤合三仁汤加青蒿法，即小柴胡汤原方（略）加杏仁、白豆蔻、薏苡仁、厚朴、通草、滑石、淡竹叶、连翘、青蒿。
- **出处**：姚昌礼，《小柴胡汤合三仁汤治疗湿温伤寒576例》，载于《浙江中医杂志》1990年第25卷第8期第338页。
- **说明**：加减，黄连、栀子、苍术、菖蒲、草果，去夏、朴，加麦冬、石斛、竹茹。
- **案例**：小柴胡汤合三仁汤治疗产后发热案[123]。

患者李某某，女，35岁，职工。1978年10月14日初诊。

2周前患者行剖宫产术产一足月男婴，手术顺利，产后恶露不多。次日下午起，出现高热，体温达40℃，经用抗生素、激素效果不显。经内外科会诊排除内外科疾患，属产科感染性疾病，多次化验感染存在。请中医科会诊，始从清热解毒和血调气入手，药选银花、连翘、蒲公英、制军、当归、赤芍、香附、荆芥、红花、六一散、芥菜花等加减，共服11剂，病情如故。诊见：汗热不解，体温38.5℃，或伴形寒，渴而喜饮，口苦脘痞，食欲缺乏，泛恶，小溲涩痛，大便溏薄。脉滑有力，苔黄厚而腻，舌质红。

审证求因，证系湿热困遏，气机郁滞，枢机不利，胃失和降，病位偏于中下二焦，湿热已有化燥之势。拟辛苦开降，芳化渗利，和解少阳。方选小柴胡汤合三仁汤增减：柴胡5克、黄芩10克、制半夏6克、藿香10克、川朴5克、蔻仁3克、薏苡仁15克、竹叶10克、通草6克、六一散12克（包）、茯苓10克、黄连2克、黄柏10克。

药后2贴后，体温降至37.2～37.5℃之间，脘痞大减，已知饥饿，不感恶寒。但时有嗳逆，口苦口渴，二便正常。苔转薄黄，舌质红，脉细滑而数。脉证合参，乃湿热渐化，余热未清，肝胃不和，阴血被耗之象。转用和解枢机、清热育阴之法。处方，青蒿6克、柴胡5克、黄芩10克、黄柏10克、生石膏30克、知母10克、地骨皮10克、牡丹皮5克、制半夏5克、陈皮5克、茯苓10克、甘草3克、生地12克。

续进2贴，热退身凉，体温36.6℃，口已不渴，饮食欠香，脉细无力，苔薄白，舌质正常。邪去正伤，气血大亏，拟归芍六君合小建中汤以健脾胃、和气血、调阴阳，善后而安。

按语：本案属于湿温并发于少阳太阴之证。本为产后恶露不畅伴发热，常规考虑为瘀血残留，曾予以调气和血之药乏效，是未能伏其所因也。观其有胸痞、食欲缺乏、恶心、舌苔黄腻等症，当知兼有湿热困阻之机，故其发热不得汗解，或伴形寒，是湿热浊邪留于少阳，枢机为之不利，营卫宣发不畅使然。故治疗以小柴胡汤合三仁汤，疏利少阳气枢与清利太阴湿热并举。

（四十）小柴胡加枳实神曲导滞法

- **证型**：疟疾伏暑夹滞——少阳兼太阴，伏暑与食滞相搏证。
- **主症**：外有寒热起伏之势，内有热结痞痛之，上为烦懊呕恶，下则便泄溏臭。
- **治法**：疏利气机达表，消积导滞和里。
- **方药**：柴胡汤加枳实神曲导滞法，即小柴胡汤原方（略）加枳实、神曲。
- **出处**：《柳选四家医案·评选环溪草堂医案·疟疾》。
- **说明**：此新邪伏邪，湿热积滞，表里三焦同病也。易至昏呃变端，拟从表里两解，佐以芳香逐秽，冀其转机为妙。
- **案例**：小柴胡汤化裁治疗鼻渊案[124]。

聂某，男，4岁。2016年3月28日初诊。

鼻流黄涕20余天，其间多方治疗效果不佳。现症见流黄涕，鼻塞，咳嗽，平素食欲缺乏，夜卧不安，舌淡红、苔薄黄腻，脉略滑。查体：咽喉无明显充血，腹胀。

辨为胆胃积热证，治以消食和胃、清胆利窍。处以小柴胡汤合保和丸加减，柴胡、炒山楂、炒神曲、陈皮、炒莱菔子各7.5克，黄芩、清半夏各7克，连翘、党参各8克，生甘草1.5克，乌梅3.5克。5剂，每天1剂，水煎取汁150～200毫升，分早晚2次温服。

2016年4月1日复诊，家长代述：患儿鼻流黄涕显著减轻，纳食增，微咳，睡卧不安如前。查体：舌淡红，苔白腻，脉略滑。睡卧不安考虑积热仍在，有热扰胆腑之象，治以消食和胃、清利胆腑。守上方加量：柴胡、连翘、炒山楂、炒神曲、炒莱菔子各8克，黄芩、清半夏、陈皮、茯苓各7.5克，党参6克，生甘草2克，生姜2片为引。5剂，每天1剂，煎服法同前。后依本方略许加减，共服10余剂，诸症皆愈。嘱家长平素不宜让患儿多食生冷、油腻食物。

按语：本案属于素有食滞积热于内，因外风邪上犯而引动之证。食滞积热之形成非旦夕之功，因患儿平素多食零食、生冷、油腻之物而内生停于阳明胃也，滞热影响胃肠之气顺降则食欲缺乏，因"胃络通心"的缘故，滞热也兼扰及于心，则见夜卧不安；此次新发鼻塞，咳嗽是上感风邪；风邪与积热相引上攻于鼻窍，则化生浊涕。治疗以小柴胡汤，既能疏利在里之气机，又能疏散在表之风邪，合保和丸等兼顾消食导滞也。

（四十一）小柴胡加焦三仙消食法

- **证型**：肝炎后综合征——病后气郁兼虚，肝胆脾胃不调证。
- **主症**：肝炎病后，肝功能已正常，但胁痛、疲倦、食欲缺乏等主观症状持久不消。
- **治法**：调理气机，以和肝胆脾胃。
- **方药**：小柴胡加焦三仙消食法，即小柴胡汤原方（略）加香附、木香、山楂、神曲、山药、薏米。
- **出处**：杨德明，《小柴胡汤加减治疗肝炎后综合征128例》，载于《浙江中医杂志》1989年第24卷第9期第393页。
- **说明**：若肝阴血不足之症已显，仍宜调理气分为先，气分食欲得开之后再行涵养肝血，调气可合六君子汤。
- **案例**：小柴胡汤加减治疗肝炎后综合征案[125]。

李某，男，34岁，教师。于1988年8月12日初诊。

患者于同年5月曾患病毒性黄疸型肝炎，在某医院住院治疗，1个月后经做肝功能化验、B超等检查，均已正常而出院，出院后总觉疲乏无力，胁肋胀痛不适，不思饮食，食后腹胀，于7月5日疑是肝炎复发，做肝功能化验，均属正常范围，西医对症治疗月余，疗效不佳而邀余诊治。主证：除上述诸症外，面色萎黄，形体消瘦，神情抑郁，舌淡苔薄白，脉沉弦。肝脾均不大，复查肝功能均无异常。

诊为"肝炎后综合征"，属肝郁脾虚型，治法宜疏肝健脾，方药：柴胡10克、川楝子10克、郁金10克、白芍10克、白术10克、党参15克、茯苓15克、黄芪15克、当归10克、焦山楂12克、麦芽12克、枳壳8克、生甘草6克。水煎服，每日1剂。

8月16日复诊，服上方3剂后，胁痛腹胀明显减轻，已欲进食，精神转佳，情绪欣悦，效不更方。共投本方10剂，诸症悉除，恢复正常工作，随访1年余未复发。

按语：本案属于肝炎后遗，肝气不振，脾弱胃滞之证。肝炎病后，出现疲乏无力一症，是湿热伤气，肝脾不振所致，以肝主筋而为罢极之本，脾主肉而统四肢，筋肉、四肢不得肝脾之充养则软；胁肋胀痛不适，不思饮食，食后腹胀也是肝气不疏，不能疏土，脾胃气滞所致。故治以小柴胡汤疏肝和胃，加黄芪、当归补气养血，配焦三仙、枳壳等以消滞导气，使补运兼消而无呆滞之虑。

（四十二）柴胡汤加枳实槟榔消导法

- **证型**：中虚气滞成痞——气滞脾虚，升降失调证。
- **主症**：心下痞塞（胃脘坠胀，食欲缺乏，脉弦）。
- **治法**：补脾和胃，升清降浊。
- **方药**：小柴胡加枳实、槟榔消导法，柴胡、黄芩、法半夏、党参、甘草、枳实、槟榔、鸡内金。
- **出处**：范道长、孔繁霞，《小柴胡汤加味治疗胃下垂60例》，载于《四川中医》1995年第2期第20页。
- **说明**：加减，痞满重、嗳气频者加旋覆花、代赭石，胃冷加吴茱萸、良姜。

胃下垂常例治疗是用补中益气汤，然其病机不仅有脾虚清阳不升偏虚一面，亦有胃滞浊阴不降偏滞一面，治疗当通降胃气，略施补升，使胃中浊阴得降，清阳自可升发。

- **案例**：小柴胡汤加味治疗胃下垂案[126]。

郑某，男，56岁。1992年9月5日就诊。

胃脘坠胀3年，伴有隐痛，钡餐透视：胃下垂（髂嵴下9厘米），食欲缺乏，食则作胀，有下坠感，站立行走时甚，嗳气，四肢倦怠，大便时干，苔薄白，脉弦。

证属中气不足，邪滞壅聚中焦。给以小柴胡汤加味方，处方：柴胡、黄芩、半夏、枳实、槟榔、酒大黄、生麦芽各10克，党参、鸡内金各15克，生姜3片，大枣10枚。水煎服。

服6剂，坠胀减，纳食增，大便调。守上方出入又服20剂，诸症悉无，钡餐检查胃回归正常，随访1年未复发。

按语：本案属于气滞兼虚，中气下陷之证。其食欲缺乏而自觉胃脘有下坠感，且以站立行走为甚，物理检查有胃下垂，这确实是气虚下陷之征。然其食则作胀，嗳气，脉弦，又有气滞不降的一面。故治疗不宜直走补中益气汤之常，以免甘温补益太过先助其滞，此取小柴胡汤转利枢机之法，即有补益兼升之用，略佐枳实、槟榔、麦芽等消导降气之品，则有补消兼备、升降兼顾之全。

（四十三）小柴胡加当归川芎和血法

- **证型**：外伤脑病后遗——肝气不调，少阳不利，血失上达证。
- **主症**：外伤后，头痛，头晕目眩，恶心，兼口苦、胸胁满闷，善叹息，心烦，少食，食欲缺乏，健忘。
- **治法**：疏气调肝，兼升血脉。
- **方药**：小柴胡加当归川芎和血法，即小柴胡汤原方（略）加当归、川芎。
- **出处**：尹兆祥，《小柴胡汤加味治疗脑震荡后遗症45例》，载于《浙江中医杂志》1991年第5期第205页。
- **说明**：有别于外伤后遗的头痛用通窍活血汤常例，本证气分症状尚且突出，如伴见胸胁满闷、少食，食欲缺乏等症。
- **案例**：小柴胡汤加味治疗脑震荡后遗症[127]。

徐某，男，33岁，工人。1995年10月12日初诊。

半年前被人打伤头部，当时昏迷，急诊送某医院抢救，5天后好转出院。以后每因情绪及气候变化而出现头痛，疼痛常固定于右侧头部，剧烈时伴有恶心呕吐，胸胁满闷，善太息，口苦纳少，头晕目眩，心烦，健忘。曾多方治疗效果不显，舌暗红，苔薄黄，脉弦略数。

证乃肝气郁结，少阳枢机不利，外伤头部，瘀血阻络。拟小柴胡汤加味。处方：柴胡24克、黄芩9克、法半夏9克、党参9克、甘草6克、生姜6克、大枣12枚、当归12克、川芎30克、地龙9克。水煎服。

7剂后诸症大减，药中病机，改汤为散，每次6克，每日3次，用开水送服，续服月余而愈。随访半年，未见复发。

按语：本案属于外伤后遗，气滞不达，血失上达，清窍失充之证。外伤后遗头痛而痛处固定，是血滞于脑络无疑；其伴发恶心呕吐、胸胁苦满、口苦纳少、心烦等症，是病关少阳枢机不利，郁火内扰；伤后健忘，乃脑中既有瘀血残留，又有血失充养，以血者，神气也，神失血养，神必失健。故治疗取以小柴胡汤，疏利肝胆之气，以助血脉上行，更加当归、川芎、地龙，直与养血活血、升血达脑。

（四十四）小柴胡加生地丹皮桃仁活血凉血法

· **证型**：少阳外感热入血室——适逢经期，血室空虚，邪陷厥阴，热郁血分证。

· **主症**：适逢经期感冒，发热恶寒有时，多于黄昏时作，先寒后热，胸前胀闷不通，夜遍身疼痛，甚至胸胁大腹作痛，唇口燥裂而不欲汤饮，饮食不进；热甚则谵语如狂，或夜则如见鬼状，伴少腹疼痛或压痛，阴道分泌物色淡黄，量多，味腥臭，或经水复断。

· **治法**：舒肝凉血，透热转气，扶正祛邪。

· **方药**：小柴胡汤加生地丹皮桃仁活血凉血法，即小柴胡汤原方（略）加生地、牡丹皮、桃仁，或合凉四物汤。

· **出处**：《温病条辨》加减小柴胡汤法；《孙文垣医案·新都治验》；《保命集》柴胡四物汤；《重订通俗伤寒论》柴胡四物汤；李智芬、吕振松，《运用小柴胡汤治疗妇人热入血室160例》，载于《河南中医》1992年第12卷第3期第120页。

· **说明**：加减，青蒿、地骨皮、香附、丹参、荆芥、防风、蒲公英、败酱草、当归、黄芪。

· **案例**：小柴胡汤加味治疗热入血室案[128]。

袁某，女，45岁，农民。1997年2月28日初诊。

患者3天前自感周身不适，头晕头痛，以为感冒服用去痛片（索米痛片）、银翘丸之类而好转。昨起突发高热，烦躁不安，惊恐不宁，彻夜不眠。刻诊：患者双目紧闭，行经2日，自诉身热不畅，时有恶寒，胸胁满闷，不思饮食，惊恐不安，入夜尤甚，如见鬼神。舌质红，苔黄腻而干，脉弦数。

诊为热入血室，治以小柴胡汤加味。

柴胡15克、黄芩10克、制半夏15克、党参15克、炙甘草5克、生姜5克、大枣3枚、当归15克、生地15克、牡丹皮15克。2剂煎服。

2日后复诊：症状大减，惊恐已除，神清已爽，夜寐已安，唯感轻度头晕，脘腹稍有胀满，查舌苔已转薄黄，脉弦。又于方中加夏枯草20克、陈皮15克，继服3剂而愈。

按语：本案属于少阳风寒郁热不散，乘虚内陷厥阴血分之证。突发周身不适，头晕头痛，此是感受风寒邪气也，适逢经期而突转高热，烦躁不安，惊恐不宁，则是郁热乘经期"血弱气尽、腠理开"而内陷厥阴，扰于血分，因"血藏神"而"肝藏魂"，故会伴见神志之异常。治疗可以小柴胡汤转利气机之法，透血转气达卫，加生地、牡丹皮、当归等兼顾凉血活血也。

第七章　和而兼吐类方的证治分类

（一）小柴胡加常山汤开涤法

- **证型**：少阳湿疟夹痰——暑湿夹痰，发于少阳膈膜之半证。
- **主症**：隔日一发，始则肌肤粟起、面色苍白，继则发冷寒战，肢节烦疼酸楚，寒去则全身内外皆热，头痛恶心、胸胁苦满，口渴引饮，随后汗出而热退身凉，疲倦欲睡，脉寒时沉弦、热时洪数。
- **治法**：疏利少阳，开痰截疟。
- **方药**：小柴胡加常山汤开涤法，即小柴胡汤原方（略）加常山、郁金、草果、乌梅、葛根，或小柴胡汤合截疟七宝饮。
- **出处**：《时方歌括》小柴胡加常山汤；《医确》柴常汤；虞士扬、马菊初、顾选文，《中医药治疗间日疟45例》，载于《上海中医药杂志》1964年第8期第6页；刘光汉，《小柴胡汤加味治愈疟疾14例介绍》，载于《陕西新医药》1976年第4期第60页。
- **说明**：热痰，加川贝母；湿痰，加半夏；无汗，加羌活、紫苏；汗多，加黄芪、白术；夜发在阴分中，加白芍、鳖甲、红花、酒炒升麻；挟暑，加川黄连、香薷；挟湿，加苍术、茯苓；挟食，加山楂、麦芽、神曲；胸满，加枳壳；渴，加花粉、乌梅、石膏；风热在胃，津液消耗，加梨汁、蔗浆，或生地、生葛、西瓜等汁。
- **案例**：小柴胡汤化裁治疗疟疾案[129]。

孙某某，男，34岁，工人。1961年8月2日初诊。

形寒畏冷战栗，重被不能御寒，2小时后寒去发热，头痛，口苦胁满，得汗后热退身凉而解，已隔日定时发作3次，舌苔白腻，脉弦。血片检验，找到疟原虫。

此暑湿内伏，复感风寒，病属少阳。治以和解截疟。处方，软柴胡4.5克、姜半夏9克、淡子芩9克、常山片9克、煨草果9克、花槟榔9克、大白芍9克、炙甘草3克、生姜二片、大红枣5枚、广陈皮9克、川桂枝6克、焦神曲12克。

连服2剂，疟止不发。8月6日复诊，仅有口苦泛恶，纳呆，胸闷，胁满等症，乃余邪未尽，原方去桂枝，再服 2 剂后诸恙均愈。

按语：本案属于湿浊夹痰伏于少阳，外受暑气引动之证。古人有"无痰不作疟"之说，即风寒暑等无形邪气，需与有形之痰相合才易成疟，故治疟要注重涤痰，以使邪气无所附着。此病先见形寒畏冷战栗，后现发热，是寒热往来之情状，为湿浊夹痰伏于少阳膜原，阻碍营卫外达之故。治疗仿柴胡达原饮法，以小柴胡汤疏利少阳膜腠，加常山、草果、槟榔等截痰开湿，可谓机因并除。

第八章 和而兼补类方的证治分类

（一）小柴胡合圣愈汤加青蒿法

- **证型**：产后冒感少阳——产后血虚受寒，窃居少阳，虚实夹杂证。
- **主症**：产后感冒，症见寒热往来，头目眩晕，胸闷呕吐，默默不欲饮食，周身不适，小腹隐痛，恶露不尽，或咳，或乳汁不通，乳房肿胀热痛，夹湿则肢体酸楚，或咳，或乳汁不通，乳房肿胀热痛，舌淡或浮数，或弦数，或弦滑，苔薄白或腻，或黄腻。
- **治法**：和解少阳，疏通三焦，扶正祛邪。
- **方药**：小柴胡合圣愈汤加青蒿法，柴胡、黄芩、法半夏、党参、甘草、生姜、大枣、黄芪、当归、益母草、青蒿。
- **出处**：张和，《小柴胡汤加减治疗产后发热16例》，载于《四川中医》1997年第6期第38页；王庆霞，《小柴胡汤加味治疗产后发热70例》，载于《江苏中医》1999年第10期第24页至25页；张玉文，《小柴胡汤加味治疗产后感冒178例》，载于《四川中医》1996年第10期第41页；沈衡甫、周明（王睿）、彭培初，《小柴胡汤加减治疗产后发热8例》，载于《上海中医药杂志》1965年第10期第14页至15页；刘芳，《小柴胡汤加减治疗产后发热42例》，载于《广西中医药》1999年第1期第29页至31页。
- **说明**：加减，合桂枝汤或四物汤或焦三仙。
- **案例**：小柴胡汤化裁治疗产后发热案[130]。

患者，女，28岁。因瘢痕子宫行剖宫产。术后高热2天于1995年8月1日请中医科会诊。

恶寒发热，体温39.7℃，最高40.1℃，汗少口苦，肢体酸重，小腹隐痛，恶露色紫量少，舌淡红苔黄腻，脉细弦数。检查：宫底腔下2厘米，血白细胞$5.7×10^9$/升，中性粒细胞0.76，淋巴细胞0.24，单核细胞0.1。

中医辨证：邪犯少阳，兼暑夹瘀。治以和解少阳，清暑化瘀。方用小柴胡汤加减，药用：柴胡10克、黄芩10克、法半夏10克、党参10克、鸡苏散30克（包煎）、香薷10克、青蒿10克、佩兰15克、金银花15克、陈皮6克、当归15克、川芎10克、益母草30克。

药进1剂，汗出寒罢热退，体温降至37.4℃，连续服药2剂，体温恢复正常，诸症亦瘥，5日后康复出院。

按语：本案属于产后血虚夹瘀，暑湿之邪，乘犯少阳之证。产后本多血虚，加之小腹隐痛、恶露色紫量少，是兼瘀血排出不畅，形成血虚夹瘀之体质背景，又当夏月暑令之时，易受暑邪为病。恶寒发热、汗少口苦是暑湿郁火于少阳；其肢体酸重是所挟之湿，痹于经脉也。治疗固然可以小柴胡汤和解少阳、助正祛邪，但需加青蒿、香薷、佩兰等专力化解暑湿之品，加当归、川芎、益母草兼顾行消血分之瘀，功效才会较为完满。

（二）小柴胡合圣愈汤

- **证型**：上感并发心悸——少阳风湿郁热，乘虚内陷少阴证。
- **主症**：病经上感，出现往来寒热，恶心呕吐，口苦咽干，伴发头晕目眩，气急胸闷、心前区痛等；或初期感冒数日或数周后，继发出现胸痛、心悸，仍伴有咳嗽、身微热等症。
- **治法**：和解少阳，兼补气血，扶正祛邪。
- **方药**：小柴胡合圣愈汤法，即小柴胡汤原方（略）加黄芪、当归、葛根、山楂、麦芽。
- **出处**：秦飞虎，《加减小柴胡汤治疗病毒性心肌炎31例》，载于《上海中医药杂志》2001年第4期第22页至23页。
- **说明**：若正气充足，邪不得内传陷于阴经。而少阳上焦胸膈膜包裹心肺，因为部位毗邻的关系，又增加了内陷少阴心的可能性。
- **案例**：小柴胡汤加减治疗病毒性心肌炎案[131]。

徐某，男，10岁。1993年7月2日就诊。

10日前突然发热恶寒、胸闷、胸痛、心悸、伴腹部不适，呕恶。查：精神差，咽部充血，心率108次/分，律不齐，早搏（期前收缩）10次/分，双肺呼吸音清，腹平软。舌质红，苔薄白，脉促。心电图示：窦性心律，频发室性期前收缩，并行心律。胸片，示心胸比例大于0.5，心影丰满，心肌酶谱二项成倍增高。病原学检查：血清初期特异抗体阳性。

证属外感温热邪毒致少阳枢机不利、扰动心神证。治宜调畅气机、宣通内外、宁心宁神，方选小柴胡汤化裁。药用：柴胡15克、黄芩10克、半夏7.5克、人参7.5克、生姜7.5克、大枣5枚、连翘15克。

服药1周，热已退，但仍觉胸闷胸痛、性急烦躁、纳呆、大便干、小便不利，早搏（期前收缩）增多，每晚约20次/分。查体：咽赤，喉核不大，心率100次/分，早搏20次/分。证属少阳三焦枢机不利，治宜梳利三焦、调达上下，方用小柴胡汤加瓜蒌15克、茯苓20克，以宽胸除烦、淡渗通利。又服药1周，胸痛缓解，唯心烦、多汗、纳呆、眠差。查：咽赤，喉核不大，舌质红苔薄黄，脉结代，心率96次/分，早搏10次/分。方用小柴胡汤化裁，西洋参易人参，黄芪20克、麦冬10克，以扶助正气、养心安神。继服药3周后出院，已无不适症状，心率98次/分，无早搏，24小时动态心电图正常，超声波示左心功能检查正常，心肌酶谱正常。随诊至1994年12月，各项体征、理化检查均正常。

按语：此案属于少阳风寒郁热，内陷于少阴心经之证。此例少阳之邪所以会陷入少阴心经。其原因有二，一者正气尤其少阴心气偏弱，邪乘虚陷，二者是少阳胸膜包裹心肺，以膜相连，具备内陷少阴心的途径。其发热恶寒、咽部充血、呕恶，是风寒郁热搏于少阳上焦；胸闷胸痛、心悸、频发早搏，是热邪扰于少阴心脉之故。治疗以小柴胡汤托解少阳之邪，加人参、黄芪、麦冬以扶心胸之正气，加连翘、瓜蒌等兼清解上部的余毒。

（三）小柴胡合六君子汤加大黄车前草法

- **证型**：太阴少阳水逆——太阴少阳兼病，气虚湿盛，虚实夹杂证。
- **主症**：无欲食，呕恶，尿少，浮肿，有类似少阳（水）症，柴胡症"但见一症便是，不必悉俱"。
- **治法**：扶正祛邪，调和治标。
- **方药**：小柴胡合六君子汤加大黄车前草法，即小柴胡汤原方（略）加大黄、车前草、白术、茯苓、陈皮。
- **出处**：王静、潘振海、刘佳彬，《小柴胡汤加减治疗慢性肾功能不全30例分析》，载于《天津中医》1994年第6期第33页至34页。
- **说明**：顾护脾胃之意："有胃气则生，无胃气则死"。若不及时调治，一者水谷营养日渐匮乏，气血生化乏源，正气愈衰；二者药物无法吸收直达病所而取效。两者均会导致病情恶化。

- **案例**：小柴胡汤化裁治疗慢性肾衰竭案[132]。

谭某，男，23岁。2005年7月15日初诊。

患者因2周前视物不清而就诊于西安交大二附院，查肾功：肌酐328微摩尔/升，予"倍他乐克，脑血清，知柏地黄丸，复方地巴唑，氢氯噻嗪"等口服，并服用中药治疗。一周前，患者无明显诱因出现恶心呕吐，口干苦，头昏头痛。刻下症见：头昏头痛，眩晕，口干多饮，恶心呕吐，乏力，双下肢轻肿，尿不利，大便尚调，舌淡红苔薄黄，脉沉弦滑。实验室检查：肾功，肌酐476微摩尔/升，尿素氮26.1毫摩尔/升，二氧化碳结合力17.5毫摩尔/升；尿常规，蛋白（++），潜血（-）；血常规示，红细胞3.29×10^{12}/升；血红蛋白100克/升。血压150/110毫米汞柱。

西医诊断：慢性肾炎合并慢性肾衰竭（肾衰竭期）、高血压病Ⅰ级。中医辨病属关格（湿热浊邪内盛，犯及三焦，气机紊乱，升降失司，清浊相干，肝失疏泄，肝阳妄动上亢，浊邪难以下泄），治宜益肾降浊，疏利三焦。处方，柴胡12克、黄芩10克、姜半夏10克、党参12克、生姜6克、猪苓20克、泽泻15克、土茯苓15克、白术12克、大黄8克、虎杖15克。

3周后复诊时，患者无明显不适。实验室检查：肌酐337微摩尔/升，尿素氮12.8毫摩尔/升，二氧化碳结合力18.1毫摩尔/升。

按语：本案属于太阴水湿浊毒内阻，三焦及肾气化不利之证。其实验室肌酐偏高考虑是血分湿浊毒邪不得外泄所致；双下肢水肿、小便不利、乏力是水湿溢停于三焦水道；恶心呕吐、口干苦、头晕头痛等是少阳枢机不利，郁火内扰于胃、上扰于窍。治疗以小柴胡汤扶正祛邪，合六君子汤扶脾运湿，加泽泻、猪苓、大黄等利湿排毒。

（四）柴胡四物汤

【正治】

- **证型**：妇人经期易感——少阳兼厥阴，血气偏弱，外邪直接犯及胞宫，影响少阳枢机证。
- **主症**：经期前后因外感而出现月经突然停止，小腹坠胀、疼痛等不适感，可有周身疼痛、寒热等外症，亦可见胸胁满、口干苦、不欲饮食、大便不畅等少阳见症，舌质稍红，苔薄白，脉多浮弦。

- **治法**：内养血气，透达外邪。
- **方药**：柴胡四物汤加减，即小柴胡汤原方（略）加生地、当归、白芍、川芎、葛根、防风。
- **出处**：《陈瑞春论伤寒·谈小柴胡汤的临床运用》。
- **说明**：若有血热烦躁之征，宜从凉血入手，用生地、赤芍、丹参，改四物之养血为凉血。
- **案例**：柴胡四物汤化裁治疗经期感冒案。

徐某，女，41岁，医务工作者。

因经行两天，淋雨涉水，当晚经停，遂感小腹坠胀，诸身不适，关节烦疼。次日发热恶寒，微有汗出，倦怠乏力，食纳量少，口苦微渴，大便不畅，小便短黄，入夜暮时体温39℃，脉浮弦虚数，舌质偏红，苔薄白微黄。

诊断为：经期感冒，热入血室。拟以小柴胡汤加味：小柴胡加葛根、防风、益母草、香附、泽兰等，两剂感冒诸症皆除，月经复下。

但问知其常有经来时而冷热不调、头疼寐差等毛病，考虑其素有血亏，经行则更弱而易受邪害病，先病症退，还当扶正固本，转入防治，故拟小柴胡合四物汤，嘱其继续常服。继后经期不适、经期感冒现象就很少再发了。

按语：本案的热入血室即属风寒湿邪，乘经期午虚而内陷厥阴之证。即经期"血弱气尽，腠理开"风寒湿邪易由少阳膜腠，乘陷厥阴所属的胞宫血分，故其病发月经促停、小腹坠胀；而寒热身痛仍是表邪未尽，痹阻营卫之机；伴食纳减少、口苦微渴、大便不畅则是少阳气机不利之见症。故选用柴胡四物汤，于经期感冒之际，取其内和血气、助正祛邪，以外散阴邪，继后取其内养血气，兼枢转气机，以防补血碍胃。

【权变】

加减变通法一

- **证型**：郁怒伤肝胁痛——郁怒伤肝，血亏火郁，与痰相搏证。
- **主症**：因多郁怒，而胁下痛，时作时止，或伴吞酸、喜呕出食，或伴口苦，至夜身热，体倦，小便时赤，脉沉而弦。
- **治法**：疏气散火，养血和肝。
- **方药**：柴胡四物汤加减，即小柴胡汤原方（略）加生地、当归、白芍、川芎、枳壳、青皮、青黛。
- **出处**：《续名医类案·胁痛》，《丁甘仁医案·诸痛案·脘胁痛》，《济阳纲目》小柴胡合四物汤。

- **说明**：此湿痰在脾肺间，而肝气乘之，系肝经郁火而成，肝火盛而血伤也。
- **案例**：柴胡四物汤化裁治疗胁痛案[107]73。

周某，女，43岁。1990年4月12日初诊。

右胁胀闷、疼痛十余年。多年来，患者每于情志不舒时感右胁部疼痛、胀闷，向腰背部放射，平素食欲缺乏，时恶心，晨起时先口苦，B超检查示"胆囊壁毛糙，收缩功能差"。曾先后服用利胆片、胆酸钠、利胆醇（苯丙醇）等药物，病情仍如前。舌红，苔薄黄，脉细弱。

辨证：火郁血滞，枢机不利。治法：和解少阳，行气养血。方药：柴胡四物汤加减。柴胡15克、黄芩12克、党参15克、半夏10克、茵陈12克、栀子10克、当归15克、川芎12克、生地12克、赤芍12克、白芍12克、丹参12克、虎杖15克、甘草10克。水煎服。

4剂后疼痛减半，纳食转佳，口苦已，上方去茵陈、栀子，继服5剂，疼痛递减，胀闷渐消，为加强疗效，上方加川楝子6克，再服10剂。

按语：本案即属肝血不足，肝气易郁，胆气不利之证。肝体阴而用阳，肝血充足，肝气才得以疏泄有常，其情志不舒时感右胁部疼痛、胀闷，向腰背部放射，理化检查胆囊壁毛糙，是肝气易郁，胆气不疏也；晨起口苦是胆气升发不利，郁而化火上炎所致；而其一贯之脉细弱，则是肝血不足无以充养脉的特征。故治疗可以小柴胡汤疏泄气机以复其用，合以四物汤兼养肝血以涵养其体。

加减变通法二

- **证型**：妇人黄褐斑——厥阴肝经，血虚气郁，气血不活兼有郁热证。
- **主症**：妇女妊娠或产后出现面颊黄褐斑，伴有月经量少、容易恼怒、睡眠偏差等症，舌质红，苔薄白，脉细弦。
- **治法**：疏肝解郁，补血柔肝。
- **方药**：柴胡四物汤，即小柴胡汤原方（略）加熟地、当归、白芍、川芎。
- **出处**：张智华、梅国强，《梅国强教授运用柴胡类方经验述要》，载于《光明中医》2008年第3期第284页至286页。
- **说明**：肝为藏血之脏，肝病久积，易累及血分，或暗耗营血，或郁久化热，深伏于血分，常见面部色斑或痤疮等。
- **案例**：柴胡四物汤化裁治疗黄褐斑案[133]。

李某，女，35岁，2008年9月23日初诊。

主诉：面部黄褐斑3年。患者妊娠后面部色斑逐渐产生并加重，以面颊为甚，月经量少色红，夹小血块，伴乳房胀痛，情绪易波动，舌红、苔薄白，脉弦细。

辨证为肝郁血虚，气血瘀滞，治以疏肝养血、活血散瘀。处方，柴胡10克、黄芩10克、法半夏10克、生地10克、当归10克、川芎10克、赤芍10克、丹参30克、绿萼梅10克、月季花10克、玫瑰花10克、橘核10克、荔枝核10克、夏枯草15克。

14剂后，经前乳房胀痛明显减轻，面部色斑渐淡。守方调治近2月，色斑渐淡。

按语：本案面发褐斑属于肝经血不足而气易郁，以致血络不活之证。其月经量少色红、夹血块，乳房胀痛、情绪易波动即肝血亏、气易滞，渐生郁热之征；妊娠之后面发色斑更是血虚夹瘀而络脉不活所致；脉弦细也是肝经血亏气郁的典型脉象。故治疗既要以小柴胡汤疏肝解郁，也要以四物汤补血柔肝，尤宜取绿萼梅、月季花、玫瑰花等疏肝柔润之品，可免香燥理气，易耗阴血之虑。

（五）柴胡四物加益母草桃仁和血法

- **证型**：产后热入血室——产后体虚，少阳风寒，郁热乘陷，与血相搏证。
- **主症**：产后恶露未净之时，突起恶寒发热，或寒热往来，每有午后热重，脘痞乳胀，口苦胁痛，小腹痛或拒按。恶露或量少色暗，或量多浊臭，色暗红有小块，夹瘀则恶露量少色紫。舌红，苔黄腻，或光剥少苔。脉弦或弦数，或弦细数，或数而无力。
- **治法**：疏气提邪，养血化瘀，引阴出阳。
- **方药**：柴胡四物加益母草桃仁和血法，即小柴胡汤原方（略）加生地、当归、益母草。
- **出处**：《鸡峰》柴胡地黄汤；《产孕集》小柴胡加桃仁五灵脂汤；曾文长，《柴胡四物汤加减治疗产后发热153例观察和体会》，载于《江苏中医》1990年第6期第11页至12页；陈玉苑，《小柴胡汤加减治疗人工流产后发热》，载于《天津中医》1995年第2期第18页。
- **说明**：一般来说邪气入脏，因脏深居于里，除肺外没有与外界相连的通道系统，因此可以借助其相表里的腑道祛邪外出。血室归厥阴肝所属，外邪入于血室，或与血室之血结，可借助厥阴肝相表里的三焦腑祛邪外出。
- **案例**：小柴胡汤化裁治疗热入血室案[134]。

王某某，女，29岁，工人。1985年4月7日入院。

患者产后3天开始恶寒发热，时作时止，发无定时，体温39～40℃。产时出血稍多，经用西药治疗，热退出院。然当晚复见寒热往来，胸闷头痛，口淡乏味，小腹作胀，恶露量少，故又入院治疗。西医经用青霉素及氯霉素治疗2天无效，即请中医会诊。查：体温39℃，恶露量极少，色红质稠，舌苔淡黄，脉弦数。血象：白细胞6000/毫米^3，中性55%，淋巴20%。

诊断：产后热入血室。治宜和解少阳，清热化瘀，拟以小柴胡汤加减：炒黄芩、党参各10克，荆芥4.5克、姜半夏9克，柴胡、生甘草各6克，赤芍12克、益母草15克、生姜3片、大枣4枚。

1剂热退，2剂症除，后以调理气血为主，数日病愈出院。

按语：本案产后之热入血室也属于风寒郁热，乘虚内陷厥阴，与血相搏之证。其产后出血较多，形成血虚背景，突发恶寒发热是复感风寒外邪也；继见少腹作胀，恶露量少，但色红质稠，是寒邪郁热内陷胞宫，血分为之阻滞也；其寒热往来、胸闷头痛不除，也是邪热虽陷入厥阴，但少阳病未罢，仍有抗争之机。故治仍可以小柴胡汤因势利导、疏气祛邪，而初入血分之事，可加益母草、赤芍等活血略清，则有利于透血转气、由阴出阳之机括。

（六）柴胡酸枣仁汤

- **证型**：血亏郁火失眠——阴血不足，肝郁火化，神魂不安证。
- **主症**：多发生于平素体质薄弱之人，或妇人围绝经期前后，失眠以入睡难，梦多为主，伴有烦躁、心慌，或发惊悸，同时出现食欲不好、胸胁满闷等症，舌质可稍红，苔薄白或稍腻，脉多弦细而数。
- **治法**：疏肝泻火，养血安魂。
- **方药**：柴胡酸枣仁汤，即小柴胡汤原方（略）加酸枣仁、川芎、知母、茯神。
- **出处**：《陈瑞春论伤寒·谈小柴胡汤的临床运用》。
- **说明**：肝血虚失眠成因，一是肝血不足，不能潜藏肝魂，出现梦多的主症；二是血不足以养肝，肝气偏燥偏滞而化火，扰动心神，出现入睡难的主症。
- **案例**：柴胡酸枣仁汤化裁治疗失眠案[24]187。

吴某，女，52岁，中学教师。自述心绪不宁，胸闷气憋，精神不振，夜烦梦多，食欲缺乏，脉间歇，每分钟2~3次不等，曾服用天王补心丹、柏子养心丸，以及地西泮等西药，疗效不稳定。察其舌质偏红，苔黄白而腻。

处方，柴胡10克、太子参15克，法半夏、黄芩、知母各10克，酸枣仁15克、炙甘草 10 克、茯苓 20 克、川芎 6 克、丹参 15 克、浮小麦 30 克。每日 1 剂,分 2 次温服。

5 剂后睡眠安稳,烦躁减,期前收缩基本控制,精神好转,食纳增加。继以上方隔日 1 剂,前后共服 30 剂,一切恢复正常。

按语：本案属于阴血不充,肝郁化火,内扰肝魂之证。其主诉心慌不宁,而伴夜烦梦多、舌质红,显然是火热扰心神之状。但其脉有间歇,关乎气血之交接,胸闷气憋,为宗气失畅,食欲缺乏为胃气不和,均与肝气不疏有关。故治以小柴胡汤疏泄肝气,兼益心气,合酸枣仁汤养血安魂,方中黄芩、知母可兼清火热。

（七）柴胡百合地黄汤

【正治】

- **证型**：病热后百合病——伤寒愈后,阴伤热遗,少阳兼少阴证。
- **主症**：伤寒病愈后,昏沉发热,渴而错语失神,及百合劳复。
- **治法**：疏气透热,滋阴安神,和解兼补。
- **方药**：柴胡百合地黄汤,即小柴胡汤原方（略）加百合、地黄。
- **出处**：《伤寒六书》论柴胡百合汤。
- **说明**：渴,加天花粉；胸中烦躁,加山栀；有微头痛,加羌活、川芎；呕吐,入姜汁炒半夏；胸中饱闷,加枳壳、桔梗；食复者,加枳实、黄连；甚重大,大便实,加大黄；胸中虚烦,加竹茹、竹叶；愈后干呕,错语失神,呻吟,睡不安,加黄连、犀角；咳喘,加杏仁、百合、麻、连；心中惊惕为血少,加当归、茯苓、远志；虚汗,加黄芪；疲倦,加白术；腹如雷鸣,加煨生姜；劳复时热不除,加葶苈、乌梅、生艾叶。
- **案例**：柴胡百合地黄汤化裁治疗失眠案[135]。

患者,女,35 岁。2017 年 1 月 5 日就诊。

患者既往轻度焦虑病史 3 年,失眠 2 月余,夜间盗汗,口干口苦,喜饮凉水,心烦急躁,情绪焦虑,两目涩痛,纳可,二便尚调,舌红少苔,脉弦细。

诊为肝胆气郁、阴虚内热之证,拟疏肝利胆、养阴清热。方用柴胡加龙骨牡蛎汤合百合地黄汤。具体方药如下：柴胡 10 克、黄芩 9 克、法半夏 9 克、丹参 15 克、茯苓 15 克、煅龙骨 30 克、煅牡蛎 30 克、百合 12 克、生地 12 克、郁金 10 克、川芎 10 克、栀子 9 克、珍珠母 25 克、石菖蒲 10 克、远志 10 克、麦冬 10 克、鲜芦根 30 克。常法煎服。

服用 14 剂后睡眠有改善，守方加减，3 个月后诸症明显好转。

按语：本案属于肝郁化热，阴血兼伤，神魂不安之证。患者既往轻度焦虑病史，故心烦急躁，情绪焦虑；口干口苦而脉弦，是肝气郁而化热之内征；夜间盗汗、两目涩痛、舌红少苔、脉细，更是阴虚内热之象；而其失眠乃为火热内扰、与阴血不足的共同作用。故治疗以小柴胡汤疏气以透热，合百合地黄汤养阴以安魂，双管齐下。

【权变】

- **证型**：妇女绝经脏躁——平素气滞郁热存在，绝经后阴虚浮热突出，少阳兼少阴肾。
- **主症**：妇女绝经前后出现阵发性烘热汗出，夜间尤甚，自觉手足脚心发热。平素性情急躁易怒，容易与人吵架；平素食量不多，多食易胃脘或心下闷胀，打嗝，矢气多，时有反酸，可有容易饥饿感，大便解之不畅或易结；平素睡眠差，入睡难脑子乱想，容易醒，可有梦多，休息不好后可有头晕胀等，可见口苦，会有口干喜凉饮，饮凉后胃不适；平素人怕冷，绝经后人怕热；舌质稍红，苔淡黄，脉弦为主，略细或略动，可见左偏沉。
- **治法**：疏利气机，润养阴液。
- **方药**：柴胡百合地黄汤，即小柴胡汤原方（略）加百合、地黄。
- **出处**：《陈瑞春论伤寒·小柴胡汤的临床运用》。
- **说明**：因有肝肾阴血不足之机，待病情稳定后，后期尚可加六味地黄丸、二至丸等滋阴养血、平肝润燥之品。
- **案例**：柴胡百合地黄汤化裁治疗妇人脏躁案。

汪某，女，49 岁，财会。3 年前开始月经紊乱，经常郁闷心烦，性情渐变急躁易怒，失眠多梦，易与人吵架。经多方治疗，病情未能稳定，反复不已。既往常经前乳房胀痛，平素食纳较少、大便易结。就诊时大便闭结，口燥咽干突出，脉细弦，舌红薄黄苔。

此气郁之人，渐近七七阴衰，虚热内浮，治宜疏气与润养并用，拟柴胡百合地黄汤加郁金、酸枣仁、浮小麦、龙牡之类加味。

服 7 剂后，即觉烦躁大减，精神镇定，心情舒畅，夜寐安静，饮食见开，大便转畅，脉见缓和，舌红见淡。嘱进前方加青皮、谷芽，再服 10 剂。后自觉症状消失，性情开朗，做事条理清晰，正常上班。

按语：本案属于以往肝郁有热，叠加围绝经期阴虚热浮之证。既往常经前乳房胀痛、平素食纳较少、大便易结，是平素肝气郁滞，郁而有热；郁热久渐亦会暗伤阴血，至年近七七，更加阴亏虚热而浮，故突现烦躁失眠、口燥咽干等症。治疗也以小柴胡汤疏利气机调其一贯之肝气郁热，合百合地黄汤救其更年之阴血衰少。

（八）小柴胡加白芍木香白及护脾法

- **证型**：营虚肝乘脘痛——木郁气滞，土虚乘胃证。
- **主症**：反复脘痛（脘痛连胁），嘈杂似饥，食多则胀（胃镜确诊胃、十二指肠溃疡），脉弦。
- **治法**：肝胃同治，疏木护土。
- **方药**：小柴胡加白芍、木香、白及护脾法，即小柴胡汤原方（略）加白芍、延胡索、黄芪、白及、半枝莲。
- **出处**：龚宁，《小柴胡汤加减治疗胃脘痛40例》，载于《中国中医急症》2001年第4期第235页；祝建华，《小柴胡汤治疗胃脘痛151例临床总结》，载于《河南中医》1995年第4期第212页至213页。
- **说明**：用白及、白芍养营，以促进溃疡的愈合。
- **案例**：小柴胡汤化裁治疗陈旧性胃溃疡案[136]。

张某，女，42岁，农民。

主因胃脘部疼痛4年，反复发作，久治不愈。近1周因饮食不当后疼痛加重，并牵及两胁，时有嗳气泛酸，脘闷腹胀，进食后疼痛加重，食纳减少，舌质红，苔薄黄，脉弦滑有力。大便潜血（++），幽门螺杆菌（+），上消化道内窥镜提示：胃底部可见0.8厘米×1厘米大小之溃疡并出血。

以疏肝行气、和胃止痛、佐清热解毒为法治之。方药：醋柴胡10克、醋白芍9克、郁金9克、延胡索9克、木香8克、川芎8克、陈皮8克、蒲公英12克、黄连6克、甘草6克。每日1剂，水煎2次，取汁300毫升，分3次口服。

连服12剂后疼痛减轻，复查大便潜血阴性。效不更方，继以原方去川芎，加乌贼骨30克、白及30克、浙贝母6克、神曲10克，共为极细末，过120目筛后，装瓶，嘱每日3次，每次3克，口服。连服2月，患者症状消失，饮食恢复正常。复查幽门螺杆菌，胃镜报告：胃底溃疡愈合。2年后随访，未见复发。

按语：本案属于肝气郁热，乘犯于胃之证。胃脘疼痛并牵及两胁，时有嗳气泛酸，脘闷腹胀等是肝气郁滞，胃土为之不疏；胃失顺降，气逆则泛酸嗳气；进食痛增、舌质红，胃镜显示胃底溃疡并出血提示有郁热灼伤胃络。故治以小柴胡汤疏肝兼和胃，加蒲公英、黄连等以清火热，加白芍、木香、白及等养营护胃。

（九）柴胡建中汤

- **证型**：土虚木郁呕吐——脾胃中虚，肝胆乘犯，土虚木郁证。
- **主症**：呕吐突发而猛烈，不欲饮食，食入即吐甚至不食也吐，吐物之中含胆汁甚至血丝。平时情绪不稳，面色苍白，神疲乏力，四肢欠温，头晕，腹痛，痛者喜按，心烦胸闷，舌苔薄白，舌质淡红，脉沉细弦。
- **治法**：扶土抑木，利胆和胃。
- **方药**：柴胡建中汤法，即小柴胡汤原方（略）加桂枝、白芍、饴糖。
- **出处**：张子萍，《小建中合小柴胡汤治疗再发性呕吐12例》，载于《四川中医》1999年第4期第37页至38页。
- **说明**：平素中虚，肝木易乘虚而犯及中土出现呕吐，而大量呕吐胃内容物后，营液亦随之丢失，会导致营虚程度加重。
- **案例**：柴胡建中汤化裁治疗再发性呕吐案[137]。

孙某某，女，10岁，学生。1988年10月7日初诊。

母代诉：呕吐7天，每日呕吐10余次，呈剧烈呕吐，吐物为胃内容物，时而吐胆汁，无酸臭气味。曾在乡卫生院、县医院用抗生素、爱茂尔、6542及输液治疗5天，无明显效果，今来我院就诊。询问病史：患儿平时性格内向，沉默寡言，稍有不悦，潸然泪下。本次发病因受责骂后，郁郁寡欢，心烦胸闷。不时叹息，食欲缺乏。继之，突然呕吐，少则每日5～6次，严重时日10余次，势猛量大，不能进食，食入即吐，故每当进食则精神紧张恐惧。吐后每每满头大汗，疲惫不堪，胃腹空痛，欲寐不能，揉按后方能减轻。患儿素体虚弱，形寒畏冷，面色苍白、四肢欠温、神疲乏力、懒于动作、舌淡苔白、脉沉细弦。

诊为再发性呕吐，中医辨证属中焦虚寒、肝木侮土。治以温中补虚，和解少阳。拟小建中汤合小柴胡汤3剂。嘱第1剂煎汤300毫升，每当呕吐后立即徐徐温饮之，少量多次，尽其所能。

1剂服完呕吐有好转。2剂煎汤400毫升，服后呕吐、腹痛明显减轻，欲进饮食。3剂呕吐止，腹痛、精神紧张消失，心胸畅快。再服3剂以巩固疗效。同时嘱家长要经常开导患儿思想，解除郁闷情绪，使其保持心情舒畅，结果取得良好效果。1年后相逢询问，未再复发。

按语：本案属于肝郁乘土，胃逆呕吐，继发营伤之证。患儿平素性格内向、沉默寡言，是肝气久郁之背景也；患儿素体虚弱，形寒畏冷，神疲乏力等症，是中土偏虚之背景也；呕吐发作为肝气乘虚逆犯胃土，因肝为将军之官，秉性刚愎，故使呕吐发作剧烈；呕吐大量容物，又继发营气虚损而脾胃更虚，更易受乘，以致反复难愈。治疗当抑木扶土，可以小柴胡汤合小建中汤，一以疏气解郁，一以养营安中，使两者不得互为因果，乃能止病。

（十）小柴胡加芪芍升气养营法

- **证型**：脾脏术后发热——脾气虚陷，肝胆郁热证。
- **主症**：脾脏术后低热（体弱乏力，食欲缺乏等）。
- **治法**：扶脾升阳，疏气透热。
- **方药**：小柴胡加芪、芍升气养营法，柴胡、黄芩、法半夏、党参、甘草、黄芪、白芍。
- **出处**：訾占生、刘金山、王广军等，《小柴胡汤加减治疗脾切除术后发热》，载于《中医药学报》1995年第6期第24页；戴春山、王雄华、陈彬等，《加味小柴胡汤治疗脾切除术后发热26例》，载于《江西中医药》2012年第43卷第2期第20页至21页。
- **说明**：脾切除术后，脾气多有耗损，出现发热是因脾气虚损，蕴生湿浊，宣达无力，致相火郁于脾土之中。
- **案例**：小柴胡汤加减治疗脾切除术后低热案[138]。

邱某某，男，34岁。临床诊断：门脉性肝硬化。治疗经过：患者于1987年6月25日入院，经全面检查，于7月7日在全麻下行脾切除，大网膜包肝包肾手术，手术顺利，术后给予青霉素80万单位，链霉素0.5克，每日2次肌注，术后第3天起，患者出现发热，予抗生素肌注的同时，加大青霉素的用量，每日静点青霉素800万单位，连续静点1周，患者仍发热，体温波动在37.0～38.5℃之间，同时伴有口苦、咽干、不欲饮食、身倦乏力、懒言、脉弦数等全身症状。我们分别于7月9日，7月13日，7月16日化验血常规，白细胞总数及中性分叶均在正常范围之内，尿、便常规无异常，肺片无异常，手术切口无炎性反应。7月16日停用青霉素静点，决定采用中药治疗。

根据辨证施治的原则及病人的全身症状、脉象，我们辨为小柴胡汤证，以和解表里、扶正泻热为治疗原则。处方，柴胡25克、半夏15克、党参20克、黄芪20克、菜菔子 15 克、黄芩 15 克、大黄 5 克、白芍 15 克、大枣 5 枚、甘草 5 克，水煎服。

上方连服 7 剂后，患者自觉全身症状消失，体温恢复正常，于 7 月 24 日痊愈出院。

按语： 本案脾脏切除后低热，即属于脾虚不举，肝胆郁热，升清不利之证。其脾脏切除术后的身倦乏力、懒言等即显示脾虚气不振之机；而发热、口苦咽干、不欲饮食、脉弦数，又显示肝胆气机不疏，相火内郁为热之理。故治以小柴胡汤柴胡、黄芩之类，疏利肝胆之气，以透郁伏之热，以党参、黄芪之属，升补脾胃之气，希冀以助升清为本，反佐莱菔子、大黄等消降胃气之味，略助降浊治标。

（十一）小柴胡加黄芪丹参清补法

- **证型：** 肝著兼病疲劳——肝郁脾虚，湿毒留恋，气血不足证。
- **主症：** 胁痛、疲倦、食欲缺乏、缠绵不愈，肝功能检查也有异常。
- **治法：** 疏肝解郁，清解湿毒，兼补气血。
- **方药：** 小柴胡加黄芪、丹参清补法，柴胡、黄芩、法半夏、党参、甘草、郁金、白花蛇舌草、黄芪、丹参。
- **出处：** 涂瑶生，《加味小柴胡汤治疗慢性活动性乙肝 66 例》，载于《湖南中医药导报》1996 年第 4 期第 13 页至 14 页。高忠国、林坚，《小柴胡汤加减治疗慢性乙型肝炎 50 例》，载于《浙江中医学院学报》1999 年第 3 期第 36 页；李平、黄秋先，《小柴胡汤加味治疗慢性乙型肝炎 44 例》，载于《中西医结合肝病杂志》1999 年第 6 期第 39 页。
- **说明：** 加减，乏力突出加重黄芪，胁痛突出加赤芍、重用丹参，腹胀加厚朴、大腹皮或合四逆散，大便难加虎杖。
- **案例：** 小柴胡汤加味治疗慢性乙肝案[139]。

患者，男，26 岁，工人。1997 年 3 月 20 日初诊。

自诉患乙型肝炎 3 年，乙肝系列检查为大三阳，曾服多种中西药物但效果欠佳。症见右胁隐痛，脘腹胀满不适，纳食不香，倦怠乏力，心烦善忧，尿黄，便溏软，面色萎黄，巩膜无黄染，舌淡，苔微黄而腻，脉弦细。颈部见数枚蜘蛛痣，肝右胁下 2.5 厘米，质地中度，肝区叩击痛明显，脾肋下 2.0 厘米。复查中除 HBsAg、HBeAg、HBcAg 均阳性外，ALT188 单位/升诊为慢性乙型肝炎。予小柴胡汤加减方治疗。方药：柴胡 15 克、黄芩 10 克、姜半夏 10 克、党参 25 克、生甘草 5 克、猪苓 15 克、黄芪 15 克、丹参 30 克、赤芍 20 克、重楼 20 克、蒲公英 30 克、白花蛇舌草 30 克。每日 1 剂，早晚 2 次煎服，3 个月为 1 个疗程。

1月后症状及阳性体征消失,食欲增加,肝功能恢复正常。服药 2 个疗程后乙肝病毒标志物均转阴,肝脾回缩至正常范围之内。随访 1 年未见复发。

按语:本案属于湿毒久留,肝郁脾弱,气血渐衰之证。病由乙肝迁延而来,肝脏变大,肝功能异常,颈部蜘蛛痣是湿浊毒邪久蕴肝经血分;右胁隐痛、脘腹胀满不适、纳食不香、心烦善忧等是湿浊毒邪由血及气,肝气也为不疏;脾大、倦怠乏力、面色萎黄、大便溏软等症是脾气偏弱,渐生湿浊也。故以小柴胡汤疏肝解郁为基,加黄芪、丹参补虚助正,加白花蛇舌草等专解湿毒也。

(十二)小柴胡合痛泻要方

- **证型**:木气乘土痛泄——土虚木旺,肝逆乘脾,气机失调证。
- **主症**:腹痛,腹泻,或便秘,或泻秘交替,伴肛门急重,神经症体质。少数可触及乙状结肠迂曲、有压痛,或大便有黏液。
- **治法**:疏气敛肝,理脾和中。
- **方药**:小柴胡合痛泻要方,即小柴胡汤原方(略)加陈皮、白术、白芍、防风。
- **出处**:蒋松根、钱晓荣、倪卫星,《小柴胡汤加减治疗肠易激综合征 38 例》,载于《中国乡村医药》2000 年第 4 期第 12 页;朱可奇、黄志强,《小柴胡汤加味治肠易激综合征 56 例疗效观察》,载于《江西中医药》2000 年第 5 期第 24 页至 25 页。
- **说明**:加减,伴精神紧张者加龙骨、白芍、浮小麦,伴黏液便、有压痛者加枳壳、木香、五灵脂。
- **案例**:小柴胡汤加味治疗肠易激综合征案[140]。

蔡某,女,51 岁。2014 年 8 月 7 日初诊。

主诉:下腹胀痛、便溏 5 年,加重 2 个月。未行肠镜及胃镜检查,2014 年 7 月 13 日大便常规检查无明显异常。患者于 2 个月前因伤食致使下腹胀痛、便溏症状加重。现下腹胀满不适,排气后稍有缓解,肠鸣音明显,纳食尚可,未见泛酸、胃灼热,眼干、口苦,咽喉部有异物感,情绪紧张,怕凉,大便不成形,便质稀,泻必腹痛,泻后痛减,日行 4~5 次,舌红,苔薄白,脉弦细。

辨为脾虚肝旺之证,治以补脾柔肝、缓痛止泻。处方,炒白术 20 克、白芍 30 克、陈皮 15 克、防风 10 克、柴胡 10 克、当归 12 克、党参 15 克、茯苓 20 克、法半夏 10 克、川楝子 10 克、延胡索 20 克、枳壳 10 克、厚朴 10 克、砂仁 12 克、黄芪 30 克、桂枝 6 克、甘草 10 克。7 剂,水煎服,每天 1 剂,早晚分服。

7月20日二诊：患者自述诸证有所好转，现仍稍感下腹部隐痛不适，便质尚成形，舌红，苔薄白，脉弦细。结合患者病史考虑久泻伤阳，予原方加肉桂6克，益智仁15克，以温补脾肾、化湿止泻。继服7剂后症状缓解。

按语：本案属于肝气偏急，脾气也弱，肝气乘脾之证。其主症腹痛便泻即脾虚肝旺的特定类型；而平素情绪紧张、咽喉部常有异物感等，也是肝气不调，痰气交阻的常见病症。故治以小柴胡汤合痛泻要方，疏气敛肝，扶脾和中，可上下兼顾。

（十三）小柴胡汤加补脾肾法

- **证型**：郁而兼虚眩晕——脏损失调，内生痰火证。
- **主症**：动者头眩，查有椎基底动脉供血不足或脑动脉硬化症，大多兼伴口苦、咽干、目眩的少阳病症。
- **治法**：调理气机，兼补脾肾。
- **方药**：小柴胡汤加补脾肾法，即小柴胡汤原方（略）加菟丝子、山萸或黄芪、当归或薏米、白术、升麻、葛根。
- **出处**：关建国，《小柴胡汤加味治疗眩晕症42例》，载于《上海中医药杂志》1995年第11期第14页。
- **案例**：小柴胡汤加味治疗眩晕案[141]。

王某，女，52岁，教师，1987年4月25日初诊。

近月来览书不能，一览即眩，并见泛恶，两侧头痛，颈项酸胀，少寐，神疲肢楚等症。曾服谷维素、安定及中药等，病情有增无减，而求医于余。除上症外尚有情志抑郁，舌边尖稍红，脉弦。

中医诊为"眩晕"，乃劳神伤血、肝胆失调而致，方选小柴胡汤加减：太子参12克，柴胡、姜半夏、甘草各6克，黄芩、葛根、杭菊各10克，丹参、薏苡仁各18克，生姜3片、大枣3枚，3剂。

4月28日二诊：服1剂后，诸症减轻，已能览书，服完3剂，览书如常，且无眩晕等不适。两目干涩，苔薄，脉稍弦。上方去葛根、生薏苡仁，加枸杞子12克、茯苓10克，继服5剂。8月12日随访，病愈未复发。

按语：本案属于肝血不足，气郁生火，上犯清窍之证。内伤肝血，气失涵养，会导致肝胆失和；两目干涩等是肝之阴血不足，目窍失养所致，用脑即发眩晕，且伴泛恶、两侧头痛等症是气郁生火，上扰清窍之故。治疗试以小柴胡汤疏气以解散郁火，加枸杞子、杭菊花等补血兼清利脑目。

（十四）小柴胡合四物汤加白果杏仁法

- **证型**：血亏受风哮喘——血亏受风，与痰相搏，少阳及肺证。
- **主症**：逢经期则发哮喘，均伴恶寒发热或往来寒热，咽干、咽痛、口苦、心烦，或头痛目眩等，脉弦细或弦滑。
- **治法**：养血祛风，理肺化痰，和解兼补。
- **方药**：小柴胡合四物汤加白果杏仁法，即小柴胡汤去生姜、大枣加生地、当归、白芍、川芎、白果、杏仁。
- **出处**：闫敬，《小柴胡汤加减防治经期哮喘》，载于《河南中医》2000年第3期第10页。
- **说明**：加减，浙贝母、瓜蒌、紫苑、款冬花。
- **案例**：小柴胡汤加减治疗经期哮喘案[142]。

胡某，女，33岁。反复哮喘近8年，每次必用抗生素、地塞米松、氨茶碱等药3～5天才可缓解。常服中药麻杏石甘汤、小青龙汤等，效亦不佳。察其面色偏黧黑，唇色暗红，虑其必有血瘀之症。追问病史，发现每次哮喘发作，多值月经期，且经色偏黑有瘀块。

为气血阴阳失调，用小柴胡汤加活血化瘀、宣肺平喘之品。柴胡12克、黄芩12克、法半夏12克、沙参15克、麻黄4克、葶苈子6克、浙贝母15克、桔梗12克、赤芍15克、丹参15克、郁金15克、川芎8克、甘草6克。水煎服，每日1剂。

服药4剂后咳喘明显缓解，嘱每次月经前1周复诊，用小柴胡汤合逍遥散加桃仁、红花各6克，赤芍15克，每日1剂，服药至月经即止。若经期哮喘复发，则服用初诊药方，治疗5个月经周期后哮喘未再发作。

按语：本案患者即属厥阴血亏夹瘀之人，易受风邪，引动肺中痰湿之证。其人每逢行经之时，即易感受外邪，内陷血室，影响经行，久渐瘀血也；而血瘀兼亏之体，也易上受风气，病入于肺，若素有湿痰内伏，则极易引发哮喘。本例病即如上，故治以小柴胡汤合四物汤，既有疏气以扶正祛邪之举，又有养血以御风防发之义，加麻黄、葶苈子、浙贝母、桔梗等，则是直指宣肺化痰以治标急。

（十五）小柴胡合甘麦大枣汤

- **证型**：内伤虚烦脏躁——阴阳两衰，水火不调证。
- **主症**：阵发烘热，面部潮红、汗出，心烦易怒，失眠，心悸，悲伤欲哭。
- **治法**：解郁安脏，调和寒热。
- **方药**：小柴胡合甘麦大枣汤法，柴胡、黄芩、党参、甘草、大枣、淮小麦、珍珠母、淫羊藿。
- **出处**：曹静安，《小柴胡汤合甘麦大枣汤治疗更年期综合征》，载于《上海中医药杂志》1984年第3期第19页。
- **说明**：加减，地龙、钩藤、牛膝，或五味、夜交藤，或石斛、玉竹，或六味地黄丸。
- **案例**：小柴胡汤合甘麦大枣汤治疗更年期综合征案[143]。

刘某，女，49岁。1977年12月7日初诊。

以往月经尚准，去年开始紊乱，2～3月来潮1次，末次月经9月底，现自觉面部潮热汗出，时有烘热，难以忍受，伴有头目眩晕，恶心呕吐，腰脊酸痛，脚跟痛，血压波动，最高为178/110毫米汞柱，苔薄白舌体胖，脉细弦数。

辨证为肝肾阴亏，肝阳上亢，心肝失养。用小柴胡汤加味：西潞党9克、柴胡9克、姜半夏6克、炙甘草6克、黄芩9克、淡茱萸1.5克、姜川连1.5克、钩藤（后下）12克、珍珠母（先煎）30克、大枣6枚、菟丝子12克。7贴。

二诊（12月24日）：服药后烘热汗出之症显减，夜寐略安，纳谷佳，苔薄黄质胖，脉细数。仍宗前方续进：柴胡9克、党参9克、姜半夏6克、炙甘草6克、钩藤（后下）15克、牛膝9克、淮小麦30克、大枣6枚。服药14贴后，时有烘热、面部潮热汗出基本消失。于1978年3月改用滋养肝肾以治其本，给六味地黄丸随症加减，以徐图调摄收功。

按语：本案属于阴血不足，心肝失养，郁热上扰之证。妇人年近七七之数，阴气自衰，血海不充，月经渐绝，易发浮热上浮，故头面时发烘热汗出，血压波动；常有腰脊酸痛，脚跟痛，自是肝肾阴亏于下；若复加情志抑郁，肝气易冲，则可伴发头目眩晕、恶心呕吐之苦。治以小柴胡汤合甘麦大枣汤，疏肝安神以急制其浮郁之标，后以六味地黄丸，缓补肝肾阴血以渐固其不藏之本。

（十六）小柴胡汤去半夏加天花粉润燥法

【正治】

· 证型：变态反应性炎症——气不布津，火郁内燥证。

· 主症：口干、口渴、味觉异常、舌痛、口腔灼痛，以致进食困难；口唇干红，舌乳头萎缩、牙及口腔污染、溃疡及裂纹；唾液分泌不足。

· 治法：行气散火，升津化燥（类固醇样抗炎作用）。

· 方药：小柴胡汤去半夏加天花粉润燥法，柴胡、黄芩、天花粉、党参、甘草、生姜、大枣。

· 出处：日本吉成一贞，《小柴胡汤治疗口腔干燥症的临床研究》，载于《日本口腔外科学会杂志》1987年第33卷第10期第2053页至2062页。

· 案例：小柴胡汤加减治疗干燥综合征案。

张某，女，54岁，2015年5月20日诊。主诉：口、鼻及双目干燥2年余。

患者于2年前感口咽干燥，喜饮凉水润口，但口渴不甚，后渐感鼻腔干燥、双目干涩不适，曾在本县医院检查未发现异常，多处求医，既未查出病因，治疗亦无效果，甚感迷茫痛苦。偶尔与我谈及，并请我予以治疗。刻诊：双目、鼻腔及口咽干燥难忍，常喜用眼药水点眼、滴鼻，并喜用凉水润口，口渴不甚，面色青黄，心情抑郁不舒，胸胁胀闷，常无故烦躁，喜叹息，口苦，大便干燥，皮肤干燥，少气乏力，不耐疲劳，尿量稍减，余无不适，舌体瘦薄质暗，苔薄白而乏津，脉弦细数。

诊断：干燥综合征？辨证：少阳阳明合病，气郁津亏。用小柴胡汤加石膏合栝楼牡蛎散加麦冬。柴胡20克、黄芩15克、旱半夏12克、党参30克、北沙参30克、甘草12克、生姜12克、大枣10枚、天花粉40克、生牡蛎20克、麦冬60克、石膏60克。7剂，水煎服。

5月30日二诊：上药用完，口鼻眼干燥解，诸症消失。后用原方继服7剂，病愈。随访，体健如初。

按语：本案属于肝气郁滞，气不布津，伏火生燥之证。其心情抑郁不舒，胸胁胀闷，常无故烦躁，喜叹息，口苦，而又少气乏力、不耐疲劳等，便是肝气不疏，郁火伤气的背景；其双目、鼻腔及口咽干燥，喜用凉水润口，口渴不甚，则是郁火伤津，兼气不布津的结果。治疗可以小柴胡汤，疏泄肝气，以绝郁火之源，加天花粉、麦冬、石膏等甘寒偏润之品，以解救其津伤化燥之流。

【权变】

加减变通法一

- **证型**：气郁伏热糖尿——少阳转枢不利，热伤津液证。
- **主症**：口渴欲饮，舌红而苔薄黄，兼见口苦咽干、胸胁苦满、默默不欲饮食等少阳见症。
- **治法**：疏气解郁，清热生津。
- **方药**：小柴胡汤去半夏、生姜加天花粉、麦冬、沙参，柴胡、黄芩、天花粉、党参、甘草、大枣、麦冬、沙参。
- **出处**：《刘渡舟·小柴胡汤加减方证的运用》。
- **说明**：若津伤及气，则口渴为甚，应加重人参剂量。
- **案例**：小柴胡汤加减治疗糖尿病案[144]。

孙某，女性，50岁，工人。

多饮、多食、多尿5年余，近2年来消瘦，在某医院经血糖、尿糖化验诊断为糖尿病。间断服用降糖灵（苯乙双胍）、消渴丸等药物，临床症状有所控制，但血糖、尿糖始终未恢复正常。近2个月口苦、咽干、心烦、两肋部胀痛。血糖11.8毫摩尔/升，尿糖（++++），舌质红，苔薄白，脉弦。

证系阴虚燥热，治宜滋阴清热，处方，柴胡15克、黄芩15克、党参20克、半夏10克、甘草7克、石膏30克、知母10克、山药20克、生地30克、玄参30克。

连服7剂后临床症状基本消失，血糖（+），后又加减服用7剂，血糖、尿糖正常。

按语：本案属于热伤阴津，气亦郁滞之证。先出现多饮、多食、多尿、消瘦等是热邪耗伤津液。津伤及气，气不能蒸腾津液，合热则消谷，久则耗损阴液，形体为之不充也。后出现口苦咽干、心烦、两肋部胀痛、脉弦是兼有少阳枢机不利，相火被郁，津也失布。故治疗一取小柴胡汤疏气解郁以散火，一用石膏、山药、生地之品，以清热生津以止渴。

（十七）柴胡汤加黄芪升麻法

- **证型**：内伤肿瘤发热——正虚邪实，枢机失和证。

- **主症**：恶性肿瘤各类发热，而伴有胸胁苦满、心烦喜呕，默默不欲饮食，口苦、咽干、目眩或腹痛，或胁下痞硬等（有柴胡证，但见一证便是）。
- **治法**：升阳以助正，疏气以散热（改善症状与促进消化机能）。
- **方药**：柴胡汤加黄芪法，即小柴胡汤原方（略）加黄芪、升麻。
- **出处**：李伟林，《小柴胡汤治疗恶性肿瘤晚期非感染性发热》，载于《辽宁中医杂志》1990 年第 12 期第 17 页至 19 页；叶安娜、季成、罗鹏飞，《小柴胡汤在肝癌介入治疗后的应用》，载于《新中医》1992 年第 11 期第 33 页至 34 页。
- **案例**：小柴胡汤加减治疗癌性发热案[145]。

牛某，男，53 岁。2006 年 9 月 25 日诊断为结肠癌并肝转移。结肠癌术后行全身静脉化疗（草酸铂＋5 FU/CF）及肝脏介入治疗，2007 年 3 月发现肺转移，口服希罗达化疗第 5 周期中，自 2007 年 8 月至 10 月常出现午后发热，体温最高 38.5 ℃，恶寒，大便正常，舌淡红苔薄白，脉沉。

予柴胡 30 克、黄芩 15 克、红参 30 克、炙甘草 6 克、法半夏 10 克、桂枝 10 克、白芍 10 克、天花粉 10 克、生姜 10 克、大枣 2 枚。并嘱其重煎，服药后啜热粥一碗。

3 剂服下后，体温逐渐降至正常，患者乏力，食欲缺乏明显，舌淡红苔薄白，脉细。虽小柴胡汤为和解剂，肿瘤病人多体质较差，服药 1 周后，汗出较多，所谓"汗血同源"，势必伤及气血，造成气血两虚，出现乏力，食欲缺乏等症状，更改方剂。予太子参 15 克、茯苓 15 克、白术 10 克、生甘草 6 克、竹叶 10 克、法半夏 10 克、麦冬 10 克、生石膏 10 克、神曲 30 克、栀子 10 克、荷叶 10 克、通草 3 克。此方为四君子汤健脾补气，合竹叶石膏汤加减清热生津，益气和胃。服此方 1 周后，患者体温降至正常，乏力、食欲缺乏症状好转。

按语：本案属于正气（气血）虚钝，邪气（癌毒）聚实，邪正相争，枢机不利之证。患者午后发热，发热之时伴随恶寒是人体虚弱之正气，欲借助申酉阳明经气旺时，而与邪气抗争，邪气郁痹则恶寒，正气抗争则发热，不同于阴虚内热之午后但热不寒也。此时扶正用补恐助邪长，攻邪用消恐损弱正，权宜之计，取小柴胡汤，和解枢机助正祛邪而无相碍，唯加太子参、白术等是健中之品，以运药力。

（十八）小柴胡加青蒿薄荷清透法

- **证型**：肿瘤复感发热——癌肿体虚，复加感染，正邪交争证。
- **主症**：（肺癌、原发性肝癌、胃癌、直肠癌、食管癌、乳腺癌等肿瘤中、晚期）低热、间隙热、不规则热为主，多在午后或傍晚发，或有畏寒发热、弛张热，但体质虚弱。并伴有胸胁苦满、心烦喜呕，默默不欲饮食，口苦、咽干、目眩，或腹痛，或胁下痞硬等。

- **治法**：疏利三焦，助正祛邪，平而无过。
- **方药**：小柴胡加青蒿、薄荷清透法，即小柴胡汤原方（略）加青蒿、薄荷、蛇舌草、半枝莲。
- **出处**：钱宝延、冯轲红，《小柴胡汤加减治疗癌症发热32例》，载于《陕西中医》1995年第2期第57页。
- **说明**：加减，生脉散注射液或清开灵注射液或茵陈、薏米、黄柏。
- **案例**：小柴胡汤加减治疗癌性发热案[146]。

段某，男，59岁。患者持续高热1月余，而邀余会诊。1991年2月确诊为："左肺鳞癌"。经放化疗后，咯血已止，但高热不退，曾用大蒜素、菌必治（头孢曲松）、先锋Ⅳ等大量抗生素静滴，效果不佳。现午后寒战高热（体温40℃左右），汗出口渴，口苦，食欲缺乏，恶心呕吐，头晕乏力，胸闷气喘，腹胀，易感冒，舌红，苔黄厚腻，脉滑数无根。辅助检查：白细胞4.9×10^9/升，中性粒细胞0.85，淋巴细胞0.15。

辨证属湿热交蒸，少阳阳明合病。治宜清热祛湿，和解败毒。小柴胡汤化裁。柴胡15克、黄芩12克、清半夏12克、人参10克、炙甘草3克、青蒿15克、白花蛇舌草30克、半枝莲20克、薄荷（后下）3克、生姜3片、大枣5枚、生石膏40克、知母9克、赤芍12克、茵陈15克。

经服6剂，症状减轻，体温降至正常。改用玉屏风散合小柴胡汤加猪苓、黄柏等，调治半月，各种症状基本消失，仅时有咳嗽胸闷。

按语：本案属于癌毒浊邪伏肺，蕴发累及少阳，枢机不利之证。寒战高热是正邪相争之机，达于极点所致；食欲缺乏，恶心呕吐，胸闷腹胀，口苦口渴，舌红是少阳枢机不利，郁热伤津之征；头晕乏力、气喘、脉无根、易感冒等是正气虚甚使然。治疗以小柴胡汤转利枢机，助正祛邪，加青蒿、薄荷、白花蛇舌草等以清透浊毒。

（十九）柴胡四君汤合寿胎丸

- **证型**：气虚兼滞胎动——脾肾气虚不固，肝胃气滞不和证。
- **主症**：停经两月后有不同程度的阴道流血，伴腰酸，腹痛，小腹下坠，或小便频数，纳少，恶心呕吐（妊娠试验阳性）。

- **治法**：固脾肾，和肝胃，标本兼顾。
- **方药**：柴胡四君汤合寿胎丸，即小柴胡汤原方（略）加白术、茯苓、菟丝子、桑寄生、川续断、阿胶。
- **出处**：施燕，《小柴胡汤加味治疗先兆流产53例》，载于《河北中医》2001年第4期第313页。
- **说明**：加减，桑寄生、续断、杜仲、菟丝子、白芍、木香、竹茹、砂仁、地榆炭、血余、炭阿胶。
- **案例**：小柴胡化裁治疗先兆流产案[147]。

周某，28岁，工人。1998年2月16日初诊。

停经60日，阴道流血5日。1995年10月结婚，婚后2年自然流产2次，均发生在妊娠2个月左右。本次流产于1997年5月3日。此后心情紧张，害怕受孕。经期32～37日1潮。本次月经1997年12月16日，本次月经60日未潮。1998年2月12日阴道流血，时下时止，量少，血色咖啡样，腰酸，小腹隐痛，伴泛恶，胃脘不舒，舌边尖红，苔白，脉细弦滑。尿妊娠试验阳性，B超检查宫内孕囊大小与孕期相符，并见胚芽及胎心搏动。

西医诊断：先兆流产。中医辨证：情志不畅，气机失运，脾胃不和，胎失所固。治宜调畅气机，调和脾胃，养胎固胎。方取小柴胡汤加味：柴胡6克、姜半夏10克、党参12克、炙甘草6克、大枣6枚、生姜2片、苏梗10克、桑寄生15克、白术10克、茯苓10克、陈皮6克、苎麻根30克、地榆炭10克、炒续断15克。水煎服，每日1剂。

服药3剂后阴道流血止，余症减轻。以此方出入，每日进服1剂至妊娠3个月，以资巩固。1998年9月20日足月分娩，母子平安。

按语：本案属于肾虚不固之体，肝郁气滞动胎之证。妊娠后阴道流血，腰酸，小腹隐痛关乎脾肾气弱不固，因脾气主升举固摄，肾气能固护胎元。平素心情紧张，妊娠后伴泛恶、胃脘不舒、脉弦等，是肝郁气滞不能疏土，胃气失和不降。故治以小柴胡汤和肝胃气机，合四君子汤、寿胎丸法以固护脾肾之气，气机复和，胎元稳固也。

第九章 和而兼通类方的证治分类

（一）加减大柴胡汤

·**证型**：少阳气郁火结——寒郁未罢，火气欲结，发于少阳膈膜之间（手经及足）证。

·**主症**：心下正中痞满、按之痛微硬，往来寒热、休作有时、热多寒少或汗出热不解，郁烦呕吐，下利不畅，多伴口苦、咽干，舌质红苔多黄，脉弦数。

·**治法**：和解兼通，苦降泻火。

·**方药**：加减大柴胡汤，柴胡、黄芩、法半夏、枳壳、白芍、甘草。

·**出处**：《伤寒论》第136、165条；《医方类聚》大柴胡汤。

·**说明**：此用小柴胡汤使津液得下则大便自出，胃气因和而呕逆自止，得微汗出而其邪外解。

·**案例**：小柴胡汤化裁治疗外感便秘案[148]。

李某，男，45岁。数天前因发热恶寒、身痛，自服感冒清、板蓝根冲剂后，寒热消失，但精神尚差，头晕，不思饮食，时欲呕吐，大便四日未解而腹无所苦。舌质淡红，苔薄白而润，脉弦滑。

予小柴胡汤3剂，便通呕止，汗出而愈。

按语：本案属于风寒外感，误治内传，少阳气滞，相火内结之证。寒热、身痛是风寒邪气束于表，治宜辛温散寒，却误用苦寒折其卫阳不得宣发，以致邪气内陷少阳，出现精神差、不思饮食、时欲呕吐、大便难等少阳气枢不利、胃气不和、肠腑不降之连锁反应。故治疗以小柴胡汤疏气转枢，和中祛邪，兼通胃肠。

（二）柴胡达原饮

【正治】

· 证型：湿热伏发膜原——湿遏热伏膜原，伏发少阳之半证。

· 主症：高热午后甚，寒战怕冷，口苦咽干，渴不欲饮，胸脘痞闷，干呕不欲食，面色晦暗，肢体困倦，苔白腻或黄腻，脉弦滑或沉滑（血象多数正常，或少数稍高）。

· 治法：疏气机，开膜原，达湿以透热邪。

· 方药：柴胡达原饮法，即小柴胡汤原方（略）加草果、陈皮、槟榔、厚朴、知母。

· 出处：《瘟疫论》柴胡汤；《重订通俗伤寒论》柴胡达原饮；王尚金，《柴胡达原饮治疗高热68例》，载于《河南中医》1994年第3期第165页。

· 说明：表邪未去柴胡用最大量，加藿香、连翘；热象重，舌红、咽干加生地、石膏；湿重，苔厚腻加苍术；寒热往来如疟加常山；便秘加大黄；尿热赤加滑石。

· 案例：柴胡达原饮加减治疗高热案[149]。

陈某，男，24岁。建筑工人。1988年7月5日就诊。

高热6天不退，体温39.6～40℃，伴有怕冷，咽干，口苦，食欲缺乏，干呕，全身困倦，面色晦暗，大便干结，苔黄腻。在西医门诊用庆大霉素、复方氨基比林注射2天烧不退，后改用青霉素及各种退热剂治疗共6天，发热亦不退。查：心、肺、肝、脾均无异常。末梢白细胞$0.01×10^9$/升，中性粒细胞0.62，淋巴细胞0.30。

根据发病季节及病候分析，中医诊断为"暑热症"。为邪遏膜原，湿热内蕴，蒸干肌肤所致。用柴胡达原饮化裁。柴胡15克、黄芩10克、半夏10克、陈皮15克、厚朴12克、槟榔15克、草果仁9克、神曲15克、知母12克、甘草6克、生石膏30克、生大黄9克，生姜3片为引。

3剂服后，发热已退，症状和体征逐渐消失。1个月后随访，未见复发。

按语：本案属于暑湿浊邪蕴发少阳，枢机为之不利之证。时值夏月暑令之时发病，出现高热怕冷，是感受暑湿浊邪，湿困于外，暑郁于内；全身困倦、面色晦暗、苔黄腻等症是湿浊内困，气机受阻；而午后热甚也是暑为湿郁，阳气不透，热难外扬，状如湿温；咽干口苦、食欲缺乏、干呕、大便干结等又是邪郁少阳，枢机不利所致。故治疗可以小柴胡汤合达原饮，疏达气机并开湿透暑，因机合治。

【权变】

- **证型**：湿遏热伏为疟——少阳阳明合病，暑湿/湿热阻遏膜原胃脘证。
- **主症**：先寒后热，寒则震战鼓颔，热则烦渴头痛，恶心频呕，胸满脘闷，不思饮食，口气秽重，壮热之后，汗出溱溱，但不得畅达于下；昼发于巳而退于申，汗出暂解，次日依时而作，或间日而发；苔白质腻满布，脉象弦滑；病可延至两旬之久。
- **治法**：疏利气机，开达膜原，除湿透热。
- **方药**：柴胡达原饮法，柴胡、黄芩、法半夏、生姜、甘草、草果、厚朴。
- **出处**：《张伴青医案·疟》。
- **说明**：此盖由时感之邪，与湿混合，阻遏于少阳阳明，名曰湿疟。暑湿阻于表里之间。先为和化，用小柴胡以和解表里，合达原饮以达募原之邪。先用柴胡引入少阳之界，则邪气从枢转出矣。邪伏膜原，必用槟榔、草果。
- **案例**：小柴胡汤加减治疗疟疾案[5]46。

王某某，女，30岁，萍乡人。1953年夏，头角掣痛、寒热往来、每日一发，口苦咽干、恶心呕吐、胸满、汗多，脉象弦数，舌苔黄白。

诊断：疟邪窃居募原，少阳枢转不利，故随卫气之浅深为作息，邪正之盛衰为起伏。疗法：主予枢转少阳法，以小柴胡汤治之。党参12克、大枣4枚、法半夏6克、柴胡15克、黄芩6克、甘草3克、生姜9克、青皮6克，水煎服。

服药3剂，诸症减轻，但寒热未退。原方去青皮，加知母9克以胜热，加草果4.5克以除寒，又4剂而愈。

按语：本案属于湿热疟邪深伏募原，少阳枢机不利之证。募原为少阳所主，位于胸腹之内、脏器之间，为正当膈下脘上的膜性组织，因其处深隐曲折，易为邪气所留著，故本案典型症状寒热往来、发有定时，即疟邪伏于膜原，阻遏因营卫外达之道也。治疗仍可以小柴胡汤参考达原饮法，疏利枢机，开达膜原，助邪透散。

（三）小柴胡加枳桔汤

- **证型**：少阳气滞成痞——感寒受湿，气滞郁热，聚结成痞证。
- **主症**：寒热胸满而呕苦，心下痞闷，不满不硬，咳嗽胁疼。
- **治法**：和解表里，疏气开痞，化湿透热。
- **方药**：小柴胡加枳桔汤，柴胡、黄芩、法半夏、甘草、生姜、枳壳、桔梗、陈皮、绿茶。

- **出处**：《伤寒大白》小柴胡加枳桔汤；《杂病源流犀烛》柴桔汤；《重订通俗伤寒论》柴胡枳桔汤等。
- **案例**：小柴胡加枳桔汤治疗胸满案[150]。

户部郎中张公辛亥除夕患伤寒，头疼项强，发热恶寒。诊之，左寸弦紧，右关脉滑。

予用羌活冲和汤，头疼恶寒渐减，但胸膈胀。予曰：此右关脉滑之故。再用小柴胡汤，去人参，加枳实、桔梗，然热未除；次用清解药而愈。

按语：本案属于外有风寒闭阻，内有气滞郁热，太阳兼少阳之证。除夕寒冬之时患伤寒，出现头疼项强、发热恶寒、左寸弦紧等症是感受风寒，外束营卫经脉所致；胸膈胀、右关脉滑是少阳枢机不利，郁滞化热使然。故治以小柴胡汤转利枢机以透外邪，加枳实、桔梗等加强升降以除内痞，稍佐苦寒以平郁热。

（四）柴胡陷胸汤

【正治】

- **证型**：少阳痰热结胸——少阳痰热，交阻胸膈证。
- **主症**：症见少阳证具，心下痞满，按之则痛，用柴胡枳桔汤未效者。
- **治法**：疏气达膜，涤痰泄热。
- **方药**：柴胡陷胸汤，柴胡、黄芩、法半夏、生姜、枳实、黄连、瓜蒌。
- **出处**：《重订通俗伤寒论》柴胡陷胸汤，《医学入门》柴陷汤。
- **说明**：服药后，大便解下黄涎，是病去之征。
- **案例**：柴胡陷胸汤化裁治疗慢性胆囊炎案[151]。

戴某，女，35岁。半年前冒雨劳动后发热恶寒、中脘右胁疼痛，大队医疗站肌肉注射6542，疼痛缓解。3小时后疼痛加剧，辗转不安，大汗淋漓，诊断为急性胆囊炎，住院治疗缓解出院。近十日感右胁疼痛，中脘痞满，乍寒乍热，肢体困重，食不甘味，口中黏腻，泛泛欲吐，带下淋漓，小溲黄，大便秘结。苔黄腻，脉濡数。

西医诊断为慢性胆囊炎。中医辨证为痰湿阻滞少阳胆，胆汁疏泄不畅。治以通腑泄浊，化痰利胆。方选柴胡陷胸汤加减：柴胡10克、炒黄芩9克、法半夏15克、川厚朴9克、木香12克、川军（大黄）10克、延胡索粉9克（冲）、郁金10克、金钱草18克、海金沙（包）10克、鸡内金10克。

服药1贴便通，2贴痛止。上方加减续服20余剂，随访四年未再发作。

按语：本案属于感寒气滞，引动痰热，阻结于胆之证。脘胁剧痛是胆囊发炎的主症，中脘痞满是痰热阻滞的特点，大便秘结为胆气郁结，不能疏泄胃肠之气以降的结果。故治疗以小柴胡汤疏利胆气，合陷胸汤涤痰泄热，加金钱草、海金沙、鸡内金等专以清热利胆中湿浊。

【权变】

加减变通法一

- **证型**：支气管扩张症——少阳焦膜痰热，上溢阻滞肺道证。
- **主症**：咳嗽咯痰，黄脓量多，咳甚则胸痛，肺部检查有湿啰音、病理状阴影存在，可因外感而诱发或加重，可有食纳欠佳、大便不畅等症，平素体质壮实，喜食酒肉，舌质偏红苔黄腻，脉多弦滑。
- **治法**：清消痰热，疏达气机。
- **方药**：柴胡陷胸汤，柴胡、黄芩、法半夏、生姜、枳实、黄连、瓜蒌。
- **出处**：《陈瑞春论伤寒·小柴胡汤的临床活用》。
- **说明**：胸痛一症，牵涉少阳焦膜。
- **案例**：柴胡陷胸汤化裁治疗支扩痰多胸痛案[24]189。

王某，男，52岁。平素有气管炎病史。近因感冒发热、咳嗽、胸痛而住院治疗。诊断为支气管肺炎、结核性胸膜炎，经消炎、抗感染治疗1周，病情缓解出院。现症：咳嗽痰黄稠，胸闷胁痛，右侧胸背部有湿啰音，呼吸不畅，低热37.5℃，大便不畅，夜烦少眠多梦，食欲缺乏，口黏舌苔黄腻，脉弦滑偏数。

拟方：柴胡、太子参、黄芩、法半夏、花粉各10克，川黄连5克，全瓜蒌20克，郁金10克，桑皮15克，生甘草5克，百部10克，白及15克。每日1剂，水煎分2次服。

前方服5剂后，低热除，咳嗽减，胸痛好转，呼吸均匀，食纳、睡眠明显改善，舌薄润、脉弦数，守方进10剂，临床痊愈。

按语：本案属于外感引动痰热，由肺累及少阳焦膜之证。咳嗽痰黄稠，右侧胸背部有湿啰音，呼吸不畅等是痰热伏留于肺，肺气为之不利；其胸闷胁痛、大便不畅、食欲缺乏等是病由太阴肺传及少阳上焦焦膜，引起枢机不利，胃肠之气亦为之不畅。治以小柴胡汤疏达气机，助肺排痰，合陷胸汤清消痰热。

加减变通法二

- **证型**：痰热慢性胃炎——痰热交结于中焦阳明胃，少阳经脉不利证。
- **主症**：胃脘痞结胀满疼痛，或泛酸、呕恶，以及少阳经脉所过部位的酸麻胀痛等，舌红或绛，苔白厚或黄厚，脉弦或缓或数。
- **治法**：通利胆胃，清消痰热。
- **方药**：柴胡陷胸汤，即柴胡、黄芩、法半夏、生姜、枳实、黄连、瓜蒌。
- **出处**：梅国强，《加减柴胡陷胸汤临证思辨录》，载于《湖北中医学院学报》2003年第5卷第4期第43页至46页。
- **说明**：生理上三焦焦膜包括包裹脏腑的脏层膜，病理上，脏腑有病可及脏层壁膜，病及三焦。所以治疗上可以选择方药转运枢机，作用焦膜，从而影响内脏。
- **案例**：柴胡陷胸汤化裁治疗慢性胃炎案[152]。

王某，女，45岁。有胃病史8年。胃镜诊断为慢性浅表萎缩性胃炎、十二指肠球部溃疡瘢痕、充血糜烂性胃窦炎、反流性食管炎，目前胃脘痞胀隐痛，按之痛甚，胸骨后灼热感，纳少，反酸，口水多，喜唾。双肩背疼痛，颈部酸痛，脉沉弱，舌红苔薄白。

此例胃脘痞痛，按之痛甚等，乃痰热结于胃脘所致，与小结胸证较为吻合。征之苔薄白、质红，亦为痰热之象。或曰：口水多而喜唾，脉沉弱，似乎中阳不足，脾运失常，何言痰热？答曰：中阳虚者，舌质一般偏淡，或为正常舌质，而反红者，与中阳虚不牟甚矣，正所谓察苗窍者也。关于此类，《伤寒论》所述甚少，实为温病学家之突出贡献，故业《伤寒论》者，当与温病合参。须知大凡痰热（湿）内阻，则阴阳气机运行不畅，乃喜唾而脉沉弱之根由，理同湿（痰）伤阳，而非正阳虚也。又胸骨后灼热（甚或疼痛），以部位而论，与食管炎相合；从经脉而论，胃与胆之经脉，皆从缺盆，下胸中贯膈，与食管相近，故有内在联系。然则少阳主胸胁，其关系应更为密切。由此可见，食管与胃，固然管腔相通，血肉相连，而在人体，因横膈而分断上、中二部；经脉之分野各有所别，故断曰痰热中阻，少阳经脉不利。书方如下：柴胡10克、黄芩10克、法半夏10克、全瓜蒌10克、黄连10克、黄连10克、吴茱萸5克、枳实20克、炒川楝10克、延胡索10克、郁金10克、片姜黄10克、乌贼骨15克、广木香10克、砂仁10克。

共治疗7周，稍有加减，症状消失。笔者以为食管炎较之胃炎或溃疡，更为难治，若能在所用法中，兼顾少阳，似胜一筹。

按语：本案属于痰热交结，阻滞中焦及胃腑之证。其主症胃脘痞胀隐痛，按之痛甚是痰热交结于中，病位已然由阳明胃牵涉少阳焦膜；双肩背疼痛，颈部酸痛等症是少阳经脉不利，为内病及外也。故治疗以柴胡陷胸汤清消痰热、通利气机，加木香、郁金、川楝等，是加强疏利气机之功。

加减变通法三

- **证型**：痰热型高血压——病在肝胆，痰热相火，上犯清阳证。
- **主症**：头昏，一侧头胀痛，耳鸣，舌质红，舌苔厚腻，脉弦数。
- **治法**：清降相火，清化痰热。
- **方药**：柴胡陷胸汤，柴胡、黄芩、法半夏、生姜、枳实、黄连、瓜蒌。
- **出处**：梅国强，《加减柴胡陷胸汤临证思辨录》，载于《湖北中医学院学报》2003年第5卷第4期第43页至46页。
- **说明**：此相火为患，柴胡已不适宜，可改用银柴胡、夏枯草、川楝子、钩藤等加强清降相火。
- **案例**：柴胡陷胸汤化裁治疗高血压眩晕案[152]。

刘某，男，49岁。头昏10余年，伴高血压病。在服降压药条件下，血压仍波动在130～180/100～150毫米汞柱之间，阵发心悸。近2周来，头昏加重，右侧头痛，难以缓解，耳鸣、颈项强，脉弦，舌苔白薄腻，质红。

断为痰热相火，上犯清阳，投方如下：银柴胡10克、黄芩10克、法半夏10克、黄连8克、枳实20克、焦白术10克、钩藤30克、茺蔚子20克、夏枯草30克、土鳖虫10克、红花10克、胆南星10克、丹参30克。

共服3周，头痛、耳鸣消失，头昏、项强甚轻，血压稳定在120/90毫米汞柱。必须说明的是，此类患者，在服中药时，不停降压药，则对西药难以控制的高血压患者，不仅有较好的协同作用，而且对缓解症状具有独特优势。

按语：本案属于肝胆痰火，上壅清阳之证。清阳之府喜静谧而恶动扰，静谧则清明内持，肝胆痰火上冒清空之窍，则可发头昏、耳鸣、头痛。其头痛于一侧、局部胀痛的特点，是因无形火热与有形之痰相搏之故；其颈项强亦是痰火壅阻局部经脉所致。治疗选方以柴胡陷胸汤为底方，清化痰火也；痰火上犯不宜再用柴胡升发以助其火热之势，故改为银柴胡，并加夏枯草、钩藤等苦降火热之品。

加减变通法四

- **证型**：稳定型心绞痛——痰热内阻，胆胃及心证。
- **主症**：心前区憋闷疼痛，理化检查可支持心脏器质性病变的诊断，伴有胃脘胀满疼痛、嗳气等胃系症状，舌苔黄厚，脉弦。
- **治法**：疏利气机，清化痰热。
- **方药**：柴胡陷胸汤，柴胡、黄芩、法半夏、生姜、枳实、黄连、瓜蒌、土鳖虫、红花、延胡索。

- **出处**：梅国强，《加减柴胡陷胸汤临证思辨录》，载于《湖北中医学院学报》2003年第5卷第4期第43页至46页。
- **说明**：经络联系上，胃络通心，病理上，亦可出现胃心同病的情况。
- **案例**：柴胡陷胸汤化裁治疗心绞痛案[152]。

张某，男，62岁。2001年元月突发心绞痛，急诊住院治疗，诊断为心前间壁心肌梗死，住院20天，缓解出院。于3月23日来门诊，诉心前区轻度刺痛，持续约10分钟，活动时易发。胸闷、短气、乏力。胃胀，偶尔胃脘隐痛，肠鸣，嗳气（有十二指肠球部溃疡史）。脉弦细，舌苔黄厚。

此例就中医诊断而言，似可定为胃脘痛、胸痹。因其舌苔黄厚，则病机为痰热内阻无疑。若据六经辨证精神，并参合变证规律，则可断为痰热内阻，胃心同病，可见《伤寒论》之与内科学，有互补之妙，而无龃龉之势。出方于下：柴胡10克、黄芩10克、法半夏10克、全瓜蒌10克、黄连8克、枳实20克、胆南星10克、莱菔子10克、当归10克、川芎10克、土鳖虫10克、红花10克、丹参30克、延胡索15克。

服药2周，胸闷、胸痛减轻，发作减少。仍有气短、胃胀、嗳气。因舌苔转为薄白，知痰热渐除；大病之后，正气已虚，清解至十分之六七，必以扶正为主，祛湿次之，继用黄芪生脉饮以善其后。

按语：本案属于痰热内阻，由胃及心，胃心同病之证。其病位之所以能从胃传及心，是因生理上胃络通于心也，病理上即可出现胃心同病；十二指肠球部溃疡史、胃胀肠鸣嗳气、胃脘隐痛、舌苔黄厚等症是痰热阻于阳明胃腑，气机为之不运也；心前区轻度刺痛、胸闷等症则是痰热内阻及心，胸阳为之痹也；其活动时易发病、短气乏力等则是兼夹心气之虚。故治疗以柴胡陷胸汤疏利气机，清化痰热，待邪去大半，再以黄芪生脉饮，补其心气扶助其正。

（五）柴胡汤合小陷胸汤加枳壳郁金开降法

- **证型**：少阳外感胁痛——邪犯少阳，伏于胸胁，气逆犯肺证。
- **主症**：患侧胸胁刺痛，深息、咳嗽时加剧，伴干咳、发热、畏寒、食欲缺乏等。
- **治法**：疏透少阳以解外，升肝降肺以和内。
- **方药**：柴胡汤合小陷胸汤加枳壳、郁金开降法，柴胡、黄芩、法半夏、甘草、枳壳、郁金、夏枯草、百部、黄连、瓜蒌。
- **出处**：李少庚，《陷胸小柴胡汤治疗早期结核性胸膜炎》，载于《中国乡村医药》

1999 年第 3 期第 6 页。

- **说明**：加减，胸痛甚加川楝、延胡索，咳嗽剧加杏仁、桑白皮。
- **案例**：柴胡陷胸汤加减治疗渗出性胸膜炎案[153]。

徐某某，男，27 岁，雁洋公社人。1982 年 11 月 16 日初诊。

主诉咳嗽发热胸痛已半个多月，经当地治疗，肌注青霉素、链霉素三天，热度虽不甚高，但仍微觉恶寒低热，胸痛气急不愈，特来门诊。检查：体温 37.8 ℃，面色无华，神疲乏力，消瘦，右胸部隐隐作痛，伴阵发性刺痛，干咳、咯白色黏稠痰液，无腥臭，呼吸急促表浅，右胸膨隆明显，呼吸运动减弱受抑制，语颤音亦减弱；叩诊浊音；胸中满闷不舒，喜向右侧卧，腹软，肝脾未扪及，心律整，无杂音。尿短赤，舌红，苔白厚腻微黄，脉弦滑。X 射线透视：右第三前肋以下见大片状致密影，并见可移液平面，横膈及肋膈角消失。意见：右胸积液。

诊断悬饮。此乃肺气失宣，对脾上输之津液未能宣通，致痰浊内阻，水饮内停所致。痰饮互结，但尚未化热，气滞血阻，而见阵发性刺痛。治宜和解少阳，化痰蠲饮，上焦得通、中焦得化、下焦得输，其病自解。投柴胡陷胸汤加减，去黄连，加郁金 6 克。每日 1 剂，头二汤混合，两次分服。

连进 10 剂后，病者神佳，气息匀顺，胸无痛感，偶有轻咳，胃纳仍差，舌淡红，无苔，脉细数。检查：体温 37 ℃，胸廓仍稍不对称，右侧微膨隆。X 射线透视，右侧横膈及肋膈角仍不清，未见可移液平面。意见：右胸腔液大部吸收。证属痰浊虽化而饮邪未清，治宜健脾和胃行气消水。遂照上方去半夏、郁金，王不留行减为 6 克，选加潞党参、云茯苓、淮山药各 15 克，嘱服 5 剂而愈。愈后 3 个月随访，一切正常，症未复发。

按语：本案属于风寒滞留少阳不解，以致气滞饮停、相火内郁，内犯于肺之证。其主症右胸积液、右胸部隐痛、伴阵发性刺痛、胸中满闷不舒等症，是饮停少阳，气机不利，累及血分；恶寒低热始终不除，是风寒外滞，营卫郁痹；其干咳、咯白色黏稠痰液、呼吸急促浅表等症，是留少阳焦膜之水饮郁热浸润于肺，气失宣降。故治疗取小柴胡汤既能疏达少阳以解外邪，又能转利枢机以利水道，更加瓜蒌、郁金等，是合小陷胸汤法，着力泻除有形痰热。

（六）小柴胡汤加郁金旋覆花宣气法

- **证型**：少阳内伤类疟——少阳枢机不利，气滞热郁（足经及手）证。
- **主症**：胸胁苦满，口苦咽干，时有寒热或低热，午后多见，或无寒热、仅右胁下痛，易随情绪波动而增减，时不欲饮食，时食欲正常。

- **治法**：疏利少阳，宣气透热。
- **方药**：小柴胡汤加郁金旋覆花宣气法，小柴胡汤去参、枣，加郁金、旋覆花之类。
- **出处**：张连城、杨丽明，《小柴胡汤治疗慢性胆管炎28例疗效观察》，载于《河北中医》1987年第5期第3页。
- **案例**：小柴胡汤加减治疗慢性胆管炎案[154]。

陈某某，男，32岁，1968年6月8日初诊。

右胁满且隐痛，午后寒热3个月，始因家庭纠纷恼怒，继则右胁隐痛走窜，每天下午低烧，寒热往来，口苦咽干，食欲缺乏，舌红苔黄，脉弦数。超声检查：肝外胆管2段明显增粗，内径大于0.6厘米，小于1厘米，报告为慢性胆管炎。

处方，柴胡18克、黄芩18克、半夏9克、党参9克、甘草12克、郁金15克、生姜4克、大枣4枚，水煎服，日1剂。

9剂而诸症悉除，超声检查报告，胆管内径正常。

按语：本案属于少阳机枢不利，气滞郁热及胆之证。家庭纠纷恼怒后继发右胁隐痛走窜、理化检查提示慢性胆管炎，是肝胆之气郁滞。病及胁膜，机枢不利，则伴发寒热往来、口苦咽干、食欲缺乏等少阳见症。故治以小柴胡汤疏利少阳之气以透散郁热、兼和肝胆，酌加郁金等以加强疏气之功。

（七）小柴胡加香附郁金舒气法 / 柴胡越鞠丸

- **证型**：气郁热胃脘痛——气郁化热，肝逆犯胃证。
- **主症**：胃脘痞痛（嘈杂似饥，食则饱胀，口干苦，脉弦滑）。
- **治法**：疏肝和胃，清热消痞。
- **方药**：小柴胡加香附郁金舒气法或柴胡越鞠丸法，柴胡、黄芩、法半夏、党参、甘草、香附、郁金、栀子、瓦楞子。
- **出处**：刘庆春，《柴胡汤加味治疗胃窦炎107例》，载于《实用中西医结合杂志》1996年第9卷第5期第312页。
- **说明**：小柴胡汤善治两胁苦满，能疏肝胆之郁，而侧重于"横"；越鞠丸畅气疏胃，善治胸脘痛闷，而侧重于"纵"，两方合用，则有纵横捭阖、疏肝和胃、解郁开结之效，临床多用于治疗郁证、胃病等。
- **案例**：小柴胡汤合越鞠丸化裁治疗胸脘痞胀案[110]51。

刘某，女，36岁。1984年7月18日初诊。

因婆媳失和，常感郁闷不舒，渐至胸闷胁胀，脘腹痞满，食少纳呆，嘈杂泛酸，嗳气太息，寐少梦多，按其腹，柔软无痛。察其舌，苔白微腻；切其脉，弦而微涩。

辨为木郁乘土，肝胃失和。治以疏肝和胃。方选小柴胡汤合越鞠丸化裁。柴胡15克、黄芩12克、太子参15克、半夏15克、甘草6克、生姜12克、制苍术15克、炒栀子15克、炒神曲15克、制香附15克、酒川芎12克、旋覆花12克、代赭石20克。水煎服，5剂。

患者服药5剂，胸胁舒，嗳气消，食欲开。后用原方加减继服5剂，诸症消失而愈。

按语：本案属于肝气久郁，气滞郁热，横逆犯胃之证。肝郁气滞，克犯胃土，则发胸闷胁胀、脘腹痞满等症。因其为无形之气为患，故虽有胀痞，但按之柔软无痛。其嘈杂泛酸、嗳气叹息是气郁化热，胃气受扰，盖泛酸因木曲而作矣。寐少梦多则是郁热兼扰及心也。故治疗以小柴胡汤合越鞠丸，聚力以疏肝和胃，清热消痞，加旋覆花、代赭石等兼降其逆气也。

（八）柴胡四逆散

【正治】

- **证型**：抗结核药伤肝胆——药毒伤肝，胆气失和证。
- **主症**：抗结核等化疗后，肝功异常，伴不同程度的食欲缺乏，心烦喜呕，胸胁苦满，神疲乏力，口苦目黄等症。
- **治法**：疏利少阳，调肝利胆。
- **方药**：柴胡四逆散，即小柴胡汤原方（略）加枳壳、白芍。
- **出处**：严兆洪，《小柴胡汤治疗药物性肝炎》，载于《安徽中医临床杂志》1997年第1期第4页。
- **案例**：小柴胡汤加减治疗慢性肝炎案[155]。

孙某，女，45岁，大学教师。2006年3月1日初诊。

右胁胀痛3个月，伴乏力、恶心、消瘦。患者3年前查体发现乙肝小三阳，肝功能一直正常。3个月前因劳累复加情志刺激，感右胁胀痛、恶心、食欲减退。查乙肝五项示：HBsAg（＋），HBeAb（＋），HBcAb（＋）；肝功能示：丙氨酸氨基转移酶143单位/升，谷草转氨酶69单位/升；彩超示：慢性肝病声像图；乙肝病毒脱氧核糖核酸定量（HBV-

DNA）5.31×10^5 拷贝/毫升；甲胎蛋白（AFP）正常。服用西药治疗效果不显。刻诊：右胁胀痛，情志抑郁，面色青晦，神疲懒言，恶心、口苦，小便色黄，大便溏泄不畅，发病以来体重减轻7千克。舌质黯，舌边尖红，苔白厚，脉弦细。

中医诊断：胁痛。证属湿热蕴脾兼肝脾不调。西医诊断：乙肝。予小柴胡汤加减：柴胡15克、黄芩12克、姜半夏12克、茯苓18克、川楝子6克、郁金24克、半枝莲15克、垂盆草15克、香附12克、陈皮12克、炒谷芽、炒麦芽各12克、甘草9克。日1剂，水煎服，6剂。

2006年3月7日二诊：右胁胀痛较前减轻，仍感乏力，食欲略改善。原方加白术、薏苡仁健脾运湿。2006年3月13日三诊：右胁胀痛明显减轻，体力改善，食欲增加。渐感脘冷喜暖，舌黯，苔白腻，为湿热渐消，中阳不振。二诊方去黄芩，加干姜6克、熟附子6克。三诊方续服逾50余剂，胁痛消失，纳食如常，体力改善。2006年8月11日肝功能复查正常，乙肝病毒脱氧核糖核酸定量<10^3拷贝/毫升。随访2年，病情稳定。

按语：本案属于湿毒内蕴，肝脾气机郁滞之证。胁胀痛病主肝，其胁胀在右恐湿毒已由气及血，渐入血分也，以肝气从左升，由气及血后，乃移到右胁，且痛处固定，结合其舌质黯、面色暗可为支持；大便溏泄不畅、神疲懒言等是脾气不振，湿浊内困。故治疗借以小柴胡汤条畅肝胆木气，加半枝莲、垂盆草、郁金等以解血分浊毒，加白术、薏苡仁、干姜等扶助脾气。

【权变】

加减变通法一

· **证型**：急性肝炎黄疸——湿热壅滞肝胆，气机为之不利证。

· **主症**：来势较急，眼目及全身黄染，饮食乏味，厌油恶心，腹胀闷，肝区有压痛，或无明显疼痛，小便短赤，大便溏而不爽，或便秘，舌苔黄腻，脉弦缓。

· **治法**：疏肝利胆，清利湿热。

· **方药**：柴胡四逆散加减，即柴胡、黄芩、法半夏、太子参、炙甘草、虎杖、茵陈、郁金、川楝子、炒谷芽、青皮、陈皮、赤芍、厚朴、枳壳。

· **出处**：《陈瑞春论伤寒·谈小柴胡汤的临床运用》。

· **说明**：本病不宜大量输液，液体过多，滋生内湿；本病治则重在疏肝利胆，佐以清利湿热，不宜过用通利水湿药，如四苓散等，以免利水伤阴，如见舌红或绛而苔少，应即改滋养肝阴之药，以一贯煎加减。

- **案例**：柴胡四逆散加减治疗急性肝炎案[156]。

刘某某，男，46岁，1995年4月6日就诊。

患者发热2天后，即见全身性黄疸，食欲缺乏，压油恶心，大便溏而不爽，腹胀气滞，小便短赤灼热，尿三胆强阳性，谷草转氨酶360单位/升，厂医予以输液、护肝治疗，未见明显缓解。刻诊：精神疲惫，两目及全身黄染，恶心嗳气，食欲缺乏，夜寐不宁，腹胀，大便日2～3次，便溏不爽，小便短赤，复查尿三胆强阳性，谷草转氨酶460单位/升，舌苔黄白厚腻，脉弦数。

诊断为急性黄疸型肝炎。方用小柴胡汤合四逆散加味。处方，柴胡、黄芩、法半夏、郁金、枳壳、川楝子、炒黑栀子、炒谷芽、炒麦芽、青皮、陈皮各10克，太子参、虎杖、白马骨各15克，茵陈20克，每日2剂，水煎分2次每隔4小时服1次。

3天后，小便转清，全身黄疸明显消退，精神好转，食纳增加，恶心止，大便通畅，腹中无不适，舌苔薄，黄白相间微腻，脉缓稍弦。上方去黑栀子、虎杖，加山药、扁豆，10剂，每日1剂，水煎分2次服。药后黄疸消退，尿三胆转阴，谷草转氨酶150单位/升，病去八九，仍宜巩固治疗。处方，党参、山药、茵陈、忍冬藤、白花蛇舌草各15克，柴胡、黄芩、法半夏、郁金、川楝子、枳壳、谷芽、麦芽、炒鸡内金、青皮、陈皮各10克，炙甘草5克，每日1剂。共服50剂，肝功能正常，上方再服1个月，隔日1剂，以巩固疗效。

按语：本案属于湿热壅滞，土壅木郁，以致肝胆之气不畅之证。黄疸一证，总属湿热熏蒸而成，故内经明言："湿热相交，民当病疸"是也，具体而言，是湿热滞中，土壅木郁，肝胆之气不得疏泄，以致胆汁外溢肌肤所致。故治疗试以小柴胡汤和四逆散以疏肝利胆气机，加白马骨、茵陈、栀子等以清利湿热之因。加炒谷芽、陈皮等助开胃气。

加减变通法二

- **证型**：乙肝带菌病郁——脾气偏弱，肝气不调，不能祛邪外出致湿毒氤氲证。
- **主症**：西医无明显病征，仅化检有乙肝三阳，偶有肝区不适，平素饮食不馨，易作腹胀，大便溏而不爽，小便时黄时清，口苦不渴，舌苔正常或黄，或口舌黏腻，脉缓或弦或数，病症呈时隐时现，缠绵不已。
- **治法**：疏肝健脾，清解湿毒。
- **方药**：柴胡茵陈解毒汤加减，柴胡、黄芩、法半夏、太子参、炙甘草、郁金、白花蛇舌草、白马骨、忍冬藤、野菊花等；或加谷芽、麦芽、青皮、陈皮、炒鸡内金；或加赤芍、丹参、白茅根。
- **出处**：《陈瑞春论伤寒·谈小柴胡汤的临床运用》。

- **说明**：对乙肝的治疗，切忌过早进补，因为本病多有肝胆脾胃湿热之症，过早服用补益药，易致内湿壅满，出现腹胀气滞。
- **案例**：柴胡四逆散加减治疗乙肝带菌案[156]。

郭某某，男，43岁。1995年3月5日就诊。

患者自述肝区隐痛胀痞，食欲缺乏，大便不规则，时干时稀，小便黄，四肢疲倦，睡眠不实，夜寐多梦，苔黄腻，脉缓稍弦，肝功能多次检查均正常。乙肝两对半1、3、5阳性。

拟方小柴胡汤加减。处方，柴胡、黄芩、法半夏、郁金、青皮、枳壳、陈皮、大腹皮各10克，太子参、白花蛇舌草、白马骨、忍冬藤各15克，炙甘草5克。15剂，每日1剂，水煎分2次服。

尽剂后肝区隐痛有所缓解，食纳增进，小便较清，大便多偏稀，腹中气滞减轻，舌苔白腻，脉缓有力，守原方加白术、扁豆各10克，山药15克。每日1剂，嘱服15剂。服前方后，饮食量增，大便正常成形，腹无所苦，精神好转，舌苔薄白，脉缓有力。守前方加炒谷芽、炒麦芽、炒鸡内金各10克，隔日服1剂。水煎分2次服。再服30余剂，自觉症状消失，复查两对半，第一项阳性，其他均转阴。舌淡红、苔薄白，脉缓有力。嘱其用前方再作巩固治疗，仍隔日服1剂。又陆续服50余剂，停药观察，至1996年元旦前复查两对半全部转阴。

按语：本案即属肝气不调，脾气不健，湿浊毒邪久留不除之证。理化检查乙肝带菌，提示有湿浊毒邪内伏。其之所以得以成氤氲难解之势，是本有肝脾不调，气机不振，不能鼓邪外出；睡眠不实，夜寐多梦亦是湿久郁热渐扰血分；肝区隐痛胀痞，食欲缺乏，脉稍弦等，为肝气不调，脾胃不运所致；大便时干时稀、四肢疲倦、脉缓等是肝脾气弱之象。治疗以小柴胡汤加枳壳、青皮等，是合四逆散法以助力条达肝气，加白术、扁豆、山药等以助力健运脾气，加白马骨、蛇草、忍冬藤等是不忘化解血分湿毒也。

加减变通法三

- **证型**：虚郁性肝硬化——脾气偏弱，肝经气滞血结证。
- **主症**：症见腹大如鼓，青筋暴露，下肢浮肿，食欲缺乏，大便或软或硬等。精神疲惫，小便清长，舌淡、苔薄或舌质偏红、少苔，脉缓无力，或弦缓。或脾大，肝功能正常。
- **治法**：疏肝健脾，理气散结。
- **方药**：柴胡四逆散加减，柴胡、赤芍、白芍、枳壳、郁金、白术、山药、炒谷芽、炒麦芽、鸡内金、炙甘草。

- **出处**：《陈瑞春论伤寒·谈小柴胡汤的临床运用》。
- **说明**：用小柴胡汤合四逆散治疗肝硬化，能较好地疏泄肝胆，健运脾胃，促进消化功能，有利于机体的恢复；用活血化瘀药以丹参、益母草、赤芍、香附之类为宜，不用桃仁、红花、土鳖虫之类破血动血药；用软坚药，以三棱、莪术为宜，且在脾胃功能健运的情况下小量为好；密切注意伤阴，肝硬化无论用何种疏肝药均有伤阴之虞，必须注意防患。注意，用疏肝药如柴胡等，不宜过量，以小量适中；舌苔、脉象，如舌红少苔，脉象弦硬，应立即调整滋养肝阴药，减少对肝阴的耗损，或采用食疗辅助滋阴健脾。
- **案例**：柴胡四逆散加减治疗肝硬化案[156]。

杨某，男，46岁，教师。1993年4月10日就诊。

患者有慢性肝病史，除外血吸虫病因，自觉腹胀气滞，食后尤甚，肝区隐痛，大便时干时稀，小便偏少。面色晦暗，形体偏瘦，精神疲惫，腹部脐周青筋暴露，双手肝掌明显，颈下有两粒蜘蛛痣，两下肢轻度浮肿，舌淡润，脉细弱。B超示：肝硬化伴中度腹水，胆囊壁粗糙，脾大。

诊为臌胀。缘由肝郁气滞血瘀，脾胃不足所致。方拟四逆散加味。处方，柴胡、赤芍、白芍、青皮、陈皮、枳壳、扁豆、郁金、炒鸡内金、大腹皮各10克，海桐皮20克，山药、茯苓皮、益母草、旱莲草各15克，炙甘草5克。每日1剂，水煎服。

服上药15剂后，腹胀明显减轻，食量增加，食后无胀痞，大便偏软。精神好转，睡眠安静，舌淡润，脉缓有力。B超复查：腹水消退。守原方去大腹皮、海桐皮，加三棱、莪术各6克，白术10克。另服健脾益气冲剂（本院自制药品，以参苓白术散加味组成，每包含生药量15克），每日1包，早晨开水冲服，上方服40余剂，自觉病去七八，体重略增，并能上班工作。舌淡苔润，脉缓有力。仍守上方去三棱、莪术，加生黄芪15克，香附、炒谷芽、炒麦芽各10克。每日仍服健脾益气冲剂1包，并嘱患者每半个月吃1次甲鱼（将甲鱼切细，文火炖8～10小时服用）。旨在滋阴软坚，辅助治疗。又服药30余剂，B超复查：肝硬化未见腹水，脾脏缩小。守上方再进40余剂，自觉身体状况正常，无腹胀，腹部青筋暴露减少，无浮肿，面色润泽，脉缓不弦，舌苔淡润，继以上方加党参、茯苓各15克，三棱、莪术各5克。30剂，每日1剂。自觉身体较前壮实，少有感冒。守上方长期服用，隔日1剂，以资巩固。随访3年，患者间断服上药，病情稳定，能坚持工作。

按语：本案属于肝经血气郁结，脾气偏弱之证。理化检查示肝硬化、肝区隐痛、腹部脐周青筋暴露、蜘蛛痣等症是肝经血瘀气结，瘀病有形，故病灶固着不移；物理检查提示腹水、自觉腹胀、两下肢轻度浮肿、小便偏少等是血不利则为水，气分亦滞也；大便时干时稀、食后腹胀、精神疲惫等症是脾气偏弱,运化迟滞也。治疗试以小柴胡汤合四逆散,着力疏气调肝,合参苓白术散加强健脾行水,配用少量三棱、莪术等,于扶正之中,渐消瘀结。

(九)柴胡四磨饮子

- **证型**:神经官能病症——肝胆气郁,间发上逆之证。
- **主症**:间发气冲,或呃,或喘,或呕,平常多有胸满不食等症。
- **治法**:疏泄肝胆,下降逆气。
- **方药**:柴胡四磨饮子,即小柴胡汤原方(略)加槟榔、沉香、乌药。
- **出处**:《刘渡舟教授对小柴胡汤的理解与应用探微》。
- **案例**:柴胡四磨汤化裁治疗脚气冲心案[157]。

患者,女,56岁,1998年11月13日因间断性左小腿抽痛6个月来诊。

6个月前,患者在冒雨务农时因哭泣过久后发病,左侧小腿抽痛,数日发作1次,疼痛较剧,屡经钙剂、维生素B、脉络宁、抗炎镇痛剂和中药治疗,病情仍加重,抽痛日发多次,痛如锥刺,呼叫不已,必得家人重手紧捏,数分钟或数十分钟渐解。发作时,患者常觉有气自小腿上冲,或至少腹,或至胸脘而出现胸闷、气短、呃逆,甚则有痛厥之势,发作后觉患肢有酸困感,而行走运动如常。既往有大骨节病史。查:血压120/80毫米汞柱,体胖、双足踝轻度浮肿,足背、腘、股动脉搏动如常,足趾肤色、温度一致,皮肤感觉无异常。血尿常规、血糖、心电图检查均正常。

诊断:脚气冲心(癔症?)。证属寒湿入络,阳为阴逼循厥阴上逆。治宜降逆疏肝、温化寒湿。处方:乌药12克、槟榔10克、沉香5克、柴胡10克、白芍30克、木瓜15克、代赭石30克(先煎)、制草乌8克(先煎)、茯苓15克、甘草10克。3剂,水煎早晚分服,每日1剂。为免患者用药单一之嫌,同时给维生素$B_1$100毫克,维生素B_{12}0.5毫克,每日1次肌肉注射;钙糖片3片/次,每日3次口服;乙烯雌酚0.5毫克/次,隔日1次,口服。

结果服中药1剂后,肢体抽痛皆止,相应症状亦未出现。3剂服完,其病若愈,为防复发,继进原方4剂。3个月后随访,病情未发作,患肢运动感觉正常。

按语:本案属于风寒湿气乘肝气不调而下受于厥阴经脉,扰动冲脉之气上逆之证。其冒雨务农情绪悲伤后发病,小腿抽痛阵发、必得重手紧捏方减等症,是风寒湿气乘肝气不调而下痹于厥阴经脉;因湿性重浊而症发于下,风性主动则阵发抽动,寒性凝闭则为痛；发作时伴有自觉气小腿上冲，或至少腹，或至胸脘而出现胸闷、气短、呃逆，则是肝经不通，引动冲脉之气上逆所致。故治以柴胡四磨饮子，通利厥阴经气，加代赭石以助平冲降逆，配加木瓜柔筋解挛、草乌入筋骨以逐寒湿。

（十）小柴胡合枳实厚朴汤加木香金钱草法

- **证型**：阵发心下剧痛——食伤脾胃，胆逆乘之，气滞热结证。
- **主症**：急发上腹部痛，阵发性加剧，局部压痛，伴恶心呕吐，有不同程度发热，血、尿淀粉酶高。
- **治法**：理气行脾，清热利胆。
- **方药**：小柴胡合枳实厚朴汤加木香、金钱草法，即柴胡、黄芩、法半夏、党参、甘草、木香、金钱草、丹参、栀子、枳壳。
- **出处**：李兴华，《小柴胡汤加减治疗急性胰腺炎50例》，载于《中医杂志》1982年第9期第40页；王宝瑞，《中西医结合治疗急性胰腺炎113例》，载于《辽宁中医杂志》1982年第11期第39页。
- **说明**：加减，加连翘、银花、赤芍、败酱草。
- **案例**：小柴胡汤加减治疗急性胰腺炎案[158]。

陈某，男，35岁，工人。1996年6月3日初诊。

右上腹疼痛3小时，经血、尿淀粉酶测定确诊为"急性胰腺炎"。给以补液、抗炎、止痛等治疗1周，右上腹疼痛虽有减轻但又见胁腹胀痛，日趋加重。怀疑合并麻痹性肠梗阻，邀请中医会诊，四诊所得，除右上腹仍痛外，胁腹部胀痛拒按，大便1周未解，口苦、呕逆，舌偏红，苔微白厚干，脉弦。

证属少阳阳明合病，治以和解少阳，通下里实。药用：柴胡、黄芩、法半夏各12克，大黄、木香各7克，厚朴、枳实、茯苓、延胡索、蒲公英、车前草各15克，陈皮、炙甘草各5克。3剂，日1剂，复煎，早晚各服1次。

服上药后，腹转矢气，大便通，胁腹胀满大为减轻。上方加减续进9剂，诸证悉平。

按语：本案属于暴食伤脾，木壅土郁，胆滞化热之证。理化检查示急性胰腺炎、右上腹疼痛、胁腹胀痛拒按、脉弦等是暴食伤脾，中气梗阻，逆及于胆也；大便难、口苦、呕逆等症是胆气郁滞，郁而化热不能顺降胃肠之气所致。故治疗以小柴胡汤疏肝行脾，加木香、枳实、厚朴以顺降腑气，加蒲公英、大黄等兼以清泄积热。

（十一）小柴胡汤加荆芥大黄升降法

· **证型**：气郁风滞气淋——邪犯少阳，气郁风滞于下焦证。

· **主症**：反复发作性尿频，或有不同程度的尿急、尿痛和排尿困难，或不可名状的下腹部不适；情绪低落时加重。可伴胸胁满闷不舒，腰酸背痛，耻骨上痛，眠差，乏力；或伴情绪抑郁，多愁善疑，心烦心悸；或伴饮食不香，神疲肢倦，腹部胀满，大便不调，口苦咽干（小便化验、前列腺常规、妇科检查等均正常，抗生素无效，也无器质性病变）。

· **治法**：疏利三焦，升降气机。

· **方药**：小柴胡汤加荆芥大黄升降法，即小柴胡汤去姜、枣加荆芥、大黄、茯苓、桂枝。

· **出处**：于国东、黄秋胜，《小柴胡汤治疗膀胱颈综合征31例》，载于《新中医》2001年第8期第51页至52页；吉秋红、李卫东、韩春蕊，《小柴胡汤加减治疗尿道综合征疗效观察》，载于《中原医刊》2000年第12期第59页至60页。

· **说明**：加减，当归、薄荷或防风、桂枝或白芍、牛膝或麻黄或威灵仙或苦参、金钱草或土鳖虫、桃仁或白芥子、穿山甲。

· **案例**：小柴胡汤加减治疗膀胱颈综合征案[159]。

林某，女，36岁，1999年2月初诊。

因怀疑丈夫有外遇而致其染病，反复尿频、尿急、尿涩痛，伴下腹部不可名状的不适1年余。在当地医院泌尿专科治疗，使用各种抗生素及中药八正散，症状改善不明显。诊见：情志抑郁，面色少华，尿频急，下腹部似痛非痛、似胀非胀，莫可名状，每遇情绪低落时症状加重，伴纳呆，时恶风。体查：下腹部无压痛、反跳痛，双肾无叩击痛，全腹未触及肿物，舌淡偏暗、苔薄白，脉弦细。实验室检查：尿常规正常，中段尿培养无菌生长。西医诊断：膀胱颈综合征。

中医诊断：淋证，证属肝气郁结，少阳不利。治宜疏肝解郁，和解少阳，方用小柴胡汤加减。处方，柴胡20克，黄芩、薄荷各5克，党参、制半夏、茯苓、白术、防风各15克，甘草9克，陈皮10克，生姜3片，大枣5枚。服药7剂，症状明显改善，继服上方2周，症状基本消失，随访半年未发。

按语：本案属于肝郁气滞，影响下焦气化不利之证。情志抑郁后渐发尿频、尿急、下腹部不可名状不适等症是肝气郁滞，气化为之不利所致；每遇情绪加重发作，伴纳呆、恶风等症是肝气不疏,影响少阳气枢不利,营卫不布所致。故治仍可以小柴胡汤疏肝解郁以助气化,加薄荷、防风等既散外风,又升清气。

(十二)小柴胡加栀子白术鸡内金调中法

- **证型**:胆囊术后遗热——术后伤气,遗热复发,胆胃不和证。
- **主症**:胆囊术后,寒热不调,食欲不振,呕逆时作。
- **治法**:疏利气机,调理脾胃,助正御邪。
- **方药**:小柴胡加栀子、白术、鸡内金调中法,即小柴胡汤原方(略)加栀子、白术、鸡内金。
- **出处**:许泽君,《小柴胡汤治疗胆囊炎胆结石术后综合征35例》,载于《辽宁中医杂志》1995年第8期第360页;马铮,《小柴胡汤治疗胆囊炎胆结石术后综合征31例》,载于《辽宁中医学院学报》2002年第2期第122页。
- **加减**:红藤或茯苓、泽泻或川楝、香附或延胡索、五灵脂。
- **案例**:小柴胡汤加减治疗胆石症案[160]。

魏某,男,38岁,干部。1983年4月20日初诊。

右胁疼痛伴寒热往来1周,胃脘作胀,嗳气,口苦,欲呕,不能进食,大便艰行。脉弦,苔厚腻。经胆囊造影诊为急性胆囊炎、胆石症。方以小柴胡汤加味:柴胡、黄芩、法半夏、香附、鸡内金、山栀、川军各10克,蒲公英20克,金钱草30克,甘草4克。5剂。

药后,大便畅行,胀痛等症大减,寒热罢,纳谷改善。前方稍事出入,继续投服半月。1984年秋经B超检查,结果在正常范围。

按语:本案属于胆气郁滞,郁而化热,胃气受扰之证。胆石症、胆囊炎之形成非一日之功,乃其有气久郁滞渐渐之机;新发右胁疼痛、寒热往来等症,是新由外感引动而加重其胆气郁滞之机;胃脘作胀、嗳气口苦、欲呕、不能进食、大便难等,皆是胆不疏胃,肠气不顺也。故治可以小柴胡汤转利枢机,既能疏散邪气,又能利胆和胃,加香附、鸡内金、栀子等更增强其利胆和胃之功。

（十三）小柴胡加菖蒲通窍法

- **证型**：少阳水湿耳胀——风湿郁热，水湿停积于少阳耳窍证。
- **主症**：耳中胀闷、堵塞，低音耳鸣、自身增强，听力下降。
- **治法**：疏利少阳，渗湿清热，通经开窍。
- **方药**：小柴胡加菖蒲通窍法，柴胡、黄芩、法半夏、党参、甘草、夏枯草、菖蒲、桔梗、泽泻、车前子。
- **出处**：宋长新，《中医药治疗渗出性中耳炎》，载于《湖北中医杂志》2000年第11期第35页至36页；汪厚祥，《小柴胡汤治疗分泌性中耳炎40例》，载于《湖北中医杂志》2001年第1期第32页至33页；杨鸿仁，《小柴胡汤加减治疗急性化脓性中耳炎21例》，载于《四川中医》1987年第6期第41页至42页。
- **说明**：加减，荆芥、防风、路路通、当归、川芎。
- **案例**：小柴胡汤加减治疗分泌性中耳炎案[161]。

吴某，男，45岁，1997年9月15日就诊。

患者一周前因醉酒受寒出现双侧耳鸣、耳闭，时有胀痛，自觉听力明显下降。检查：双耳鼓膜浑浊内陷，无明显液平，纯音电测听示：轻度传导性聋；声导抗示双耳B型，鼻咽部检查未见异常。舌质淡，苔薄稍腻，脉弦。

诊断：分泌性耳炎，证属外感风寒，少阳经气郁遏，清窍被蒙。治以和解少阳，祛痰通窍。药用：柴胡12克，黄芩、半夏、生姜、荆芥、防风、石菖蒲各9克，人参、炙甘草各6克。因系酒醉后引起，故去大枣。

3剂后复诊，检查纯音电测听力及声导抗均未见异常。

按语：本案属于少阳受寒聚湿，动痰痹阻清窍之证。酒醉受寒是受寒聚湿之由；理化检查示：双耳鼓膜浑浊内陷耳鸣、耳闭、时有胀痛等症，更是湿痰有形之邪聚阻少阳之征。故治以小柴胡汤疏利少阳之气，加荆芥、防风以利外散风寒之气，加石菖蒲以助化湿通窍之功。

（十四）小柴胡加丹参菖蒲宣通法

- **证型**：肝胆火郁烦悸——肝胆郁火，上扰心神证。

- **主症**：病好发于春季（春应肝胆风木），其人平素肝气偏旺，应时而易亢，则心烦悸动不宁。
- **治法**：舒达气机，发越郁火。
- **方药**：小柴胡加丹参、菖蒲宣通法，即小柴胡汤原方（略）加丹参、菖蒲、甘松、莪术。
- **出处**：王悦，《小柴胡汤加减治疗春季发作性心脏期前收缩16例》，载于《南京中医药大学学报》1996年第1期第55页至56页。
- **说明**：加减，夏枯草、龙胆草或栀子、豆豉或苏梗、谷麦芽或黄芪、桑叶。
- **案例**：小柴胡汤加减治疗心律失常案[162]。

王某某，女，71岁，2013年10月6日就诊。

自觉心中跳动不安3月余，以晨起为著，3月前因情志不遂而引起，先后住院治疗2次，诊断为冠心病，高血压病2级。具体用药不详，症状无明显改善，后服用中药汤剂及稳心颗粒，疗效不明显，伴有心烦，失眠、多梦，无头晕、无胸闷、无气短、食纳可，大小便正常。舌淡红，苔薄白，脉弦细。心电图提示：偶发房早，轻度ST-T改变。

辨证为肝气郁结，郁火扰心，方用小柴胡汤加减，药用柴胡20克、黄芩15克、半夏10克、党参12克、炙甘草10克、生姜10克、大枣10克、郁金12克、香附12克、当归12克、生龙（先煎）30克、牡（先煎）30克、桂枝15克，5剂，水煎服，2次/天。

2014年10月12日，患者诉心悸、心烦明显较前改善，仍有失眠、多梦，继用上方加远志15克，合欢皮15克。2014年10月20日复诊，患者晨起偶有心悸，余无明显症状，继用前方7剂。考虑患者肝郁日久耗伤肝之阴液，给予一贯煎化裁10剂，随访半年心悸未再发作。

按语：本案属于肝胆气滞郁火，上扰心神之证。因情志不遂而起，是病由肝气郁滞而来，伴心烦、失眠、多梦等症是肝气郁而化火，扰及心神所致；无胸闷、气短等症是未夹有形实邪。故治疗以小柴胡汤疏利气机，以发散郁火，加郁金、香附等，是增强解郁疏气治本之策；加生龙骨、生牡蛎，以潜镇安神治标之法。

（十五）小柴胡加当归川芎通络法

- **证型**：气郁血滞心痛——肝气犯心，气郁血滞证。
- **主症**：病心绞痛之外，尚有攻窜胁肋、脘腹、后背，走窜不定之痛，精神抑郁，烦乱易怒，嗳气喜叹，苔腻脉弦。

- **治法**：疏肝解郁，行气活血。
- **方药**：小柴胡加当归川芎通络法，即小柴胡汤原方（略）加当归、川芎、川楝子。
- **出处**：邵桂珍、王延周，《从肝辨治反复发作性心绞痛57例》，载于《陕西中医》1989年第6期第246页至276页。
- **案例**：小柴胡汤加减治疗冠心病案[163]。

耿某，男，54岁，职工。患冠心病7年余，心痛反复。此次发作近月，屡用西药扩管、降脂、镇静及中药益气活血之品。心痛时发时止，疼痛攻窜两胁，或项臂，精神抑郁，太息不止，舌苔淡薄、质稍黯，脉象细弦。心电图：窦性心律不齐，下侧壁心肌呈缺血型改变。

用柴胡芎附汤。柴胡、川芎、川楝子各20克，半夏、附子、当归各12克，人参10克（另炖），黄芩、炙甘草、生姜各9克，大枣6枚。水煎服，每日1剂。

服药4剂疼痛完全停止，共服26剂诸症全无，心电图示：窦性心律，偶发室性早搏。随访2年，未见复发。

按语：本案属于肝郁气滞，渐及血分，郁滞于心之证。精神抑郁，太息不只是病由肝郁气滞而来；心痛时发时止，是病滞于心；痛发攻窜两胁或项臂，是病主无形之气，流行而扰于肝主之经脉。因心主血属营之故，气滞及心，久必及血而心痛不止，但终因肝气郁滞为源，心血不活为流。故治疗可以小柴胡汤疏肝解郁，加当归、川芎等以和血通络，不失标本兼顾之治。

（十六）小柴胡汤加生牡蛎法

- **证型**：斑秃、油风、鬼剃头——邪犯少阳，气郁血滞证。
- **主症**：脱发，多呈斑块形，或头发痒，或头发多油，脉多弦滑。
- **治法**：疏风透邪，调气以活血。
- **方药**：小柴胡汤加生牡蛎法，即小柴胡汤原方（略）加生牡蛎。
- **出处**：方炳福，《小柴胡汤治疗脱发34例》，载于《安徽中医临床杂志》1997年第1期第7页；黄富军，《小柴胡汤加生牡蛎治疗斑秃39例》，载于《中医函授通讯》2000年第4期第27页。
- **说明**：此类脱发从"木郁发之"而治。发为血之余，脱发除了考虑血少不足以濡养以外，血液运行受阻滞了也会出现局部血相对的不足而出现脱发。小柴胡汤为少阳之主方，少阳主生发之气，而无论是外邪犯及少阳，抑或平素心境压抑，均会导致气机的郁遏，气机不利，间而引起木郁不发，气血失和，不能畅达周身，盖肝为藏血之脏，其脉循巅顶，发乃血之余，血不达则发无以生而成本病。加生牡蛎是防气躁生风。

· **案例**：小柴胡汤加生牡蛎治疗秃头案[29]53。

患者9岁男孩，身材矮小，气色不好，约在1年前开始秃头。得病后很快就扩张，经西医皮肤科用注射和烤电等治疗都不见效。头上只剩下很少的头发，眉毛也掉了。此患者很老实，精神不振，食欲减少。有胸胁苦满。

于是，给予大人量的小柴胡汤加牡蛎2克，经过1个月渐渐长出小头发，气色也好了，过3个月长出一些黑发，过6个月长出近半数的头发，从此我将小柴胡汤中的柴胡去掉看看。这样做了以后，正长得旺盛的头发的发育也变坏了，过一个月后连新的头发也不长了，因此又把柴胡加入，1年以后，原来十元货币大小的秃头只剩2小块。乌黑的头发长齐以后，我认为已经行了，停止服药，可是过半年后又慢慢地开始秃头，于是又开始给服原方，这一回一直服到完全长齐头发以后，还继续服药半年。这样不但治好了秃头，连体格也治得非常好，这个小孩变成一个淘气的孩子了。

· **按语**：本案属于少儿素体少阳气郁，枢机不利，以致血滞不畅之证。患儿脱发，非血少不养的萎缩性脱发，而是血滞不养的堵塞性脱发，所以其脱发特点呈现块状。其一贯精神不振、食欲减少、胸胁苦满，是素体少阳生发之气不及，气枢之机不利之征。故治疗以小柴胡汤振奋少阳生发之气，达气以和血。

（十七）小柴胡加当归木香润便法

· **证型**：血亏气滞便秘——年老血亏气滞，久秘腑气不通证。
· **主症**：年老体弱，便秘日久，则脘腹不适，甚至胀痛呕吐，不食饮食，攻润不效。
· **治法**：助气行腑，养血润便。
· **方药**：小柴胡加当归、木香润便法，即小柴胡汤原方（略）加当归、白芍、桃仁、木香、莱菔子。
· **出处**：刘旺，《小柴胡汤加减治疗老年性便秘48例》，载于《山西中医》1996年第5期第34页。
· **说明**：加减法，热显重用黄芩，加败酱草，腹痛甚重用芍，加延胡索。
· **案例**：小柴胡汤加减治疗老年性便秘案[164]。

某男，71岁，反复便秘3年余。症见腹满、胁胀、心烦欲吐，大便秘结，3～4天1次，口干舌燥，苔白少津，脉弦细无力。

诊为老年性便秘，气虚津亏，治宜调和气血，行滞通便，缓剂止痛。予小柴胡汤加减：柴胡24克、党参30克、半夏10克、白芍30克、甘草10克、枳壳15克、生姜3片、大枣12枚、当归20克、莱菔子15克。水煎服，早晚各1次。

连服3剂，症状明显好转，原方再进2剂，大便恢复正常，余证俱消。

按语：本案属于老年血亏津少，夹杂气虚气滞，以致腑气不通之证。此例主症大便秘结即有两方面原因：一为年老阴血不足，津液衰少，不能濡润肠道，二为气机郁滞，推动不利，肠道不得顺降，故其便秘为枯而兼滞，难以排出。治疗可以小柴胡汤疏气行腑，合莱菔子、枳壳等增加苦降通便之力，并加当归、白芍等，兼以养血润便之法。

（十八）小柴胡汤加香附白芍调经法

- **证型**：感寒气滞痛经——妇人经期感寒，少阳累及血室证。
- **主症**：原发性痛经发病过程，似与感寒受邪，邪经少阳扰及血室有较明显关系。
- **治法**：外除少阳寒滞，内和厥阴肝血。
- **方药**：小柴胡汤加香附、白芍调经法，即小柴胡汤原方（略）加香附、白芍。
- **出处**：刘军、傅建文，《小柴胡汤加味治原发性痛经57例疗效观察》，载于《江西中医药》1992年第4期第39页。
- **案例**：小柴胡汤加味治疗原发性痛经案[165]。

伍某某，19岁，未婚，学生。14岁初潮，月经一直不太规律。每次行经，小腹剧痛，呕吐，四肢发冷，乳房胀痛，严重时乳房可触及疼痛肿块。经量少，色黑。

拟小柴胡汤加减。柴胡10克、党参10克、甘草5克、半夏10克、黄芩10克、生姜5克、红枣5克、白芍10克、香附10克、青皮10克、枳壳10克、当归10克。水煎服，日1剂。

服3剂疼痛全消，连服10剂，第二个月经期又服10剂，5年未复发。

按语：本案属于经期感寒，滞于肝经，由气及血之证。经期小腹剧痛、呕吐、四肢发冷，是寒滞肝经所致；肝经寒滞，复可循经犯胃，则伴发呕吐；寒滞肝经，影响阴阳之气顺接，则伴发手足厥冷；乳房胀痛、可触及疼痛肿块、经量少色黑等也是肝气郁滞，不得疏泄，以致经血不畅的关系。故治疗以小柴胡汤加当归、白芍以外散寒滞，内和血气，加青皮、枳壳、香附等加强疏达肝气之力。

（十九）小柴胡加龙牡郁金当归茜草根理肝法

· **证型**：更年期间崩漏——肝郁脾虚，郁火内扰，寒热虚实错杂证。

· **主症**：除经期紊乱外，伴有心悸、潮热、自汗、失眠、焦虑、抑郁、食欲缺乏、倦怠、胸闷、气短、口苦咽干和类似感冒的全身不适感。

· **治法**：疏补兼施，寒热并用，疏肝理脾。

· **方药**：小柴胡加龙牡、郁金、当归茜草根理肝法，即小柴胡汤原方（略）加龙骨、牡蛎、郁金、当归、三七、茜草根、地榆炭。

· **出处**：杨文军，冯敏，《小柴胡汤加减治疗更年期功能性子宫出血32例》，载于《中国中西医结合杂志》1993年第8期第494页。

· **案例**：小柴胡汤加减治疗崩漏案[166]。

李某某，女，48岁。

常有月经失调，近因月经提前，经量增多且有血块，经期延长等症，经某医院作诊断性刮宫。病理检查：子宫内膜增殖症。诊刮20多日后，阴道又出血，迄今已有2周，3日来血量倍增，色暗红有血块，伴有头痛，畏寒微热，口苦，咽干，盗汗，喜呕，全身酸痛，面浮萎黄，舌淡胖，苔薄微黄，脉弦数。体温38 ℃。

药用：柴胡12克、黄芩12克、党参10克、当归5克、川芎3克、半夏7克、生地12克、白芍15克、大枣25克、生姜5克、甘草5克。

2剂后热退血减，续服2剂，诸症平息。但血虚未复，用当归补血汤加减双补气血，而后月经正常。

按语：本案月经提前、经量多，且延长等症，是肝经郁热内扰与脾虚不能固摄共同作用所致；其虽夹杂血块，但并非即定属瘀，以经量过多、一时排出不畅而骤聚成块；其长期失血亦形成血虚易受外邪的背景，故其现寒热头痛、口苦咽干、喜呕等症是风寒邪气乘虚陷滞少阳，枢机为之不利。故治疗以小柴胡汤既能外达风寒邪气，又能内疏少阳气机，另加生地、白芍等，兼顾养血扶正之功。

（二十）小柴胡汤合桂枝加芍药汤

· **证型**：头面痛——肝脾不和，肌肉与血脉拘挛证。

- **主症**：一侧头面抽痛，或腹中痛，有拘挛之感，按其腹肌而有条索状，伴有胸胁苦满，不思饮食。
- **治法**：调和肝脾，养营缓急。
- **方药**：小柴胡汤合桂枝加芍药汤，即小柴胡汤原方（略）加桂枝、白芍。
- **出处**：《刘渡舟·小柴胡汤加减方证的运用》；袁孟尧，《小柴胡汤合桂枝加芍药汤治疗三叉神经痛临床观察》，载于《河北中医》1998年第5期第298页；杜顺福，《小柴胡汤、桂枝加芍药汤治疗三叉神经痛》，载于《日本医学介绍》1996年第5期第238页。
- **案例**：小柴胡汤加减治疗三叉神经痛案[167]。

周某，女，41岁。1993年因牙痛接受治疗，但并未见效。转省属某医院神经科诊查，确诊为特发型三叉神经痛。应用卡马西平片300毫克/日，连续服用4周，疼痛完全消失，但出现了眩晕的副作用，遂减药量为100毫克/日，但疼痛不减，而来本院治疗。

应用小柴胡汤合桂枝加芍药汤，卡马西平100毫克/日。药用柴胡12克、黄芩9克、党参10克、半夏9克、甘草6克、桂枝2克、白芍药12克、生姜9克、大枣10克。水煎服，日1剂。

连续服用4周，疼痛完全消失，达临床治愈后停止服药。1年后疼痛复发，再度应用卡马西平与小柴胡汤加桂枝芍药汤配合治疗临床治愈，此后2年未复发。

按语：本案因特发三叉神经痛而作剧烈牙痛，乃属于肝所主之筋脉、脾所主之肌肉的拘挛所致；治疗宜遵内经"肝苦急，急食甘以缓之"，以小柴胡汤合桂枝倍芍药汤，即以调畅肝气合甘养脾营法缓解其急。

参考文献

[1]罗兴民.陈学忠临床医案［M］.成都：四川科学技术出版社，2017：11-12.

[2]邵元欣，吴春丽，王兴臣.基于"少阳为枢"理论运用小柴胡汤治疗头痛验案举隅［J］.湖南中医杂志，2017，33（2）：80-82.

[3]刘季文.刘季文医论医案集［M］.长沙：湖南科学技术出版社，1993：95.

[4]唐昭荣，时乐.单兆伟运用小柴胡汤治疗便秘验案［J］.中国民间疗法，2017，25（10）：16.

[5]赖良蒲.蒲园医案［M］.南昌：江西人民出版社，1965.

[6]陈玉兰.小柴胡汤加味治疗经期感冒二则［J］.中医研究，1991（2）：38.

[7]陈四清.周仲瑛医案赏析［M］.北京：人民军医出版社，2008：12.

[8]刘小北，王玉芬.宋孝志治疗产后郁冒验案1则［J］.中国农村医学，1994（6）：48-49.

[9]江瓘.名医类案［M］.上海：上海中医药大学出版社，2013：17.

[10]余国俊.江尔逊老中医运用小柴胡汤治虚人感冒的经验［J］.北京中医，1983（3）：9-10.

[11]江长康，江文瑜.江尔逊学术思想儿科证治经验［J］.中国社区医师，2009，25（19）：19.

[12]胡方波.小柴胡汤临床应用举隅［J］.实用中医药杂志，1995（6）：28-29.

[13]孙礼强，伍建光.伍炳彩运用柴胡桂枝汤治疗发热2则［J］.江西中医药，2019，50（2）：23-24.

[14]刘英锋，刘敏，陈瑞春.柴胡桂枝汤在外感杂症中的运用［J］.新中医，1997（12）：45+47.

[15]胡珂.柴胡剂的临床运用［Z］.江西中医药大学附属医院，南昌，2017-10-30.

[16]梅国强.加减柴胡桂枝汤临证思辨录（待续）［J］.山西中医，2000（5）：1-4.

[17]梅国强.加减柴胡桂枝汤临证思辨录（续完）［J］.山西中医，2000（6）：3-5.

[18]上海市中医文献研究馆，编.疟疾专辑［M］.上海：上海科学技术出版社，

1965.

[19]张广修.妊娠发热案[J].四川中医,1991(5):39-40.

[20]黎崇裕.一个青年中医之路从经方庙堂到民间江湖[M].北京:中国中医药出版社,2016:21.

[21]李平端.小柴胡汤与止嗽散治疗外感咳嗽100例[J].陕西中医,2005(8):821-822.

[22]杨枝青,毕丽娟,编著.陆渊雷医案[M].上海:上海科学技术出版社,2010:125.

[23]刘英锋.柴胡类方的辨证活用[Z].江西中医药大学,南昌,2016-06-20.

[24]陈瑞春.陈瑞春论伤寒[M].北京:中国中医药出版社,2002.

[25]崔建民.小柴胡汤治愈周年发热[J].河北中医,1988(2):39-40.

[26]蔡良俊,刘英锋,张莹莹,等.统一表证分类,沟通辨证纲领:临证运用篇[J].中华中医药杂志,2014,29(9):2737-2743.

[27]刘泰.加味小柴胡汤治疗偏头痛50例[J].广西中医药,1996(3):3.

[28]关建国.小柴胡汤加味治疗颈性眩晕66例临床观察[J].河南中医,1995(3):145.

[29]孙薄泉.伤寒论医案集[M].西安:陕西科学技术出版社,1986.

[30]张文.小柴胡汤内服外洗治疗湿疹50例[J].中医杂志,1998(3):144.

[31]田永淑,田凤鸣.小柴胡汤加常山草果治疗26例寒热往来疗效观察[J].河北中医,1984(4):20.

[32]高军.小柴胡汤加减治疗儿科疾病验案4则[J].中医儿科杂志,2013,9(1):48-49.

[33]阳国彬,刘松林,梅国强.《伤寒论》柴胡类方辨治癌性发热探析[J].中国中医基础医学杂志,2018,24(9):1332-1334.

[34]朴德哲.小柴胡汤合葛根芩连汤(急性胃肠炎)验案[C]//中国中西医结合学会活血化瘀专业委员会.第十一届活血化瘀研究进展高层论坛论文集.南昌:江西省中西医结合学会,2016:2.

[35]林国栋.柴葛解肌汤治疗三阳合病[J].福建中医药,1966(1):27.

[36]侯泽民.刘渡舟伤寒临证带教笔记[M].北京:北京科学技术出版社,2016:109.

[37]陶洁.小柴胡汤加减辨治耳鼻喉科疾病临证心得[J].中医研究,2009,22(4):47-49.

[38] 赵修章. 中药治疗地方性斑疹伤寒 [J]. 河北中医, 1988 (4): 8.

[39] 张英. 小柴胡汤加味治疗"痄腮"的临床体会 [J]. 北京中医, 2005 (5): 284.

[40] 张炜, 张鹏. 王三虎教授运用小柴胡汤治疗甲状腺癌的经验介绍 [J]. 新中医, 2011, 43 (2): 164-165.

[41] 郭安英. 小柴胡汤治妇科病举隅 [J]. 江西中医药, 1987 (6): 28-29.

[42] 李民键. 小柴胡汤新用 [J]. 吉林中医药, 1995 (1): 33-34.

[43] 张怀亮. 小柴胡汤临床运用举隅 [J]. 辽宁中医杂志, 2007 (6): 828-830.

[44] 张子惠. 运用小柴胡汤于外科临床的经验 [J]. 中医杂志, 1985 (2): 15-16.

[45] 党铎. 小柴胡汤加减治疗经前期综合症 [J]. 中医函授通讯, 1993 (4): 19.

[46] 王足明. 肝痈（早期肝脓疡）[J]. 辽宁中医杂志, 1982 (4): 15.

[47] 王明如, 竹青. 小柴胡汤治疗各种发热举隅 [J]. 中成药, 1994 (6): 29-30.

[48] 冯世纶, 张长恩. 经方传真·胡希恕经方理论与实践 [M]. 北京: 中国中医药出版社, 2008: 145.

[49] 张德新. 夜咳治法举隅——附验案3则 [J]. 江苏中医药, 2009, 41 (7): 63-64.

[50] 沈桂英, 龚树春. 咳喘从肝治 [J]. 上海中医药杂志, 1987 (8): 19.

[51] 蔡耀庚. 小柴胡汤加减治疗百日咳28例 [J]. 浙江中医杂志, 1995 (9): 402.

[52] 孙伯青. 加减小柴胡汤治疗血管紧张素转换酶抑制剂所致咳嗽12例小结 [J]. 甘肃中医, 2001 (4): 8-9.

[53] 詹尚友, 刘忠庆. 小柴胡汤临床应用举隅 [J]. 内蒙古中医药, 2010, 29 (16): 16.

[54] 安象乾. 小柴胡汤治愈前庭神经元炎 [J]. 河北中医, 1991 (1): 29.

[55] 张小平. 小柴胡汤应用举隅 [J]. 中国中医急症, 2011, 20 (6): 1011.

[56] 雷虹, 王竹行. 小柴胡汤化裁治疗少阳头痛50例 [J]. 实用中医药杂志, 2003 (4): 192-193.

[57] 柴勇, 高宏艳, 楚月英. 小柴胡汤在皮肤科的临床应用 [J]. 中国实用医药, 2012, 7 (24): 194-195.

[58] 张春华, 李晓林. 小柴胡汤治验2则 [J]. 新疆中医药, 2000 (4): 62-63.

[59] 林燕, 姚艳, 伍迪, 等. 叶建州运用小柴胡汤治疗皮肤病经验举隅 [J]. 中国民族民间医药, 2019, 28 (21): 60-62.

[60] 高德. 伤寒论方医案选编 [M]. 长沙: 湖南科学技术出版社, 1981.

［61］王林群，胡刚明，巴元明，等.国医大师梅国强教授辨治新型冠状病毒肺炎验案浅析［J］.时珍国医国药，2020，31（4）：948-951.

［62］吴肖妮，吴庆福.小柴胡汤合温胆汤加减治疗儿童胆汁反流性胃炎32例［J］.浙江中医杂志，2007（5）：275.

［63］赵宏斌.降逆和胃法治疗胆汁反流性胃炎验案［J］.山西中医，2010，26（01）：7.

［64］张兴，马旺.小柴胡汤加减治疗急性病毒性肝炎60例［J］.内蒙古中医药，1996（S1）：16-17.

［65］吴光烈.临证应用小柴胡汤一得［J］.福建中医药，1987（05）：14-15.

［66］黄长林，李瑞祥.小柴胡汤合千金苇茎汤加减治疗咳嗽70例临床观察［J］.云南中医中药杂志，1995（06）：11-12.

［67］林克凤.张奎辉用柴葛解肌汤治外感热病的经验［J］.新中医，1997（06）：9-10.

［68］丁世新，张丽霞.小柴胡汤加味治疗登革热［J］.河南中医，1989，9（02）：10.

［69］史锁芳.柴胡白虎汤治季节性流感高热验案［N］.中国中医药报，2014（08）：22（005）.

［70］夏根.柴胡白虎汤治疗急性虹膜睫状体炎［J］.河南中医，1997（02）：37-38.

［71］王忠民，刘茜.小柴胡汤治疗女扎术后呕吐54例［J］.中级医刊，1989（01）：55+37+45.

［72］段元盛.小柴胡汤加味治疗支气管哮喘12例［J］.新中医，2000（02）：47.

［73］樊乐娟.小柴胡汤加减治疗热症［J］.陕西中医，2009，30（09）：1242.

［74］张玉昆.小柴胡汤加火硝治疗胆石症［J］.光明中医，1994（06）：22-23.

［75］郭强中，李云英.小柴胡汤临证治验举隅［J］.光明中医，2008（09）：1338-1339.

［76］徐荣鹏.王绪前合方治病经验撷英［J］.湖北中医杂志，2016，38（07）：23-24.

［77］黄朝争，王锡伟.小柴胡汤加减治疗急性胃炎100例［J］.实用中医内科杂志，1994（02）：24.

［78］张保伟.刘渡舟应用柴平汤的经验［J］.江西中医药，2001（06）：6-7.

［79］雍怀生.小柴胡汤治愈中期妊娠疟疾案［J］.四川中医，1994（04）：30-31.

[80] 白晓菊, 张金芳. 小柴胡汤防治小儿呼吸道感染 [J]. 内蒙古中医药, 1994 (03): 26.

[81] 陆胜年. 加味小柴胡汤治疗坐骨神经痛25例 [J]. 上海中医药杂志, 1995 (03): 28.

[82] 闫军堂, 刘晓倩, 赵宇明, 等. 刘渡舟治疗肝炎后肝硬化证治经验 [J]. 辽宁中医杂志, 2013, 40 (08): 1545-1547.

[83] 郑心婷. 林丽珠教授治疗原发性肝癌经验介绍 [J]. 新中医, 2009, 41 (02): 11-12.

[84] 郑光文. 化淤汤合三甲散治疗肝硬变举隅 [J]. 湖北中医杂志, 1995 (06): 39.

[85] 张善凌. 柴胡二陈汤治疗慢性支气管炎70例 [J]. 湖北中医杂志, 1995 (06): 12.

[86] 施晓玲, 张进东. 小柴胡汤加减治疗小儿厌食症126例 [J]. 四川中医, 2003 (11): 72.

[87] 用小柴胡汤合半夏厚朴汤治疗喘息性支气管炎 [J]. 医学文选, 1987 (01): 43.

[88] 赵典联. 江尔逊运用小柴胡汤4法 [J]. 光明中医, 1995 (01): 8-10.

[89] 刘成源, 罗红艳. 小柴胡汤临床新用 [J]. 北京中医药大学学报, 1996 (02): 35-36.

[90] 常刘萍, 周章武. 小柴胡汤治疗肋软骨炎24例 [J]. 安徽中医临床杂志, 1996 (03): 124-125.

[91] 杨丽珍, 丁丽萍, 宋静君. 小柴胡汤加减治疗小儿癫痫45例临床观察 [J]. 中医药学报, 1999 (02): 3-5.

[92] 范济平. 小柴胡汤加味治疗外感性眩晕 [J]. 云南中医杂志, 1990 (03): 18-19.

[93] 高黎, 梅国强. 梅国强教授运用柴胡类方治疗脾胃病撷英 [J]. 北京中医药大学学报 (中医临床版), 2011, 18 (06): 32-33.

[94] 孙向红, 于新民, 侯树斌. 小柴胡汤在五官科中的应用 [J]. 江苏中医, 1997 (11): 33-34.

[95] 莫宁, 贾平. 小柴胡汤临床应用举隅 [J]. 内蒙古中医药, 2016, 35 (02): 67-68.

[96] 彭治安. 小柴胡汤治疗悬饮——附42例临床观察 [J]. 湖南中医杂志, 1987

（02）：12-13.

［97］陈思慧，陈思华．小柴胡汤加味治疗妊娠恶阻30例［J］．新疆中医药，2004（03）：19-20.

［98］杨楚徐．芳香化湿法临床运用举隅［J］．北京中医，1995（06）：31-32.

［99］江长康．江尔逊运用柴仁汤的经验［J］．中医杂志，1995（01）：55-56.

［100］梅国强．手足少阳同病刍议［J］．光明中医，1995（01）：24-25.

［101］连旭东．小柴胡汤临床新用验案举隅［J］．中国实用乡村医生杂志，2009（08）：16.

［102］朱进忠．小柴胡汤的临床应用［J］．山西中医，1987（05）：14-16.

［103］杨超前，何红英．小柴胡汤新用3则［J］．山西中医，2001（05）：34.

［104］林嘉雯，苗婷婷．黄煌运用经方治疗恶性肿瘤验案撷要［J］．中华中医药杂志，2017，32（01）：178-180.

［105］赵国庆．王炯副主任医师应用柴胡五苓散验案五则［J］．甘肃中医，2001（03）：10-12.

［106］王守永，李德宪．柴苓汤治疗水肿［J］．长春中医药大学学报，2014，30（01）：90-91.

［107］柳少逸．柳少逸医案选［M］，中国中医药出版社，2015.

［108］刘利军．柴胡舒肝散、茵陈五苓散合方加减治疗黄疸性肝炎23例［J］．内蒙古中医药，2008（13）：68.

［109］高广龙，岳妍．小柴胡汤合五苓散治疗胃肠型感冒1例［J］．吉林中医药，2013，33（09）：949.

［110］陈明，刘燕华，李芳．刘渡舟验案精选［M］．北京：学苑出版社，2007.

［111］周亚男．刘渡舟治疗病毒性乙型肝炎的经验方［J］．世界中医药，2011，6（05）：418-419.

［112］梅国强．自拟"四土汤"临证思辨录［Z］．湖北中医药大学，武汉，2018-09-17.

［113］陈亦工，陈强，陈萌．小柴胡汤治疗急性肾盂肾炎200例［J］．国医论坛，2000（03）：9.

［114］吴士康．小柴胡汤加味治疗慢性泌尿系感染97例［J］．四川中医，1996（07）：21.

［115］海晖．小柴胡汤加味治疗乳糜尿32例［J］．国医论坛，1999（02）：7.

［116］余惠民．经方治验摭拾［J］．河南中医，1990，10（03）：10-11.

［117］郑昱．小柴胡加味汤治疗外感后久咳疗效观察［J］．甘肃中医学院学报，2000（03）：39-40．

［118］饶亚非．小柴胡汤加减治丝虫病周期性发热32例［J］．江西中医药，1999（01）：29．

［119］王静，潘振海，刘佳彬．小柴胡汤加减治疗慢性肾功能不全30例分析［J］．天津中医，1994（06）：33-34．

［120］洪建勋，邓棋卫，孟萍，等．小柴胡汤合四妙丸治疗肝胆湿热型男科疾病应用举隅［J］．江西中医药大学学报，2020，32（05）：21-23．

［121］王韶兵，高嵩，司昌荣．郭文勤应用小柴胡汤临床治验［J］．辽宁中医杂志，2011，38（12）：2462．

［122］陈彦．论温病半表半里发热——附38例分析［J］．北京中医，1990（05）：42-44．

［123］何宇林．剖腹产后发热案［J］．江苏中医杂志，1983（01）：63-64．

［124］邢崇溢，阚俊明，韩伟锋．小柴胡汤合保和丸加减治疗小儿病医案3则［J］．新中医，2019，51（03）：62-63．

［125］刘清荣．辨证治疗病毒性肝炎后综合征52例［J］．陕西中医，1992（01）：2-3．

［126］范道长，孔繁霞．小柴胡汤加味治疗胃下垂60例［J］．四川中医，1995（02）：20．

［127］吴小明．小柴胡汤临床应用举隅［J］．安徽中医临床杂志，1997（06）：331．

［128］王常勇，吕德苗．小柴胡汤加味治疗热入血室验案3则［J］．江苏中医，2001（04）：32．

［129］虞士扬，马菊初，顾选文．中医药治疗间日疟45例［J］．上海中医药杂志，1964（08）：6．

［130］刘芳．小柴胡汤加减治疗产后发热42例［J］．广西中医药，1999（01）：29-31．

［131］王雪峰，张小梅．三焦枢机论治小儿肠道病毒性心肌炎探要［J］．中医函授通讯，1995（03）：42-43．

［132］梁西红，周永学．杜雨茂教授辨治慢性肾衰竭探讨［J］．陕西中医学院学报，2013，36（05）：27-29．

［133］张智华．柴胡四物汤临床应用举隅［J］．湖北中医杂志，2010，32（01）：64．

[134]周晓爱．热入血室验案二则［J］．湖北中医杂志，1987（01）：43．

[135]周梦波，夏永良．夏永良运用柴胡加龙骨牡蛎汤治疗不寐经验探讨［J］．江西中医药，2018，49（12）：29-30．

[136]董永军．杨积茂副主任医师疑难杂症验案拾零［J］．甘肃中医，2002（01）：19-20．

[137]张子萍．小建中合小柴胡汤治疗再发性呕吐12例［J］．四川中医，1999（04）：37-38．

[138]訾占生，刘金山，王广军，等．小柴胡汤加减治疗脾切除术后发热［J］．中医药学报，1995（06）：24．

[139]高忠国，林坚．小柴胡汤加减治疗慢性乙型肝炎50例［J］．浙江中医学院学报，1999（03）：36．

[140]李梦虎，邢凤池．培土泄木法治疗肠易激综合征验案3则［J］．湖南中医杂志，2015，31（08）：97-98．

[141]胡斌．小柴胡汤临床治验［J］．浙江中医学院学报，1990（02）：16-17．

[142]王翔云．小柴胡汤加减应用举隅［J］．实用中医药杂志，2008（10）：670．

[143]曹静安．小柴胡汤合甘麦大枣汤治疗更年期综合征［J］．上海中医药杂志，1984（03）：19．

[144]米丰年．小柴胡汤合白虎汤的异病同治［J］．牡丹江医学院学报，1996（03）：41．

[145]申洁婷，吴煜，袁菊花，等．小柴胡汤临床治疗癌性发热点滴体会［J］．辽宁中医药大学学报，2011，13（09）：192-193．

[146]钱宝延，冯轲红．小柴胡汤加减治疗癌症发热32例［J］．陕西中医，1995（02）：57．

[147]施燕．小柴胡汤加味治疗先兆流产53例［J］．河北中医，2001（04）：313．

[148]王成钢．略谈小柴胡汤的临床运用［J］．江西中医药，1988（04）：25-26．

[149]王尚金．柴胡达原饮治疗高热68例［J］．河南中医，1994（03）：165．

[150]高新彦，刘明怀，廖成荣．程原仲运用小柴胡汤治验赏析［J］．光明中医，2015，30（04）：833-835．

[151]龚华平．慢性胆囊炎临床经验点滴［J］．江苏中医杂志，1985（10）：13．

[152]梅国强．加减柴胡陷胸汤临证思辨录［J］．湖北中医学院学报，2003，5（04）：43-46．

[153]梁映涛．柴胡陷胸汤加减治疗悬饮（渗出性胸膜炎）的体会［J］．新中医，

1985（01）：25-27．

［154］张连城，杨丽明．小柴胡汤治疗慢性胆管炎28例疗效观察［J］．河北中医，1987（05）：3．

［155］顾义海．谢旭善运用小柴胡汤治疗慢性乙型病毒性肝炎经验举隅［J］．河北中医，2009，31（01）：6-7．

［156］陈瑞春．常见肝病的证治思考［J］．新中医，1997（01）：12-14．

［157］杨东海，耿正国，田新社．四磨饮子治疗顽症应用体会［J］．北京中医，2006（04）：235-237．

［158］庄日喜．小柴胡汤在消化系统急症中的运用体会［J］．河南中医药学刊，1999（02）：10-11．

［159］于国东，黄秋胜．小柴胡汤治疗膀胱颈综合征31例［J］．新中医，2001（08）：51-52．

［160］朱沛冉．谈谈小柴胡汤的临床应用［J］．安徽中医学院学报，1987（01）：38-39．

［161］汪厚祥．小柴胡汤治疗分泌性中耳炎40例［J］．湖北中医杂志，2001（01）：32-33．

［162］谢天峰．小柴胡汤治疗心悸举隅［J］．临床医学研究与实践，2017，2（21）：100-101．

［163］邵桂珍，王延周．从肝辨治反复发作性心绞痛57例［J］．陕西中医，1989（06）：246-276．

［164］李智．小柴胡汤在少阳证中的应用浅析［J］．现代中西医结合杂志，2009，18（07）：773-775．

［165］刘军，傅建文．小柴胡汤加味治原发性痛经57例疗效观察［J］．江西中医药，1992（04）：39．

［166］周秀英．小柴胡汤加减法临床应用［J］．现代医院，2005（10）：63-64．

［167］袁孟尧．小柴胡汤合桂枝加芍药汤治疗三叉神经痛临床观察［J］．河北中医，1998（05）：298．

附 录

一、以少阳三焦理论拓展经典柴胡类方的运用

《伤寒论》小柴胡汤不仅因其立法精要巧妙、疗效历验不爽而著称于医史，更以其配伍化裁灵活、变通应用广泛而盛行于历代。然而，要能真正从医理的高度把握小柴胡汤及其化裁方的运用规律，仅以现在通行的"少阳半表半里、寒热虚实夹杂"或"肝胆脾胃不和"等主治病机来驾驭之，不仅有捉襟见肘之感，更未能真正穷尽其妙！

清代柯琴、唐容川等名家，曾一改以往之俗套，"只在六经上求根本，不在诸病名目上寻枝叶"，在倡发仲景六经乃为百病立法、界定仲景六经乃经界地域之义的同时，曾提出少阳证治关乎三焦之腑、柴胡之剂贵在转运机枢等独具匠心的观点，江西名老中医姚荷生先生、陈瑞春教授，则从实践检验理论、理论指导临床的角度，结合切身经验，对其中蕴含的真知灼见作了更深入的发明与印证。他们认为：少阳经界乃统属手足少阳两大经系，其病理范围绝不限于腠理与胆系，尤其包括六腑之一的三焦，因此少阳辨证自然关乎三焦病变，少阳立法、选方与用药也不能脱离三焦特性，而《伤寒论》诸柴胡汤证，正是与这类病变及其证治密切相关的典型范例。下面笔者根据从师所学，试以六经界的眼光，立足少阳之三焦，就仲景有关柴胡类证（以柴胡命名的汤证）之证治规律，作一系统分析。

（一）少阳本证：大小柴胡证的对待与比较

1. 少阳小柴胡证乃属手足两经同病而偏重三焦者

众所周知，该证病机本属少阳寒风郁火，正邪分争于表里之半，而此"表里之半"正是三焦膜腠之所在！因为三焦者，乃是居"藏腑（内脏）之外，躯体（躯壳）之内，包罗诸藏，一腔之大府也"（张景岳《类经》），其处内邻脏腑，外连腠理，正当表里之间也，故外邪侵犯少阳经界，手经三焦首当其冲。因此，在小柴胡证的七大主症之中（即：往来寒热、胸胁苦满、默默不欲饮食、心烦喜呕，结合少阳提纲，则口苦、咽干、

目眩也为其应有表现），除喜呕、不欲饮食较能地显示胆郁犯胃的机制之外，其余五症无一不与手经三焦有关。如：口苦、咽干、目眩乃少阳相火循其经脉（包括手少阳经脉）上犯苗窍使然，相火虽寄于胆，而其游行上下内外，无不依赖于三焦火腑的气机升降与三焦通道的内外转输。因此少阳一有风寒外束，令其游行之相火失于宣达而怫郁于内，则会蓄积于胆腑而犯胃口、逆循于经脉（包括手少阳经脉）而扰清窍，故而才使呕不能食与口苦、咽干、目眩同时并发。心烦与胸胁苦满，虽然各与胆腑的中正之官和位居胁下有关，但三焦之腑上络心包，而由三焦郁火循络扰神，引起发烦则更加直接。胸胁地带属于身之两侧，而两胁不仅有胆经分布，三焦肋膜也同行其间，故左右（两胁）者乃三焦水火气机升降之道路，其与胆腑独居一侧也较有不同，因此，一旦"血弱气尽，腠理开，邪气因入"，便会循其腠膜之连系，传入躯壳之内，而"与正气相搏，结于胁下"，出现胸胁之苦满与胀痛，所以该征已不只是邪气阻滞其浅在的经脉，更多的是影响胁内水火升降之机枢的结果。至于往来寒热，作为正邪分争于半表半里的特有指征，更是非三焦而莫属，因为三焦者，其位外连腠理内邻脏腑，正当表里出入之地带，其用又为"原气之别使（《难经》）"，有"通会元真"以充腠理之职（《金匮要略》），故其症现"往来寒热者，（正是风寒之）邪（自肌腠乘真元之不足，侵）入躯壳之里，脏府之外，两夹界之隙地，所谓半表半里，少阳（三焦）所主之部位。故（风寒之邪）入而并于阴（里）则寒，出而并于阳（表）则热，出入无常，所谓寒热间作"也（方中行《伤寒论条辨》）。

小柴胡汤，作为和解少阳之第一主方，所以取柴、芩、夏、参、姜、枣、草，不同性味之品合于一方，能得寒热并用、攻补兼施、升降宣通之义，也无不与三焦气机水火交织纷纭的发病机制密切相关。如柴胡辛平升发，其疏利少阳气机，不只在胆而更在三焦，以三焦总司诸气之转枢，其转枢利则气机和而膜腠畅，元真之气得以伸张而能驱邪外达；黄芩苦寒，以清郁积之相火；半夏辛温，以散停滞之水饮；参、草味甘，以助偏衰之元气；生姜大枣，资助营卫，以随气机外达而抵御外来之风寒。是故全方应机立法，相反相成，协同达到疏利膜腠以和表里、分解水火以和寒热、扶正驱邪以和虚实的至和之治！

另外，特别值得注意的是，《伤寒论》中第96条小柴胡汤证中列举的一系列扑朔迷离的或然征象及其药物加减，正是对三焦之腑兼涉广泛、病机多样等特点的天然写照。因为三焦者，决渎之官，水道出焉，同时，三焦又下系命门，而游行相火，受病自多水火失调而为证寒热夹杂。其于寒热夹杂之中，若寒邪偏重，则气化易阻而停水较甚，或停于上焦而殃及肺脏则"或咳"，可加干姜、五味，兼以温肺化饮；或停于中焦而殃及胃肠则"或心下悸"，或停于下焦而殃及膀胱则"或小便不利"，均可去黄芩之寒凝，加茯苓之淡渗，以通调其水道。若于寒热夹杂之中，热势偏重，则火气易亢而消水较甚，火炎于上焦，但扰于心包则"或胸中烦（甚）而不（一定）呕"，可去人参之甘壅、半夏之温燥，加栝萎之凉润以清化痰火；火消于中焦，胃津受劫则"或渴"，可去半夏之温燥，加人参、栝萎根，以益气生津。再因三焦者，内裹脏腑，外连肌腠，主司诸气之转枢，故本证于表里出入之间，在病势初浅、内郁较轻时，则可得太阳表解之机，而有"或（口）不（干）渴，身（仅）有微热"，此可加桂枝兼以解表；若病势深入，内及脏腑，则可因气机郁滞之甚，导致木不疏土而"或腹中痛"，此可去黄芩之寒凝滞气，加芍药以和肝脾，也可因饮邪蓄结之久，阻滞肝脾而有"或胁下痞硬"，此又可去大枣之甘壅，加牡蛎以软坚……证治变化虽多，实不离三焦一宗！

2. 少阳大柴胡证乃属手足两经同病而偏重胆腑者

大、小柴胡证虽然因同具往来寒热而同属少阳半表半里之证，但彼此之浅深轻重显然不同，而其浅深轻重差异之缘由，则首先是因为其半表半里的病位偏重使然。即小柴胡证侧重半表，乃为三焦膜腠所主，大柴胡证侧重半里，则已由焦膜内聚胆腑，阳明胃肠也或受影响。是于病症，前者多寒热而不得汗，痛苦以弥漫胸胁为主，可见头（角）痛等经脉症状；后者则可"伤寒发热，汗出不解"，痞痛必有心下固定之处（包括右上腹处），可兼下利不畅等胃肠反应。而于治法，两方虽同用柴、芩、半夏以疏气机而治水火，但一者佐人参以助正祛邪，一者配枳、芍甚至加大黄以破里结，是前者注重安外以攘内，欲求战汗而解，后者注重攘内以安外，必得"下之则愈"。因此，两者的相互关系，也可看作少阳自身病变由浅入深之连续过程的前后阶段。

（二）少阳兼证：柴胡化裁方证的同异衍化

少阳病变，由于三焦"孤腑"有遍历上下，通连内外的特点，致使其病证类型可以兼涉甚广、变异甚多。对兼变较轻者，可仿上述的柴胡证加减法，以大、小柴胡稍作进退，但对兼变较重者，又当另作化裁而独立方证。因此《伤寒论》中便有柴胡桂枝汤证、柴胡桂枝干姜汤证、柴胡加芒硝汤证和柴胡加龙骨牡蛎汤证之例。

1. 柴胡桂枝汤证——少阳腠膜外涉太阳肌表，寒风外束为主

太阳主表而外应皮毛，少阳居间则外连腠理。太阳风寒表证不解，即可由皮毛而至腠理，渐入少阳地带。传入少阳，本当以小柴胡治之，但若传变之中，症现发热之中仍微恶寒，或伴肢节烦疼，而口苦、咽干、目眩之类尚未显著，微呕、心下支结（微小的梗阻感）也仅仅初见端倪，是太阳之表未罢而初及少阳未深，寒风外束尚在而火郁水滞未甚，病位之重心仍在经脉、肌腠与焦膜的躯壳之端，治法适以小和少阳兼以发表，故取柴胡、桂枝两方各半之法可以恰到好处！

2. 柴胡桂枝干姜汤证——少阳膜腠内涉太阴脾脏，寒饮内结偏胜

少阳受病，病本夹杂，其于进退之间，不仅有表里多少之偏，还有寒热多寡之异。如见热一味清下，或素弱阴胜之体，势足以使少阳夹杂之机，向着寒多热少的方向转变，此际则阳气易困、水气易停，病势难免由阳及阴、由腑及脏，其中以太阴首当其冲，以少阳三焦为行水之腑，太阴脾肺为运水之脏，三焦升降之枢在于中，而中焦枢机根于脾，因此少阳主证偏于寒化而内涉太阴，乃其常见转归之一，柴胡桂枝干姜汤证即属此例。试观该证，"胸胁满……往来寒热（寒多热少）"是少阳膜腠受病之象，而其"胸胁（按之已）微结（硬）……小便不利，（而）渴"，则显露其饮停中焦欲成蓄结之势，致使水液不得上蒸苗窍、下达膀胱，故辨其渴必饮热、小腹不满，知其既非转属阳明，也非太阳蓄水，乃是饮结于中；其所以不呕，正是中焦水饮所涉之脏器已由腑入脏——不在胃，而在脾！好在一派的静象之中，尚有"但头汗出……心烦"等动机，可知寒饮内盛之中，仍有郁火存在，说明并非纯属阴结，病机之重心仍在少阳，故仍可从少阳和法之中寻求战机，所不同的是，寒温并用之中当侧重温化、辛开苦降之中当注重辛开。因此，方以小柴胡去人参、半夏，易干姜、桂枝以温脾化饮，去生姜、大枣，易牡蛎、栝蒌根以软坚散结，如此不失为立足少阳、兼顾太阴之良策。

3. 柴胡加芒硝汤证——少阳膜腠内涉阳明胃肠，火热内实偏胜

少阳三焦，其膜包连五脏六腑，其道通行水火两气，且少阳经期，又正当由阳入阴之际，故少阳病变内传脏腑，既可兼涉太阴而从阴化寒，也可兼涉阳明而从阳化热。因此，少阳兼涉阳明，以致火热内实偏胜者，也是少阳病变的常见转归之一。前文所论的大柴胡汤证，虽已牵涉此机，不过彼则侧重少阳之半里、以胆腑为主，而此之柴胡加芒硝汤证，则是侧重少阳之半表、以三焦为主者。试观其症仍以往来寒热（而不得汗），或"胸胁（苦）满而（喜）呕"等为主症，此与大柴胡汤证的汗出不解、心下痞硬或急痛者有浅深之不同，而从其伴见日晡所发潮热，可知其又兼涉阳明燥热，至于何以出现"反下利者"，除了原文提及的误治因素外，实与少阳三焦水道不利、逆行肠间，以致分清别浊失职也有一定关系。由于该证病机重心不仅仍在少阳，而又不似大柴胡证之少阳偏里，故只需以小柴胡汤加芒硝，于和解少阳之中，对阳明燥热略加兼顾即可！

4. 柴胡加龙骨牡蛎汤证——少阳膜腠兼涉厥阴包络，水火逆扰心神

少阳厥阴，经脉相络，互为表里，且脏器之间，不仅有肝胆相寄，还有三焦之焦膜与心包之胞膜"以膜相连"。因此，少阳病变失治误治，极有可能循此联系殃及厥阴。柴胡加龙骨牡蛎汤证即其中的代表。该证的发病机理，乃是少阳病邪弥漫三焦，水逆火郁，上扰心包。故其现症是在柴胡症的基础上，续发"胸满烦惊，小便不利，谵语，一身尽重，不可自转侧"等症，即：水气上逆心包则小便不利而惊悸，火气上攻心包则胸中烦满而谵语，水逆火郁于胸中、上焦阳气不得宣达周身，则一身尽重而不可自转侧。若论治法，则柴胡加龙骨牡蛎汤，一取小柴胡汤法，疏理三焦、正本清源，二加茯苓、大黄通利二便，以降水火，三加龙、牡、铅丹，镇定心包，以制其乱，四加桂枝宣通胸阳，以布周身。

（三）少阳邻证：柴胡类方的变通应用

柴胡方虽本为和解少阳而设，但由于少阳三焦身居内外之间、遍历上下诸脏，乃为通身气机水火升降出入之通道与枢纽，故柴胡和解之法不仅可以主治少阳自身气机、水火失调之诸证，而且可以借助疏利三焦枢机之治，达到间接调理邻脏病变的效果，因此，仲景使用柴胡方还有不少灵活变通之例。

1. 借道少阳，转出厥阴表邪

少阳与厥阴，不仅经脉互为络属、经气互为中见，而且由于少阳三焦，身居脏腑躯壳之间，通里而达表，故厥阴受邪，病势未深之初，尚可借道少阳转邪出表。如《伤寒论》厥阴篇（327条）（"厥阴中风，脉微浮为欲愈，不浮为未愈"），和（379条）（"呕而发热者，小柴胡汤主之"）等，即其例。具体来说，其证治大意可以整理如下：厥阴中风（327条），呕而发热（379条），（但）热少厥微，（仅）指头寒，默默不欲食，（时自）烦躁（欲去衣被）（339条），脉沉紧（弦）者（140条），（是寒风郁热由厥阴之表而初及其里的证候，仍可以借助与其相为表里的少阳机枢，转邪出表，故可变通以）小柴胡汤主之（379条）。"（服汤后，若转）脉微浮（为邪得外达之机，则病势）欲愈，（若）不（得脉）浮（则知病邪未得外达，势必内陷，故）为未愈（327条）"。

2. 还道少阳，透出血室之热

三焦焦膜遍历胸腹诸脏，女子血室——胞宫也在其中。少阳受邪可以循其焦膜内传诸脏，血室之胞宫亦不例外，故《伤寒论》中也有此例证。如（140条）："妇人中风，七八日续得寒热，发作有时，经水适断者，此为热入血室，其血必结，故使如疟状发作有时，小柴胡汤主之"，此即少阳寒风郁火，适逢妇人经期，趁之血海空虚，循其腠膜内陷血室之证。血室本属厥阴，热入血室本当仿照（143条）"……热入血室也，当（以针）刺期门，（或以凉肝之品），随其实而泻之"，但因此例，仅仅"经水适断"而尚无"谵语"，是郁热初陷血分未深，寒热"如疟状发作有时"，是气分寒风未罢，故宜达少阳尤有"透热转气"之机，何况病势传变来自少阳，与所陷之厥阴又互为表里，故与小柴胡汤变通，引厥阴之邪还道少阳而出，正属"逆流挽舟"救治之法。

3. 通达气机，疏解土中郁木

三焦焦膜上裹心肺，下系肝肾，中连脾胃。故少阳病变连及阳明胃肠者固然多见，而与太阴脾病相互影响者也非绝无仅有。《伤寒论》（100条）"伤寒，阳脉涩，阴脉弦，法当腹中急痛，先与小建中汤，不差者，小柴胡汤主之。"即根据脾与三焦的横向联系，变通柴胡之法，借助三焦气道，疏解土中郁滞的例子。因为中土转运，动力虽在脾，但道路在三焦，故对太阴"腹中急痛"而温中健脾不效者，恐其虚中夹滞，再以小柴胡汤疏利中焦气机，以助脾运，也不失为常中求变的间治之法。

4. 舒气散结，伸张腑中郁结之阳

少阳为枢，其义有三：一为表里出入之枢，二为上下升降之枢，三为阴阳交接之枢。其出入之枢不利，则营卫外达不畅，寒热为之往来；升降之枢不利，则水火敷布不均，而呕逆口苦、两胁胀满乃作；交接之枢不利，则阳气郁结不宣，而肢逆、脘痞可征。如《伤寒论》（148条）"伤寒四五日，头汗出，微恶寒，手足冷，心下满，口不欲食，大便硬，脉细者，此为阳（气）微结……脉沉亦在里也，汗出为阳微（结），假令纯阴结，不得复有外证，悉入在里，此为半在表半在外也，脉虽沉紧，不得为少阴病，所以然者，阴不得有汗，今头汗出，故知非少阴也，可与小柴胡汤，设不了了者，得屎而解。"此即属寒束少阳，气失宣达，以致胃阳不伸，腑气不降而为阳气郁结之证，其受病之所虽在阳明胃、肠，但其发病之源则始于少阳焦、胆，其恶寒、肢逆、脉细沉紧虽似阴经寒结，但反头汗出，大便硬，知有火郁其中，非纯阴结，乃"阴中有阳"——腑气郁结、阳气不达，故其治法，"通阳不在温"而在利气机，通气不在肠而在利三焦，是以小柴胡汤，疏气以开痞、通阳以治逆，令"上（二）焦得通，津液得下，胃（肠之）气因和"（233条）则会"得屎而（病）解。"（148条）

5. 调理三焦，分消内外弥漫之邪

风寒之邪，表里传变，既有分经而至、主次分明者，也有弥漫多经、主次难分者。前者论治，可以分别先后，或主治兼治；后者论治，则须圆机活法，巧以变通。如《伤寒论》（99）条"伤寒四五日，身热恶风，颈项强，胁下满，手足温而渴者，小柴胡汤主之。"正是风寒郁热弥漫多经的一种证治类型，即"身热恶风，颈项强"是风寒外束于太阳之表，"手足自温而渴"是化热、动湿于阳明、太阴之里，"胁下满"是寒热相搏于少阳之半，三者表里寒热之间势均力敌，治法上若侧重辛温发表，则有助热动湿之虑，若侧重清热利湿，则有寒凉碍邪出表之忌，若表里并治，仍有少阳之半不可兼得，更何况少阳为病，又有汗下之慎，唯有以柴胡汤，中取少阳和法，通过转疏三焦机枢，达到一法三顾的目的，即外以畅营卫、内以调水火，中以利气机，于兼顾表里寒热之中，无犯虚虚实实之戒，论治可谓巧妙！

6. 运转中枢，协调脾胃肝胆之气

疸病多不离湿，蕴热则尤易发黄，土壅为湿热之根，木郁为发黄之所，故治黄疸有从清热利湿治其本者（如茵陈蒿汤、茵陈五苓散之类），有从疏肝利胆治其标者（如四逆散、龙胆泻肝汤之属），而此以柴胡汤治之者，意在借助三焦机枢，协调脾胃肝胆诸气，即用柴胡转疏气机以利肝胆，用芩夏降火散水以化湿热，参、草、姜、枣（小柴胡）与枳实、大黄（大柴胡），则随其脾胃之虚实多少而选择配伍。故以其治疸，力虽不专，但适应甚广，少阳、阳明、太阴、厥阴诸经发黄，皆可适当配用，尤其是夹杂外感而引动者，更有内外兼顾之妙，正如《金匮要略》黄疸病篇所云："诸黄，腹痛而呕者，宜柴胡汤"，《医宗金鉴》则注到："呕而腹痛，胃实热也，然必有潮热便硬，始宜大柴胡汤两解之；若无潮热便软，则当用小柴胡汤去黄芩加白芍和之可也，故以小柴胡散邪气，止呕痛，并非小柴胡能治诸黄也"。

7. 和解水火，平衡一时阴阳之偏

"水火者，阴阳之征兆也"，三焦者，水火之道路也。故一身阴阳之协调平衡，也与三焦枢机之升降出入间有关联，而一身阴阳之失调，也有可与小柴胡汤间而调之者。如《金匮要略》妇人产后病篇第二条："产妇郁冒，其脉微（稍）弱，呕不能食，大便反坚，但头汗出。所以然者，血虚而厥，厥而必冒；冒家欲解，必大汗出。以血虚下厥，孤阳上出，故头汗出。所以产妇喜汗出，亡阴血虚，阳气独盛，故使汗出，阴阳乃复。大便坚，呕不能食，小柴胡汤主之"。此即借调三焦水火升降出入之机，以平产后阴阳气血之偏，尤其在产后虚人受风而引发郁冒者，更显得恰到好处。正如《金匮要略心典》所

注:"郁冒虽有客邪,而其本则为里虚,故脉微弱也,小柴胡主之者,以邪气不可不散,而正气不可不顾,惟此法为能解散客邪,而和利阴阳耳。"

以上只是笔者就《伤寒论》中有限的柴胡类证,试从三焦的病机特点上,做了一些系统整理与分类,但其意义并不仅是依据三焦之说阐明柴胡类方的运用规律,而且可由此看出,中医历来存在的"三焦实质"与"有名无实"的理论之争,若能真正本着理论指导实践、实践验证理论的精神,紧扣辨证论治的要求,加以系统整理与临床印证,是不难得出其应有的结论的。据此,也足以显示在中医博大精深的辨证论治体系中,还有许多先辈们遗留给我们的证治经验,并未能得到切实的总结与继承!

二、从三焦膜腠理论看柴胡类方的后世化裁

笔者曾就《伤寒论》中的各种柴胡类证,从三焦的病机特点上,做了比较系统的整理与分类,试图依据三焦之说进一步揭示柴胡类方在经典证治体系中的运用规律[1]。然而,要真正达于穷尽其妙,还须结合后世医家对小柴胡汤的运用经验,尤其是对该方的灵活化裁与变通应用的实际成效,才能从承前继后的学术发展中,全面展露小柴胡汤作为经典主方所蕴藏的深厚的学术意义和广泛的运用价值。

笔者认为,小柴胡汤作为八法之一和法的典型代表,其不同于其他和剂的独特之处(如寒热虚实夹杂之半夏泻心汤之类,肝脾虚实夹杂之逍遥散之类,表里寒热虚实夹杂之麻黄升麻汤、乌梅丸等),乃在于它疏气转枢,而有兼通八法之妙。因为疏气转枢,既能畅三焦、达腠理以透其外,又能舒胆木、利腑道以安其内,是表里分消之义可见;既能发阳气以散寒,又能行相火以透热,是寒热并治之义可见;既能助运机以布真元,又能开郁结以导邪浊,是虚实双调之义可见。因此,本方特以柴胡为帅,是"疏气"一法之中,已蕴表里寒热虚实兼顾之势,再佐以辛开苦降、温清消补之偏将(如配姜枣助营卫更散其外束之风寒,配黄芩兼清其内郁之火热,佐半夏兼消其中阻之水饮,配参草兼护其已衰之元气),故而能够表里寒热虚实并调,又无偏颇遗漏之虑。这种"至和"之法,以其丰富多样而并行不悖的配伍机制,为灵活的加减化裁,留备了广阔的延伸空间,其可兼用八法的独到之处,也绝非他剂所能比拟。然要全面具体地把握小柴胡汤"少阳和法"的精妙运用,仅知其疏气转枢、佐以温清消补的配伍法度是不够的,还应进一步认识其法度得以树立的病理背景,这才能深入、贴切理解表里寒热虚实并发之证的内在机制;根据这些表里寒热虚实的偏兼关系,领会它在后世医家中广泛加减与灵活化裁的必然规律。

小柴胡汤之"和法",实有三焦生理与病理为其所本。所谓少阳一系,统隶手足两条经脉,分别内属三焦与胆。虽然胆之经脉也循身侧,但到底经脉在外,部位表浅,不足以胜任内外转枢之职,唯有少阳三焦,位居躯壳之内,脏器之外,一腔之大腑,其外应腠理,内邻诸脏,故离表未远,入里未深,正当表里出入之地带,适具内外转枢之机巧,因此少阳才有"病主半表半里、治在内外分解"的特点。同时,三焦既为通调行水之道,又为游行相火之腑,同具水火两性,因此少阳才有"为病寒热夹杂,治须寒温并调"的特点。另外,三焦既是协助水谷传化之腑,又为元气之别使而司元真之敷布,因此少阳才有"病易虚实相间,治有攻补兼施"的特点。总之,一切的表里寒热虚实之所以同时并发,实以少阳三焦水火气机之转枢失职为其根基,自然也有"少阳为枢"而以疏利枢机为第一要义的独特和法!

若进而言之,小柴胡汤的加减化裁,所以能兼容八法,除了少阳胆经与肝、胃两经的特定关系,更多的是少阳三焦与它经它脏的广泛联系。即少阳三焦,在结构上外应腠理而通于肌肤,内连诸膜而包裹上下诸脏,在机能上主持枢机,协调诸脏之气及一身水火的升降出入。因此,在病理上,自然与内外诸经脏腑会有复杂多样的兼涉与传变(所谓少阳虽主表里之半,然外来兼表、内传及里者有之;少阳虽主寒热夹杂,然水盛从寒、火盛从热者有之;少阳虽主虚实相间,然连腑成实,及脏致虚者有之)。因此,小柴胡汤虽以"和解"树立少阳主法,然要具体活用其和法,还须深知其兼合八法之变。这从《伤寒论》中小柴胡汤之七加减、类柴胡汤之五化裁,已可窥见其和解兼汗、和解兼下、和解兼温、和解兼清、和解兼消之明义。而后世医家更推而广之,走出伤寒,随证变法,派生了一系列的衍化方剂。

笔者以《中医方剂大辞典》为基本线索,对历代以柴胡为君的柴胡类方剂进行了筛查,从大约466首方中,找出与经典小柴胡汤有关的衍化方剂143首,其中包括有以原方稍加进退者(加减方)72方,有以原方与他方合用者(合用方)26方,还有守原方基本治法与主病而另作组方者(变通方)45方。通过对这些化裁方剂的药物配伍与主治病证关系的初步分类比较,可以具体感受到小柴胡汤作为和法之祖,能够兼备八法之变化的精妙之义,也更能深切理解其兼备八法之变化的证治基础。一言蔽之,若能结合少阳三焦理论去认识小柴胡汤的立方宗旨,便能更全面准确地把握其丰富多样的化裁方法及其证治规律。下面笔者重新从和法兼备八法之变化及其与少阳三焦理论的关系之中,对小柴胡汤的后世化裁方剂及其证治规律作一代表性的分类举例(注:变通方例略)。

（一）和解兼汗法类

虽然"少阳居表里之间，当肓膜之处。外不及于皮肤，内不及于脏腑，汗之而不从表出，下之而不从里出，故有汗吐下之戒。而惟小柴胡一方和解表里，为少阳正治之法"（尤在泾《伤寒贯注集》），但三焦有外应之腠理，并与太阳外应之皮毛、阳明外应之肌肉紧密相邻，何况少阳也本有外达之经脉，故邪之所凑，也有侧重其腠理、经脉之表，或兼涉太阳所主之皮毛、阳明所主之肌肉者，对此，即当佐以辛散，和解兼汗。

1. 小柴胡配桂枝法

《活人书》小柴胡加桂汤（原方剂量加桂枝三两），疏气散寒以发表，主治少阳风寒疟，偏表者（先寒后热，兼治支结）。

2. 小柴胡配防风法

《此事难知》小柴胡加防风汤（取其药味而未守其量，加防风，下皆同）。疏气祛风以解表，主治少阳寒风痉，偏表者（乍静乍躁，目直视，口噤，往来寒热，脉弦者）。

3. 小柴胡配香薷法

《慈航集》小柴胡加香薷汤（即去姜枣，加香薷、藿香、青蒿、茯苓），疏气透暑以解表，主治少阳暑疟，寒暑郁热者（暑疟初病，但热不寒，里实不泻，无汗，烦渴而呕，肌肉消烁）。

4. 小柴胡配川芎法

《审视瑶函》柴芎汤（原方去人参、大枣，加川芎、薄荷、蔓荆子、细辛、陈皮等），疏气通经以解表。主治少阳兼太阳，风寒凝滞经脉者（太阳经头风头痛，寒热而呕）。（柴芎汤：治太阳经头风头痛，寒热而呕。川芎、白茯苓、柴胡、苏薄荷、细辛、制半夏、黄芩、炙甘草、陈皮、蔓荆子。上锉剂。生姜三片，白水二钟，煎至八分，食后服。）

5. 小柴胡配葛根法

《云岐子保命集》小柴胡加葛根汤（即原方药味，加葛根），疏气解肌以透表，主治少阳风寒，初及阳明，郁热未盛者（妇人伤寒，表证仍在而自利）。

《伤寒六书》柴葛解肌汤（即去人参、半夏，加干葛、石膏末、羌活、芍药、白芷、桔梗、甘草），疏气解肌，透表清里，主治三阳合病，风寒郁热，表证夹里者（头痛发热，心烦不眠，恶寒无汗，嗌干耳聋，眼眶痛，衄血，脉浮洪而紧）。

（二）和解兼清类

太阳主表，寒气治之，病以表寒为其主证，阳明主里，燥气治之，病以里热为其常例，少阳之半，火气治之，但三焦腑道，水火并行，故发病之始以半表半里，寒热夹杂为多。但病变之中，若误以温燥，一味除寒而助其热势；或失治不解，内传阳明而兼燥化；或素体阳盛，病则引动内伏之火；还有感邪即夹风火暑热者，皆易使其病证急从热化，呈现热重寒微之势，此时，即当并重寒凉，和解兼清。

1. 小柴胡合白虎汤法

《明医指掌》柴胡白虎汤（即加石膏、知母、晚粳米），疏气清燥热，主治风郁暑热，少阳兼阳明者（暴疟自汗烦渴。《幼幼集成》，伤暑发疟，但热不寒）。

2. 小柴胡配栀子、茵陈法

《伤寒广要》柴胡加山栀子汤（即加山栀子、茵陈蒿），疏气透郁热，主治湿热发黄，少阳兼阳明者（发黄，脉弦数，口苦胸满，心烦发热，或往来寒热，日晡小有潮热，或耳聋胁痛）。

3. 小柴胡加桑白皮法

《云岐子脉诀》小柴胡汤（即去大枣，加五味子、白芍、桑白皮），疏气清肺火，主治少阳郁火迫肺者（肺伤咳嗽气促，冷汗自出，背膊劳强，夜卧不安，脉浮）。

4. 小柴胡配黄连法

《寿世保元》柴胡汤（即去大枣，加紫草、黄连、茯苓），疏气清心火，主治少阳兼少阴，火郁动血者（气分有热发斑）。

5. 小柴胡合二妙散法

《医学传灯》柴葛二妙汤（即去人参、姜枣，加苍术、黄柏、干葛、赤芍），疏气除湿热，主治内湿郁热，太阴兼少阳者（湿从内中……其人头面发肿，是为湿中生热，或生瘾疹，身热内烦，脉洪数或沉细缓）。

6. 小柴胡减味加连翘、栀子法

《校注妇人良方》柴胡清肝散，即去半夏、姜枣，加山栀（炒）川芎各4克，连翘、桔梗各3克，疏气清肝热，主治肝胆三焦郁火，外发经脉肌腠者（头昏目眩，午寒午热，或寒热往来，口中味酸，或耳前后肿痛，或发疮疡，或患乳痈，脉弦数）。

7. 小柴胡加地骨皮法

《万氏家抄方》小柴胡汤（即去姜枣，加陈皮、当归、白芍、地骨皮、知母），清透肾火，主治少阳火郁，内及少阴者（发水痘后，往来潮热）。

（三）和解兼下类

少阳之半内传，即可从阳化热，还可入腑成实，这不仅因为少阳胆腑即居于内，三焦与胆同经相系，而且三焦胃肠与膜相连，胆与胃肠以道相通，故少阳邪热内传，即可归合阳明中土，与腑中宿食糟粕相结成实，此时，腑实阻结不可不下，若少阳不罢又不可妄下，乃可守疏气导邪之旨，和解兼下。

1. 小柴胡配大黄或芒硝法

《幼幼集成》小柴胡加大黄汤（即加锦庄大黄），疏气缓下通腑，主治外寒不解，里热欲结，少阳兼阳明者（小儿伤寒里热，恶热，出头露面，扬手掷足，烦躁燥粪，掀衣气粗）。

2. 小柴胡配大黄和芒硝法

《云岐子保命集》小柴胡加芒硝大黄汤（即去人参、大枣，加芒硝、大黄），疏气急下通腑，主治少阳伤寒，化热内结阳明者（妇人伤寒，头痛脉浮，医反下之，邪气乘虚而传于里，经水闭而不行，心下结硬，口燥舌干，寒热往来，狂言如见鬼状，脉沉而数者）。

（四）和解兼温类

三阳受病，易于从阳热化，少阳主火，也以热化居多。但若感寒挟湿，阴邪较重，或素体阳怯，火化不及者，则少阳为病，偏从水化，或兼涉阴经，从阴化寒，必成热微寒重之证，论治理当兼顾制阴，和解兼温。

1. 小柴胡合平胃散法

《增补内经拾遗》柴平汤，疏气温中除湿，主治太阴兼少阳，寒暑或寒湿夹滞者（由夏伤暑所致亥疟）。

2. 小柴胡配干姜法

《温病条辨》小柴胡加干姜陈皮汤，疏气温中逐寒，主治疟发少阳，兼涉太阴，寒痰伏火者（少阳疟而脉弦迟者）。

（五）和解兼消类

消者，消导、消散之谓，本为痰饮、水湿、食瘀等有形之邪，留着于皮里膜外、脏腑隐曲之处，攻之不可得者而设。痰饮水湿，同源异流，人体水液之气化，虽本于肺脾肾三脏，而水液一身之流行，则以三焦为升降出入之道路，故少阳受病，三焦枢机不畅，上下水道不利，则可继发痰饮水湿，或停着一处，或内浸脏腑，也可由脏腑失调，内生痰饮水湿而溢于三焦，形成三焦某部有形邪聚或兼涉相邻脏腑的夹杂病证。对此未成可攻之实，可以遵守行气为本、和解兼消的法则，以三焦为营，随其上下而因势利导之。

1. 小柴胡合五苓散法

《丹溪心法附余》柴苓汤（即去大枣，合五苓散），疏气行水利湿（分利阴阳，和解表里），主治少阳兼太阴，湿温湿重者（邪在半表半里，症见发热，或寒热往来，或泄泻，小便不利者，以及小儿麻疹、痘疹、疝气见有上述症状者）。

2. 小柴胡合二陈汤法

《医学入门》柴陈汤，疏气消痰，主治少阳风寒，夹痰如疟者（痰气胸胁不利及痰疟）。

3. 小柴胡减味加厚朴、山楂法

《医学传灯》柴陈化滞汤（即去人参、姜枣，合二陈，加枳壳、厚朴、山楂），疏气导滞，主治痰食滞热，阳明兼少阳者（疟疾发散之后，痰与食积，痰食在胃，荣卫从出之原闭塞不舒，肌表之中郁而生热，热多寒少，胸膈不宽，脉来弦滑者）。

4. 小柴胡配桃仁、五灵脂法

《产孕集》小柴胡加桃仁五灵脂汤，疏气散血，主治妇人感寒，厥阴瘀滞者（伤寒时疾，热入血室者）。

（六）和解兼吐类

《伤寒论》本有少阳忌用吐法之戒，以少阳主证（外感风、寒），不仅在表里之半，而且邪属寒热无形之气，故攻吐并不可得，而徒伤胃气反有开门引邪之虑。但若邪伏膈间，与有形之痰食相搏，是痰食不除，则伏邪附着不出，而实阻膈上，必以因势利导，吐越而得速解。故少阳之邪，合痰夹食，伏发膈间者，仍可和解兼吐治之。

1. 小柴胡配常山法

《时方歌括》小柴胡加常山汤，疏气涤痰，主治寒痰闭火，伏发少阳为疟者（疟疾，如服后欲吐者，即以手探吐，痰吐尽则愈）。

2. 小柴胡加豆豉法

《医级》柴胡加豉汤，疏气解郁透热，主治气虚复感，少阳热郁，劳感复病者。

（七）和解兼补类

少阳之上，火气主之，虽有三焦行水，以为制约，但胆禀风木之气，风火相值，火助风威，相火易亢，津液易伤；少阳者，小阳也，少火生气，为元气之别使，相火一亢，壮火食气，元气易折，故少阴为病，也多实中夹虚。若兼涉阴经，则其虚更甚，其中兼涉太阴，多从气损而更助水湿，兼涉厥阴，多伴血亏而更易化火。因此，和解之中，兼补所虚，也有助正驱邪之妙。

1. 小柴胡去半夏加天花粉法

《伤寒论》小柴胡去半夏加瓜蒌（瓜蒌根）汤，疏气生津，主治少阳伏邪发疟，郁热伤津者（疟发渴者，及劳疟）。

2. 小柴胡合六君汤法

《济众新编》小柴胡六君子汤（即去大枣，加枳壳，合六君），疏气健脾，主治太阴兼少阳，伤寒后劳食复，脾虚食滞，气郁发热（伤寒发热已解，平复后劳役食复作大热）。

3. 小柴胡合四物汤法

《重订通俗伤寒论》柴胡四物汤［即去人参、生姜、大枣，合四物汤（生地黄）］，疏气和血，主治少阳兼厥阴，火为寒郁，乘逼血分者（妊妇邪陷入于足厥阴之肝络，寒热如疟，胸胁串痛，至夜尤甚者）。

4. 小柴胡合百合地黄汤法

《伤寒六书》柴胡百合汤（即去半夏，合百合知母地黄汤），疏气调神，主治少阳兼少阴，伤寒愈后，阴伤热余者（伤寒愈后，昏沉发热，渴而错语失神，及百合劳复）。

（八）和解兼通类

少阳为病，无论外感，抑或内伤，无论表里寒热虚实如何夹杂，终以少阳转枢不利，水火气机布达失常为其核心病机，故少阳和解正治之中，总以疏利枢机为首务，以柴胡舒气为君药。然转枢不利有偏于气滞，有偏于水结，有偏于火郁，有偏于痰阻，有偏于湿闭等不同，皆需佐以辛开苦降，助其宣通开利。

1. 小柴胡去人参、大枣，加枳壳、桔梗法

《伤寒大白》小柴胡加枳桔汤（即去人参、姜枣，加枳壳、桔梗、陈皮），疏气开痞，主治少阳气滞遗热者（热邪结聚，寒热胸满而呕苦）。

2. 小柴胡合小陷胸汤法

《重订通俗伤寒论》柴胡陷胸汤（即去人参、大枣，加枳实，合小陷胸汤），疏气散痰火结（和解开降达膜），主治痰热交结于少阳膈膜者（症见少阳证具，痞满，按之痛，用柴胡枳桔汤未效者）。

3. 小柴胡加牡蛎、干姜法

《伤寒图歌活人指掌》小柴胡加干姜牡蛎汤，疏气散寒水结，主治少阳寒饮内结胁下者（痞而胸胁满胀）。

4. 小柴胡加竹茹、枳壳法

《症因脉治》柴胡清胆汤（即去人参、姜枣、加竹茹、陈皮），疏气利胆，主治少阳中风，胆热上逆者（少阳外感，呕吐苦水）。

5. 柴胡配草果、青皮法

《重订通俗伤寒论》，柴胡达原饮去人参、姜枣，加枳壳、桔梗、草果、川朴、槟榔、青皮、荷叶梗，疏气开湿（和解三焦），主治湿遏热伏于少阳膜原，兼涉太阴者（湿重于热，阻滞膜原）。

6. 小柴胡合枳芍散法

《医方类聚》大柴胡汤（即去人参，加枳实、白芍），调和里气，主治少阳阳明，寒风外束，热郁气结者（阳明病中风，其脉浮大，短气心痛，鼻干，嗜卧，不得汗，一身悉黄，小便难，有潮热而少，耳前后肿，刺之虽小愈，外未解者；少阳病，口苦干燥，目眩者；少阳中风，两耳无所闻，目赤，胸中满而烦者）。

从以上的举例不难看出，小柴胡汤的灵活化裁遍及八法、兼涉六经。其和解兼通，则为少阳和法之延伸，即本经疏利枢机之义，在宣上达下、通调三焦方面的进一步分化与发展。例如柴桔汤合枳壳、桔梗以宣达上焦，合柴陷汤枳实、瓜蒌以开通中焦，柴胡达原饮合槟榔、青皮以畅利下焦等。由此可见，小柴胡汤，作为少阳主方而树立和法，虽有少阳主证忌汗、忌吐、忌下之定戒，但又有随证偏夹而兼用八法之变化，其中的奥妙全在"少阳为枢"治以"疏利转机"为先。故小柴胡汤无论如何随证化裁地兼用他法，以柴胡为君，疏利为先，则是谨守其法的最终准则。若以此为基础，再随其表里寒热虚实之多少，以及兼涉它经之主次，合八法以加减变方，则无忌汗、忌吐、忌下等投鼠忌器之虑矣！

三、从柴胡类方看少阳与和法的问题解惑

小柴胡汤，作为六经辨证少阳之主方、和法之代表，其主治病证之多、适用病种之广，似已远远超过少阳病之范围，加之其配伍之巧妙、功效之奇特，更增添了其临证化裁之用途，故历代医家对其推崇备至，然而，有关其主治与功效所蕴含的丰富精义，却着实令人费解与深思。主要受制于以下几个基本问题：少阳之半的实质究竟为何？少阳病与柴胡证的关系如何？胆与三焦在柴胡证中的地位与关系怎样？小柴胡汤和解的实际意义如何？其主治少阳又能泛治他病的内在统一性是什么？如何把握病机与鉴别，达到"但见一证便是，不必悉具"、知常达变的灵活运用？

针对这些困惑，笔者本着理论指导实践、辨证结合论治的要求，下面试对其古今争议作一理论上的分析与沟通，并初步提出能够统一其诊治规律的若干观点。

（一）少阳之半与少阳为枢的实质

少阳为枢，病主半表半里，几成不疑之公论，然其究竟落实于何处？则无明确定论。现行之说或以"既不在表、也未入里"称之，或以"半在表、半在里"称之，或以"表里之间"称之，皆令后学恍惚缥缈，不得切实要领，临证只能死记"往来寒热、胸胁苦满"等症以为代指。其实，若能对文献认真回顾、系统总结，是不难得出其应有结论。

回顾理论可知，人身之少阳，与六经其他经系一样，均以脏腑经络及其所属的精气体窍为其生理病理的物质基础，即其经系统隶手足两条经脉，分别内属三焦与胆，而其胆寄于肝、禀肝之余气而为风腑，主司疏泄而能利腑道，其三焦为通调行水之道，又为游行相火之腑，兼为元气之别使，主持协调上下诸气之升降出入，并于体窍则外应腠理而上通清窍。因此，"少阳属表里之半"与"少阳为枢"，绝非孔穴来风，乃实有此所本。

如果说太阳之经因其经脉循行项背、其腑膀胱外应皮毛而主表；阳明之经因其经脉

循行腹面、其脐胃肠居中主土、化物所归而主里；少阳之经则乃因其经脉循行侧颞，其三焦孤府——胸膈腹膜之腔器，恰居躯壳之内、脏器之外，其体外连腠理、内裹脏腑，正当表里出入之地界，故能独主表里之半而为转运之枢机！诚如张景岳所说"少阳为枢，谓阳气在表里之间，可出可入如枢机也"。因此，少阳之半非三焦腔膜之莫属，少阳为枢非三焦腔府而不能胜任！

古人所谓少阳居太阳、阳明之间，这不只是言其经脉循行地带正在两经背腹之间，更应指其所主之膜腠也在太阳所主之表与阳明所主之里之间。即少阳半表可由腠理外通于太阳之肌肤，少阳半里则由膲膜内通于阳明之胃肠也。因此，三阳受邪其征各异：太阳则因营卫不利而寒热并发、因经脉郁滞而项背强痛，阳明则气血亢奋而但热不寒、因腑气壅实而脘腹胀痛，少阳则因营卫气血出入不畅而寒热交替，因气机水火升降不利而胸胁苦满。

另有所谓少阳乃阴阳之半的说法，认为六经次序，少阳位处阳明之后、太阴之前，正当由阳入阴之间。如《伤寒悬解》曰：作为少阳主方，"小柴胡清解半表而杜阳明之路，温补半里而闭太阴之门，使其阴阳不至偏胜，表邪解于本经，是谓和解"。其实，此论少阳之半，与其说部位内外之间，不如说阴阳多少之间，即阳明为阳旺之经，太阴为至阴之地，少阳为由阳入阴、半阴半阳之枢。犹如太阳阳多，抗寒有力，故能拒邪于表，阳明阳旺，寒因阳亢，化热才能入其里，少阳则阳气始衰，抗力欠旺，发病多呈寒风郁火而寒热夹杂，正邪相争而虚实参半，病势动荡而进退于表里阴阳之间的柴胡证候。因此，少阳传变会随机体阳气之亢卑，而有出阳入阴的不同转归，即阳旺之躯，多从阳化热而传阳明（如经文第97条"渴者，属阳明"之例是也）；阳弱之体，则从阴化寒而入太阴（即经文第269条"无大热、其人躁烦者，此阳去入阴故也"），因此，言少阳为阴阳之半，应是指阳气的多少，而不能作表里的区别。诚然，就阳明与太阴比较而言，有互为浅深之别，但就整体来看，少阳传至两经，皆属脏腑里证，只是入阳明者，从阳化热而为里实则较浅，入太阴者，从阴化寒而为里虚则更深。可见，"少阳之半"，隐义有二：一指躯体表里出入之半，表里之半是也；一指寒热虚实转化之半，阴阳之半是也。"少阳为枢"则同具此两种意义，即一为部位出入之枢，一为性质转变之枢，具体应用时不应混同等用。

总之，少阳之半，就病位所主，当指一身（构造）之半，即以躯壳脏器内外之间、三焦膜腠腔隙之处较为确切，无论何经病变，大凡在躯壳经脉者均属于表，其位大致浅于少阳所主之半，大凡在胸腹内脏者均属于里，其位大都深于少阳所主之半。而少阳所主之半，恰处躯壳内脏之间，其膜腠腔隙之壁层与诸表相邻，其膜腠腔隙之脏层于诸里相邻，因而，它即处太阳所主之表（肌肤）与阳明所主之里（胃肠）之间，也是诸阳所主之表——躯壳为主，转入诸阴所主之里——内脏为主的中间地带，同时，三焦膜腠水火同行、阴阳参半，为病寒热夹杂，性质又在阳明燥热与太阴寒湿之间，这正是少阳内传、由阳入阴，既可从阳化热为实，也可从阴化寒致虚的内在基础。

至于它说则皆有欠缺而不可取。如三阳之半说，只能相对反映三阳所主的部分关系而非全部关系，即只能反映其与太阳所主之表——肌肤、阳明所主之里——胃肠的相对浅深层次，而其与太阳之里的膀胱、阳明之表的经脉却并非此等关系，也与少阳由阳入阴等关系不能统一。如阴阳之半说，实指病性而言，虽然可以从相对表里和相对阴阳之气多少这两个层面上反映总体阳经阴经的浅深关系，但把阳明致之于少阳之前，又显然与阳明主里的白虎、承气等证深于少阳柴胡之证的事实大相径庭。

（二）小柴胡证与少阳病的关系

毋庸置疑，少阳病有小柴胡证，但少阳病是否只有小柴胡证？小柴胡证又是否都是少阳病？这也是一直困惑当代医界的一个辩题。

从客观事实而言，少阳病确有小柴胡证，但又不止于小柴胡证，小柴胡证多关乎少阳病，但也不限于少阳病，但如何从理论上切入实质地认清两者之间既密切相关又非全等的交叉关系呢？

从观念上说，一病可有多个证、一证亦可现于多个病中，然而，在一病多证之中，证有主次之分，一证现于多病之间，亦有常变可别。所以，少阳病虽以小柴胡证为其核心主证，但还有其他汤证存在，小柴胡证主要见于少阳病变，但也会兼涉它经病机。具体则应从以下几方面加以明确：

1. 少阳之为病，乃泛指手足少阳经系受病，其所受之邪，也非止一种，其既可因寒、也可因热，既可挟风，也可挟湿，既可动火，也可动水……故少阳受病，不止一证，治法也不止一方。

当然，由于各经主气本有不同，各经病变的从化之机，也各有定势。犹如寒伤太阳，因"太阳之上，寒气主之"，同气相求，而仍病伤寒；寒伤阳明，则因"阳明之上，燥气主之"，客从主化，则会从燥化热，而转成温热；少阳为病，则因"少阳之上，火气主之"，而病机多从火化。因此，《伤寒论》少阳病篇以"少阳之为病，口苦、咽干、目眩也"为提纲，突出显示少阳之经主气——火气为病的一般特点，临床可以依此主症，作为确认病在少阳的重要依据。

但要知道，提纲之下，主症不止一个，根据提纲尚不能具体确指是否就是小柴胡汤证，因为少阳柴胡证的发病机理是少阳伤寒——风寒郁火、相争于半表半里，其特有主症是"往来寒热、胸胁苦满、心烦喜呕"之类，虽然根据客从主化的一般规律，也会因其主气为火而寒从火化，出现火动上炎而伴现口苦、咽干、目眩等提纲主症，但若无其特有主症可凭，则很难除外少阳风火（加减黄芩汤证）、少阳火热（三黄泻心汤证）等其他少阳病变的可能，更何况少阳伤寒发病之初，火郁未亢之际，口苦、咽干、目眩等火动之象也未必即刻显露。因此，少阳病变是病发少阳经系各类病证之统称，小柴胡证只是其主要病变之一，即少阳伤寒——寒风郁火之证是也。

2. 小柴胡证是否皆属少阳病，这取决于对"小柴胡证"概念的界定。"小柴胡证"，从字面上说，就是指小柴胡汤方的适应证，但具体却有两种不同含义，一是泛指各种可用之证，一是特指主要专长之证。所谓"各种"就是不止一种，所谓"主要"就是指典型代表。

作为小柴胡汤所适用的主要证型，应具备比较典型的症候，即有《伤寒论》第96条或第266条（小柴胡汤方的核心条文）所描述的基本主症。就此"小柴胡证"而言，它无疑属少阳病变的典型代表，此当称为柴胡汤主治之证。但若从凡可用小柴胡汤方而取效的角度论，则"小柴胡证"还涉及了许多变通的次要证型，其中既包括：仍属少阳而证型有所变异者（如五个柴胡类证，少阳伤寒而病机有所变异，以致主症不全而另兼各种或然征象）；病变已明显兼涉它经它脏、但少阳病机依然存在，治疗仍需着重和解少阳以带动其他者（如《伤寒论》第229条的少阳兼阳明、第99条的少阳兼太阳、第100条的少阳兼太阴等），此类当称为柴胡汤变治之证。另外，还有病位虽不在少阳而全在它经，但因其病机进退尚与少阳生理密切相关，治疗仍可以借助和法、因势利导者，（如《伤寒论》第148条的阳微结证、第379条的厥阴中风症、第394条的差后劳复证等），在后世的推广与发挥中，还有不少经验，利用其平和而灵活的配伍方阵，权治多种夹杂病证，此类证型已基本脱离少阳关系，且已难有定体，完全属于变通取法，此类当称为柴胡汤权宜之证，似已不宜归在固定的适应证型之列了。

3. 小柴胡汤的适应证虽然可以很广，但仍以属少阳者为其立法之本、制方之原，其核心地位不容替代与混淆。

因为其与变治、权治之证的主次之别在于：作为适应证中之主治证，若无此证则不会有此方，若无此方则不能治此证，其方证与治方贴切对应、紧密统一，如少阳伤寒非柴胡汤法不能治之！而变治、权治之证，则是在权衡利弊之间，采取借道兼通的间接作用可以取效者，其与小柴胡汤方之间，证治关系并非一一对应的正治关系，所谓有此类证虽可用此类方，但非唯一与必然，还可以变通它法、选用他方取而代之。如阳明兼少阳，虽可取小柴胡汤，疏少阳以和阳明，但若与柴葛解肌、柴胡陷胸，甚至大柴胡汤等一试也属合理；又如差后劳复者，非属少阳之证，欲取和中安外、助气祛邪之义，小柴胡汤法固然可借，但补中益气、升阳益胃等方也未尝不失机宜；至于肝胃不和、肝郁脾虚者，通借本方，虽不失为持一方而应多病的简便之法，但欲精益求精，则另有四逆散、逍遥散之贴切化裁，更得其正面治法。

总之，小柴胡证，从狭义的主要证型而论，当属少阳无疑，但从广义的可用证型而论，则诸证之中，属少阳有之、兼少阳有之、非少阳者也有之，因此，对待小柴胡诸证，分证要有主次之别、论病要有常变对待、言方要有主方与变方之义、论法要有正治与权变之分、议药也要有加减与化裁之例。若能由此去认识与把握小柴胡汤的临床运用，才能真正达到广而不滥、活而不乱，经方与时方各知其长、互补其短，真正达到以圆机活法，对应万变。

（三）柴胡汤证中胆与三焦的地位与关系

小柴胡汤为少阳主方之一，其证属少阳主证之列，由于少阳统属手足两经，故柴胡汤主证病机自然与胆和三焦腑有联系，而前人有其证主胆与主三焦的不同主张，不过是各持一面、各有强调，其实两者并无不可相容的矛盾。现代医家（如现行教材）虽然欲与沟通两说，但终未能达到症、理、法、方、药一贯到底。其主要问题在于理念深处习惯于重胆病而轻三焦，以致使以外感发烧为主症、以半表半里为特点的少阳伤寒病机及其证治，未得到自然而清晰的揭示。笔者以为，若能潜心回顾文献，似不难发现，若将胆与三焦的主从地位作一调换，即从少阳手经司令、足经从之的角度，重新审视其汤证，疑问可以迎刃而解。

有关三焦在本证中的主导地位，前人实有不少精辟之论，如明代方有执《伤寒论条辨》、清代尤在泾《伤寒贯注集》、吴谦《订正仲景全书伤寒论注》、清末唐容川《伤寒论浅注补正》、民国徐大桂《伤寒论类要注疏》等诸论，集其要义可以概括如下：

1. 少阳之枢、少阳之半非三焦膜腠莫属：

即少阳受邪"邪入躯壳之里，脏腑之外，两夹界之隙地，所谓半表半里，少阳所主之部位"（《伤寒论条辨》）；"少阳为枢，盖实有枢之境地可指……十一经皆取决于少阳，亦实有取决之路道可指""少阳是三焦，内为膜网，外为腠理。居半表半里之间，界内阴外阳之际，故内经以枢机比之"（《伤寒论浅注补正》）。

2. 小柴胡汤四大主症皆属少阳三焦之病象：

即少阳受邪"邪在腠理，出与阳争则寒，入与阴争则热，故往来寒热；胸胁是膈膜连接之处，邪在膈膜，故胸胁苦满；少阳胆火游行三焦，内通包络，火郁不达，故默默；凡人饮水俱从胃散入膈膜，下走连网，以入膀胱，凡人食物，化为汁液，从肠中走出，以达各脏，邪在膜油之中，水不下行，则不欲饮，汁不消行，则不欲食；心烦者，三焦之相火，内合心包也；喜呕者，三焦为行水之府，水不下行，故反呕也。"（《伤寒论浅注补正》）

3. 小柴胡汤七或然症也为少阳三焦所变出：

即三焦受邪"或但合心火，为胸中烦，而水不上逆则不呕；或三焦之火，能消水则渴；或肝膈中之气，迫凑于腹内网油之中，则腹中痛；或邪结于胁下两大板油之中，则胁下痞满；或三焦中火弱水盛，水气逆干心下隔膜之阴，则心下悸；或三焦之府不热，则不消渴，而邪在三焦之表，居腠理之间，则身有微热；或从膈膜中上肺冲咽喉，为痰火犯肺，则咳。"（《伤寒论浅注补正》）

4. 小柴胡汤治法尤为少阳三焦受病而设：

即"少阳居表里之间，当肓膜之处，外不及于皮肤，内不及于脏腑，汗之而不从表出，下之而不从里出，故有汗吐下之戒，而惟小柴胡一方和解表里，为少阳正治之法"（《伤寒贯注集》）；"三阳以少阳为枢，柴胡为转枢之用"（《伤寒杂而论会通》）；"少阳三焦膜中之水火郁而为病也，统以小柴胡汤散火降水主之，各演其证之所见，而随证加减，无不确切"《伤寒论浅注补正》；"小柴胡汤专为清透少阳三焦而设"《伤寒论类要注疏》。

笔者极为赞同上述观点，认为少阳之经之所以能在病机上重枢机而主身半、在病症上现奇特而多或然、在治法上忌汗下而立和达，皆与手经三焦特有的生理基础和病理特性密切相关，否则，少阳胆腑虽属风木而主疏泄、升发气机之职，但部位属里，不具有半表半里之性，也缺乏与腠理的紧密联系，更无水火寒热相兼之机，不足以引发病证的表里寒热虚实夹杂之势！

诚然，胆经作为少阳经系的一部分，在少阳病变中也具有不可忽视的作用。首先，因胆禀肝木而气化为风，且木易化火又内寄相火，故少阳风火病变，胆经首当其冲，故受风感温，必同气相招而发为风火相煽之势，出现以胆为主的典型例证（如经文第264条"少阳中风，两耳无所闻，目赤，胸中满而烦者"），此时，治疗则应以黄芩汤加减，清降胆火为主；其次，少阳伤寒病变之中，也可以有胆经病机存在。如小柴胡汤证中，有以"呕而发热（不恶寒）"的主症姿态出现者，或以"口苦、咽干、目眩"渐显突出者，或以一侧"胁下满痛、呕不能食"为主诉者，皆有可能是风寒郁热、寒从热化而转以胆热内郁为主的例子。所谓胆司疏泄以内助三焦，两经一气而气脉相通，故相互影响、相互传变，也在所必然。不过，小柴胡汤证从整体而论，仍以手为主、足经从之，"故往来寒热、胸胁苦满"仍是其主中之主症，而"苦、干、眩、呕"相对成其主中之变症，不然，小柴胡汤方，柴胡重用以为君药、芩夏并用以为佐使的配伍格局就应有所调整了。

那么，是否会有少阳伤寒而以胆为主的特有证型呢？答曰：有！大柴胡汤证是也。即经文第103条、165条所述，有往来寒热等柴胡证，予与小柴胡汤而病势不止，以致胸胁苦满转为心下急痛、喜呕不止而更加下利不爽，往来寒热也转为热多寒少而汗出热不解，这便是少阳伤寒而病势趋里、入胆为主者。故比较大、小柴胡两汤之证治，即可发现：两者虽然皆属少阳半表半里、寒热夹杂之证，但却有偏表偏里之对待：小柴胡证，风寒郁火、偏重半表、以寒为先；大柴胡证，外郁内结、侧重半里、热壅已盛。其所以然者，以少阳手经外连腠理躯壳、内系三焦水道，感寒之初，腠理先应，寒水相亲，三焦易受，故邪气趁作，多从腠理入传膲膜，结于胁下即成小柴胡证；若失治不解，寒郁气滞、火蓄热增，内逼胆腑，则寒从热化之势渐成，并因胆胃相连而殃及阳明之里，所以，治法也必改小柴胡疏气透达、以求外解为主之法，一转而以苦泄通降、下之求愈为要。

总之，少阳伤寒柴胡证，总而论之，统主少阳表里之半，分而言之，则小柴胡证侧重三焦而主其半表、大柴胡证侧重胆腑而主其半里。如此处理两证关系，不仅于少阳伤寒，能明手足浅深、表里顺传之义，而且对内科杂病，也基本吻合小柴胡证更多见于上感病变、大柴胡证更多见于胆道病变的临床规律。《冉雪峰伤寒论》曾曰："按柴胡汤为少阳病主方，人所共知。但欲知柴胡的药理，须先明少阳的生理……按少阳主枢，可以外枢，可以内枢，可以上枢，可以下枢……生理可由内达外。病理即可由外入内，病理既可由外入内。治疗即可由内达外，上下亦然。外枢是少阳（三焦）连系太阳。内枢是少阳（胆腑）联系阳明。所以谓之半表半里。所以谓之少阳为阳枢……（三焦）外枢（上枢）用小柴胡；（胆腑）下枢（内枢）用大柴胡"。也可算对此关系做了一个较好的注脚。

（四）小柴胡汤和解法的实际意义

对小柴胡汤主治功效的把握，如果说对其主治病证的认识是基本的前提，那么对其立法方药的理解则是最后的落实。

从历代文献来看，关于小柴胡汤的治法问题，以"和解"称之似乎没有太大异议，尤其与八法对待而言，几乎成为八法之一和法的代表。但要落实具体，则说法不一，尤其从药效机制和治疗作用的实际意义来看，远不如其他治法那样明了清晰。例如：汗法，辛散发汗、治在肌肤体表；吐法，酸苦涌泻，治在胸脘膈上；下法，苦咸通降，攻逐肠道腑实；补法，甘醇厚味，护助填补诸虚；温法、清法，温热寒凉，各施其内、各治其偏。唯于和法，因本方性味杂取，论治法则称谓多样，不免令人含混、迷乱。回顾诸家之说，称小柴胡汤和法虽一，然实际所指也各有立意，不过择其要义，似不出以下几个方面：

1. 立足病位之表里，和解少阳内外之半。

此义是历代诸说中的主导部分。其主要根据是：在表宜汗、在里宜下，而少阳居半表半里，汗吐下法皆非所宜，唯小柴胡汤不发汗而能得汗、不攻下而能得下，是为和解表里之剂。正如《注解伤寒论》曰："伤寒邪气在表者，必渍形以为汗，邪气在里者，必荡涤以为利，其于不外不内，半表半里，既非发汗之所宜，又非吐下之所对，是当和解则可矣，小柴胡为和解表里之剂也"。

然为何该方能够和解表里呢？此因为少阳之半本于三焦腠膜，而"柴胡疏达腠理""柴胡疏达膜原之气机""少阳为枢，柴胡为转枢之用"（《伤寒杂而论会通》），故"三焦经主用柴胡"（《重订通俗伤寒论》），再外配姜枣、内配芩夏，便能中转枢机以外达腠理、内疏膜原，使半表半里之邪，间从内外分消。故有道是"邪在半表半里膈膜之间……故用小柴胡汤以达膈膜之邪"（《鳌氏伤寒金镜录》）；"少阳居表里之间，当肓膜之处……而惟小柴胡一方和解表里，为少阳正治之法"（《伤寒贯注集》）；"盖少阳为枢职司开阖而转运其枢者。……主以小柴胡和解内外"（《伤寒缵论》）；"少阳主人身之半，胁主一身之半，故胁为少阳之枢，而小柴胡为枢机之剂也"（《伤寒论翼》）。

2. 立足病因之寒热，和解少阳水火之兼。

此义不如前一说那么普遍，但却有比较充分的依据。首先，在现症特点上，三阳病变寒热症型有其相对意义，即太阳之寒热并发主风寒在表，阳明之但热不寒主燥热在里，少阳之往来寒热则主外寒内热进退于表里之间；其次，在发病机理上，少阳感邪易动相火、三焦水道病易停水，势必同扰水火两气，故少阳伤寒既可因为风寒郁火而形成外寒内热之势，也可因为寒郁气滞形成水火失调之机；最后，在方药配伍上，汤中辛温苦寒并用、清热散寒兼施。正如《医宗金鉴》曰："在半表者，是客邪（风寒）为病也；在半里者，是主气（相火）受病也……以柴胡解少阳在经之表寒，黄芩解少阳在腑之里热"；《伤寒发微》曰："柴胡以散表寒，黄芩以清里热"；《重订通俗伤寒论》曰："君以柴胡解少阳在经之表寒。黄芩和少阳在腑之里热"；《伤寒论浅注补正》曰："少阳三焦膜中之水火郁而为病也，统以小柴胡汤散火降水主之"。

3. 立足病机之虚实，和解少阳正邪之争。

此义虽未得到特别强调，但也经常隐含于和法的论述之中。其根据，一方面经文有："血弱气尽，腠理开，邪气因入，与正气相搏，结于胁下，正邪分争，往来寒热，休作有时"之明句，同时，方中有人参、甘草等补中益气之品相佐，故扶正祛邪、透邪外达也成为少阳和解的一个亮点。故《医宗金鉴》曰："邪正在两界之间，各无进退而相持，故立和解一法……既以柴胡解少阳在经之表寒，黄芩解少阳在腑之里热，犹恐在里之太阴，正气一虚，在经之少阳，邪气乘之，故以姜、枣、人参和中而预壮里气，使里不受邪而和，还表以作解也"。《伤寒医诀串解》也曰："寒热攻补并用。仍不离少阳和解法"。至于为何少阳病变会实中夹虚，乃与三焦为元气之别使、中焦之气也以脾胃为其转枢之动力直接相关，故方中"故臣以半夏、参、草。和胃阳以壮里气而御表"（《重订通俗伤寒论》）。"用人参扶三焦之正气，壮其枢耳"（《伤寒论翼》）。

4. 立足药物之配伍，和解少阳郁滞之机。

此义在当前教材中比较流行。即侧重根据方中各个药物的性能，如柴胡外疏气机，黄芩内清火热，姜、夏温胃降逆，参、枣、草益气扶正等，将全方的功效归纳为疏利升降三焦郁滞，并调内外寒热虚实之夹杂。例如：《伤寒论释义》提出"柴胡气质轻清，苦味最薄，能疏少阳郁滞，其邪可解。黄芩苦寒，气味较重，能清胸腹之热，烦满可除。《本经》称柴胡推陈致新，黄芩主治诸热，柴、芩合用，能解半表半里之邪，生姜、半夏调理胃气以止呕，人参、枣、草益气和中以养正。本方寒热并用，攻补兼施，有疏利三焦气机，调达上下升降，宣通内外，运行气血之功，故称和剂。"

刘渡舟等（《伤寒论诠释》）也认为："病在少阳半表半里，其治既不能发汗，更不能吐下，只有疏解少阳之郁滞，使枢机得利，三焦得通而达到表解里和的目的，这就叫作

'和解之法'，小柴胡汤则是和解法的代表方剂。"

《伤寒论选读》《伤寒论讲义》也大致同上，强调柴胡能疏少阳之郁滞等，认为本方寒温并用，升降协调，有疏利三焦、调达上下、宣通内外，和畅气机的作用，有和解少阳枢机之功，故称为和剂。

总之，小柴胡汤之和法，若从八法之一的大方面而言，便是针对表里、寒热、虚实夹杂为病者，与内外兼顾、寒热并调、攻补兼施等不偏不倚、治乱解纷之治法。但这种和解法并不止于小柴胡一方，如寒热虚实夹杂的半夏泻心汤、黄连汤之类，肝脾虚实夹杂的逍遥散、痛泻要方之类，表里寒热虚实俱夹杂之麻黄升麻汤、乌梅丸等。那么，小柴胡汤和解之法的独特之处何在呢？

笔者以为：小柴胡汤之所特有的少阳和解之法，关键在于它有疏气转枢而能兼顾诸法之妙。因为疏气转枢既能畅三焦、达腠理以透其外，又能舒胆木、利腑道以安其内，是表里分消之义可见；疏气转枢既能发阳气以散寒，又能行相火以透热，是寒热并治之义可见；疏气转枢既能助运机以布真元，又能开郁结以导邪浊，是虚实双调之义可见。因此，本方以柴胡为帅，"疏气"之中，已蕴表里寒热虚实之兼顾，再佐以辛开苦降、温清消补之偏将，即佐姜枣，助营卫更散其外束之风寒、佐黄芩，对清其内郁之火热，佐半夏，兼消其中阻之水饮、佐参草，顾护其已衰之元气，则于表里寒热虚实并调之中，并无偏颇、遗漏之虑。如此"至和"之法，已非他剂所能比拟，而其疏气解表、疏气和里、疏气散火、疏气行水、疏气扶正、疏气逐邪之义，不仅治法独特，而且其丰富多样又可以并行不悖，这种配伍机制，给它的加减化裁，留备了广阔的空间，正所谓和法之中又可兼用八法，这更非他剂所能替代，如柴胡桂枝汤和解兼汗、柴胡加芒硝汤和解兼下，柴胡白虎汤和解兼清，柴胡桂枝干姜汤和解兼温，柴胡建中汤和解兼补，柴胡温胆汤和解兼消等。至于其他及后世的非柴胡类的和剂，也无不是仿效此方，加以化裁延伸而各有偏专的产物，如小柴胡去柴胡、生姜易黄连、干姜，即成半夏泻心汤；再去黄芩易桂枝，即成黄连汤；小柴胡减清气之药、加和血之品，即似逍遥散；再以防风代柴胡，即似痛泻要方；麻黄升麻汤、乌梅丸虽与柴胡汤用药不同，但集辛开苦降、温清攻补于一方，仍不出柴胡汤调和杂治之义，不过这些汤方，既然不以柴胡为君，则立法之义已出少阳范围而移及它经，和法也由以疏气转枢、兼顾诸法为主，改为以表里双解、寒温并用、攻补兼施、气血两调等各有偏重的广义之法。

诚如江西名医姚国美《中医诊断治疗学》所说"病之属表者宜汗，属里者宜下，寒宜温而热宜清，实宜攻而虚宜补，病有所偏，治有专治也，然也有表里寒热虚实夹杂为病者，如少阳证往来寒热，口苦喜呕，胸胁苦满，邪居半表半里之间，寒热之气，又相夹杂，推其受病之因，则论有云，血弱气尽，腠里开，邪气入，与正气相搏，是虚实也复相参，病不偏表，非汗可愈，不偏于里，非下可除，寒热虚实之象，既不偏里，温清攻补之法，自难专用，唯其病之夹杂，而又未可偏废，于是和之一法，仲师小柴胡汤，可谓和法之祖，柴芩姜枣，所以和表里也，姜夏草芩，所以和寒热也，参柴芩夏，所以和虚实也。不偏不倚，立法精微，治乱解纷，莫逾乎此，其有不止此者，所以夹杂之邪偏盛宜分，和解之法，加减宜活，偏重于表者，寒多热少，论有柴胡桂枝汤之兼解太阳，偏重于里者，咽干聋眩，论有黄芩汤之重泄胆火，口淡舌白，阴寒偏盛，生姜半夏宜加，口渴舌黄，阳热偏亢，石膏花粉可代，汗多恶寒，气虚人参必用，便秘谵语，燥结肠间取硝黄，程氏所谓有兼温而和者，有兼清而和者，兼补而和者，兼攻下而和者，即指此也，乃之方书，更有理中汤加黄连，和心脾以治火土不合之呕泄，黄连肉桂，和水火以治心肾不交之失眠，黄连吴茱萸，和肝胃以治呕逆气痛，他如治营卫不和，恶寒发热之用姜枣，治小肠寒热互结作痛用栀子乌药，因证而施，不一而足，是和法不仅限于少阳柴胡一方，诸经也皆有之，惟均本柴胡化裁而出，未尝非善学仲景者"。

简而言之，小柴胡汤的和解之法，乃是疏气转枢为先，佐以温清消补，由此调解表里寒热虚实并发之机。可以说，小柴胡汤作为至和之剂，和法之祖，也是中医"百病皆始生于气"重要思想在治疗法则上的经典体现。

小柴胡汤所以成少阳之主方，也因"三焦经主用柴胡，柴胡疏达腠理，黄芩清泄相火，为和解少阳之主药"，故可"以柴胡疏达膜原之气机。黄芩苦泄膜原之郁火也"（《重订通俗伤寒论》）。

（五）主治少阳与泛治他病的内在统一性

小柴胡汤，以其至和之法，成为主治少阳不移之主方，又以和法之祖，而可变通为调解它经它脏之通剂！《景岳全书》曾言："小柴胡汤，本治少阳经胁痛干呕，往来寒热之伤寒，而阳明病潮热胸胁满者亦用之；阳明中风，脉弦浮大，腹满胁痛，不得汗，身面悉黄，潮热等证亦用之；妇人中风，续得寒热，经水适断，热入血室，如疟状者亦用之，此小柴胡之通变也。由此观之，可见仲景之意，初未尝逐经执方，而立方之意，多有言不能悉者，正神不可以言传也。"然而，这种治法上的变通，实有其必然的内在统一关系，并非神不可以言传也。即小柴胡汤的立法是以少阳之经特殊而广泛的病理生理基础为主要背景的。

诸如：少阳为气机出入升降之枢，故表里上下联系甚广；少阳为水火并行之经，故阴阳消长变化甚多；少阳为三焦、胆腑所主，十一经脏腑之生气皆取决之。因此，少阳在生理上对他经他脏影响甚广，在病理上也与其他经脏联系甚多，在治疗上则有权重少阳的倾向。具体来说，少阳兼涉其他经脏为病者众多，治疗仍可以偏重少阳而但用小柴胡汤，例如，太阳少阳相兼，可外疏少阳腠理以达太阳肌表，阳明少阳相兼，可内疏少阳膲膜以和阳明胃肠，三阳表里兼夹，可中转少阳之枢以兼顾内外两头；若阴经兼涉少阳，仍可升达少阳之气，以拔阴出阳，力求战汗速解之机；即便有他经他脏为病而未兼涉少阳者，也有可借助生理上的特殊影响，采取隔一隔二而治，以小柴胡汤间接取效之例，如治胸痹，有疏利上焦（膲）（注：此"膲"特指"膲膜"，作为一个独立腔腑，有上、中、下三停，不同于吴鞠通三焦辨证之上焦包含心肺、中焦包含肝胆、下焦包含肝肾的三段分部，故古写作"膲"，下文同义）以宣心肺心包而取效者，治痞满，有疏利中焦（膲）以和肝胆脾胃而取效者，治二便不利，有疏利下焦（膲）以畅肾肠膀胱而取效者。另外，由于小柴胡汤以疏气转枢为先导、寒温消补兼顾而无大偏的配伍特点，使用之用于夹杂病症时，确有利多弊少的优势，故灵活变通、适机而用者不胜枚举，如虚人外感、病后劳复、产后郁冒、中虚食滞、气郁发热等，皆是守攻补勿过、助气祛邪之法而选用小柴胡汤变通治之。无怪后世医家会进而提出小柴胡汤有兼达太阳之表邪、兼和阳明之里气、兼护太阴之正虚、调解三阳之纷乱、透拔阴分之邪陷等通治多经多脏之功，还有疏肝理气、安中和胃、通调三焦、调和上下、调和阴阳、杂治解纷等泛调杂治诸气之效。这些实际上都是对和解少阳——疏气转枢，以调解表里寒热虚实之法基本内涵与外延的推广与延伸，是万变不离其宗的多样性统一。

　　不过，从规范的角度而论，在以上诸般推广运用中，其方中的具体用药与用量，是可以，也应该随各自病证的出入异同而有所加减变化的。犹如宗师已示有小柴胡汤的七加减法和五柴胡类方之变化，张景岳也立出七柴胡饮以及后世不计其数的柴胡衍化方，都是这种证治联系和化裁关系的客观反映。因此，说小柴胡汤适用广泛是就其和法祖方的圆机活法而言，并非原方原药的照搬，所谓要师其法而不拘其药，守其方而又善化裁，这样才能正确处理好其主治病证的常变兼通及其药物配伍的主次加减等诸般关系，才不至于陷入要么以变为常、主次颠倒，要么泥古不化、死于句下的两难境地。另外，从中医的生理与药理来看，保持气机的通畅是汗吐下利、温清消补等一切治法得以发挥作用的前提，故疏气可以兼合诸法，而诸法不能替代疏气，小柴胡汤与疏气转枢之中求和解，这正是不同于其他和剂而雄居和方之首的独到之处。

（六）对"但见一证便是"的理解与运用

小柴胡汤的适用范围如此之广，就不由得使人要对小柴胡的使用指征倍加关注。仲景为此特立经文第103条提出："伤寒中风，有柴胡证，但见一证便是，不必悉具"作为使用小柴胡汤的指导思想，然而如何理解其义，历代医家则有不同的解释，问题的重点，则在于对其"一证"究竟何指，有着不同见解，如：

（1）指第96条小柴胡汤四大主症（往来寒热、胸胁苦满、心烦喜呕，默默不欲饮食）之一（刘栋）。

（2）指第263条少阳提纲三大症（口苦、咽干、目眩）之一（程应旄）。

（3）特指小柴胡汤典型症往来寒热、胸胁苦满两者之一（徐克祥《河南中医》）。

（4）专指寒热往来一证（恽铁樵）。

（5）指98条小柴胡汤的七个或然症（或胸中烦而不呕，或渴，或心下悸而小便不利、不渴、身有微热）之一（成无己）。

（6）盖指98条小柴胡汤四大主症和264条少阳提纲三大症的任何一症（《伤寒论译释》）。

另外，对全句的理解，也有人认为重点并不在于"但见一证便是"，而是"不必悉具"。即义指辨柴胡证，不必要求症候齐备，只需但见一、二症象便可确认。其意图是强调小柴胡汤的及早应用，提示医者在柴胡主症刚露端倪、尚未悉具之时，就应敏锐地抓住战机、助正祛邪，以求速解。（徐克祥《河南中医》）

更有人提出，应紧密结合前一句"伤寒中风，有柴胡证"来看"但见一证便是，不必悉具"，即认为此句是说，无论是伤寒还是中风，只要有柴胡证，即便只见到一个症象，就可以柴胡和解之法治之。其意强调柴胡和解之法，适用广泛，不必拘于病种的限制。并结合临床，列举了遵"但见一证便是"的原则，以小柴胡汤加减治疗疑难腹痛、经期感染等多种病症，均获良效的例子。（郑启仲《四川中医》）

笔者认为，之所以有上述的争论，除了小柴胡汤确有适应证广的原因之外，另一个原因则是诸医家未将小柴胡汤的使用标准与简便用法区别开来。毋庸置疑，小柴胡汤的使用，在原则上仍是"平脉辨证"，勿失机宜，这与其他经方的使用本无异义，所以仲师首立第98条全面展示了小柴胡汤少阳主证的基本证候，所不同的是，由于少阳病变在发病机制上的易兼涉性及其表现上有多样性，致使少阳主证不仅本身的或然症多，而且与他经他脏的相兼症也多，小柴胡汤可变通的证型范围也广，故仲景先师从方便使用的角度，又提出了简捷之法，即一般来说，不论是伤寒还是中风，无论病症如何夹杂多样，只要但见一两个少阳主症，便可大致确定侧重少阳、和解兼顾的基本法则，可与小柴胡汤加减进退治之。因此，笔者以为，这种"但见一证便是"的简便之法，是有前提、有范围的，这个前提与范围就是针对外感风寒的病变范围而言，即特指在伤寒、中风病变之中，无论病症如何兼夹错杂，但见小柴胡汤的任何一、二主症，就可确定小柴胡汤少阳病机的存在，治疗上若从少阳和解——以转利机枢为主、佐以寒温攻补着手，多能起到和解兼顾、排乱解纷从而趋利避害的治疗效果。然而，众多医家则误将此义作为放之"四海"（百病）而皆准的使用准则，这就不免漏洞层出。如：以少阳提纲为"证"，即便三症偕有，已不能确定为小柴胡证，因为少阳风火、少阳湿温等其他少阳病变也会同具此象，何况但见其中一症，更无法与他经病证区别（如少阴咽干、厥阴巅眩等）；若以小柴胡汤四大主症为凭，若非多症相参，则确诊意义也难以成立，即其往来寒热即与蒿芩清胆汤证类相同，胸胁苦满也与丹栀逍遥散证类相似，心烦喜呕还常见于黄连温胆汤证中，默默不欲饮食也是六郁越鞠丸证的一大主症，至于小柴胡汤的其他或然症，更无独立胜任"但见一证便是"的作用。当然，如果限定于外感卒病，则诊断的特异性就大不一样了，因以卒病寒热为前提，即多可除外逍遥、温胆、越鞠等内伤诸证，也可区别湿温、暑湿等病势缠绵的外感疑似病证，此时，但见柴胡四大主症之一，即可无疑少阳病机——寒风郁火、枢机不利的存在，甚至若确有感寒受风等初期病史可据，仅需抓住少阳提纲一症，亦可间接推测其火动有寒风郁扰之可能，故均可以小柴胡汤加减，多能取效而少有大碍。可见，仲景先师特立"伤寒中风，有柴胡证，但见一证便是，不必悉具"一条，与其说强调小柴胡证的简便诊断，不如说强调小柴胡方的广泛适用——"但见一症便可确定是柴胡证，不必等到多症齐备"，或不如说"但见有一柴胡证的可凭之迹，不论它是单纯的少阳病证，还是与它经病证错杂相兼，皆可先从柴胡和法之中求解"。

另外，小柴胡汤证的七大主症及舌象、脉象，对于诊断本证的意义是有强弱不同的，且其强弱程度也会随着背景条件的不同而变化。一般而言，仍以往来寒热、胸胁苦满、干呕不欲饮食，为特异性指征，若此诸症具备，无论外感内伤，确诊少阳之柴胡主证皆不困难（如第149条、266条）；若仅现一、二症，则在外感病中，仍可肯定其主证的存在（如第104条、146条、203条），即便与它经病症错杂相兼，仍可凭其中之任何一症，确定治从少阳的原则（如第37条、99条、107条、136条、144条、148条、229条、231条等）。至于口苦、咽干、目眩三项火热症，由于并非少阳柴胡证所特有，故必须与一定的条件相结合，如与感寒受风的病史，或舌上白苔，或脉象沉弦，或心下悸、小便不利等寒水之象相参，才能断定为柴胡之证。总之，仲景就伤寒病变而言"但见一证便是"，应确指往来寒热、胸胁苦满、干呕不欲饮食（素有阳明主渴、少阳主呕之谓）之一症，不过三症比较而言，以往来寒热最为独特（六经中之唯一），但其却远不如胸胁满痛之类多见，胸胁满痛虽然有时与厥阴、太阴疑似，但其出现概率之高居于诸症之首，故若无手足厥逆，或肢体困倦等厥阴、太阴旁症，则多从少阳柴胡谛症论之。干呕不欲饮食的特征相对模糊（须与阳明中寒、厥阴中风等证详细区别），故仲景常与发热参用，即以"呕而发热"言之（如第149条、379条），且从临床实际所见，呕而发热的出现概率，不亚于胸胁苦满，因此，仲景也情不自禁流露出"伤寒五六日，呕而发热者，柴胡汤证具……"的感慨。

基于上述对"伤寒中风，有柴胡证，但见一证便是，不必悉具"的分析，笔者认为，在临床实际的运用中，应该把小柴胡汤证的规范标准与实际常见的简便诊断有机地结合起来。具体做法是：

（1）严格标准，规范诊断。从内科百病（外感与内伤杂病）的证候分类角度，必须参照经文小柴胡汤证第98条和少阳提纲第264条等，树立主症齐备，或症候充分的诊断标准，以便能与各种疑似病证鉴别。

（2）设定条件，简化诊断。即可以根据病种类别，缩小鉴别范围。如外感风寒病中或因感寒受风而引发者，三大特异主症（往来寒热、胸胁苦满、烦呕不食）不必悉具，但见其中一症以上，即可大致确定诊断。另外，呕而发热也可作为一种联合性特异诊断，其具体表现是：发热或伴微恶寒，或不恶寒、但也不恶热，必伴喜呕或干呕。

（3）立足病机，灵活诊断。可以根据寒风郁火，枢机不利的发病机理，但有寒象与热象内外兼见的任何少阳病症（包括诸或然症等），如外见恶寒发热，头痛脉沉，手足冷等症，内见口苦心烦，咽干目眩、心下满而大便硬等症，虽无特异性指征，也可综合推断。

（4）疑似除外，优先诊断。当病史不清，现症又在若干证候疑似之间时，可以根据少阳为诸气之枢的重要地位，优先考虑小柴胡证治，则中的与取效的可能性较大。

（5）权衡利弊，试探诊断。虽无突出少阳病症，但表现有表里寒热虚实夹杂之象，或发病机理有表里寒热虚实夹杂之势，选用其他方剂与治法，有利弊难顾之虑，也可以小柴胡试探诊断并治疗。

以上是笔者对柴胡类方证治分类研究中，长期存在的五大瓶颈问题提出的个人见解，希望能对临床经方的辨证论治的运用有所裨益，也希望能对经典课程的教学有所帮助，更希望能得到中医同道临床实践的进一步的印证与修正！

后 记

笔者刘英锋曾于 2006 年以博士论著出版《小柴胡汤类方的证治分类研究》一书。该书较为全面地挖掘了古今医家对柴胡类方的学术见解，并从指导辨证论治的角度，对古今柴胡类方的证治关系进行了系统化梳理，受到广大中医读者的欢迎，虽未经再版，但复印的现象一直不断，同时也收到众多同行朋友的来信。于赞誉之中，来信也提出了许多宝贵的建议。加之近二十年来对柴胡类方临床运用的总结成果，笔者萌生了对此类专著进行改版重写的强烈愿望——从理论文献挖掘向临床运用总结。这样做也算是对自己中医研究由理论思考型向临床实用化转变吧，也相信重写后的新书对众多的经方爱好者，在如何促使将自己的经验体会提升为学术理念方面会有所借鉴。

源于经典的小柴胡汤，不仅为临床常用的十大名方之一，又为六经辨证的一经主方、八法论治的和法代表，且因其制方备法之巧妙、加减化裁之灵活，使其于古今运用的历程中，逐步衍义出系列化的加减类方。柴胡类方适用临床病症之广泛，位居群方之首，也已成为古今名医大家喜用、善用的经方之一。但中医的灵魂是不拘病种的辨证论治，一个经典名方的广泛适用性，只是提示较大的可用范围与使用频率，若医者不能够做到对证选方，则难免会陷入盲目滥用，甚至以偏助偏的境地！

因此，笔者与高徒卢雪莲博士深入合作，立足于方证对应的基本要求，按照以法类方的分类思路，系统梳理出古今柴胡类方各个方证的证治要点，并搜集有关的古今名家和临床专家之实际验案（重点如江尔逊、刘渡舟、陈瑞春、梅国强、伍炳彩等），选入为例，互为印证，终汇著而成此书。期望能为学用柴胡类方的入门学习、系统复习和临证参照，提供一种便于系统查阅的知识手册。

刘英锋
2024 年 3 月 7 日于南昌